用人单位职业卫生培训系列教材

煤矿企业主要负责人与职业卫生管理人员

刘卫东　主　编
国家安全监管总局信息研究院　组织编写

煤炭工业出版社
·北　京·

图书在版编目（CIP）数据

煤矿企业主要负责人与职业卫生管理人员/刘卫东主编；国家安全监管总局信息研究院组织编写．--北京：煤炭工业出版社，2017（2018.9 重印）

用人单位职业卫生培训系列教材

ISBN 978-7-5020-5775-6

Ⅰ.①煤…　Ⅱ.①刘…　②国…　Ⅲ.①煤矿企业—劳动卫生—卫生管理—职业培训—教材　Ⅳ.①R13

中国版本图书馆 CIP 数据核字（2017）第 065700 号

煤矿企业主要负责人与职业卫生管理人员

（用人单位职业卫生培训系列教材）

主　　编　刘卫东
组织编写　国家安全监管总局信息研究院
责任编辑　罗秀全　郭玉娟
责任校对　姜惠萍
封面设计　于春颖

出版发行　煤炭工业出版社（北京市朝阳区芍药居 35 号　100029）
电　　话　010-84657898（总编室）
　　　　　010-64018321（发行部）　010-84657880（读者服务部）
电子信箱　cciph612@126.com
网　　址　www.cciph.com.cn
印　　刷　北京玥实印刷有限公司
经　　销　全国新华书店

开　　本　710mm×1000mm 1/16　印张　14 1/4　字数　242 千字
版　　次　2017 年 5 月第 1 版　2018 年 9 月第 2 次印刷
社内编号　8638　　　　　定价　35.00 元

出版说明

为贯彻落实《中华人民共和国安全生产法》和《中华人民共和国职业病防治法》精神，帮助用人单位做好职业卫生培训工作，不断提升用人单位职业卫生管理水平，提高劳动者的职业病危害防治意识和能力，根据《国务院办公厅关于印发国家职业病防治规划（2016—2020年）的通知》（国办发〔2016〕100号）和《国家安全监管总局办公厅关于加强用人单位职业卫生培训工作的通知》（安监总厅安健〔2015〕121号）的要求，国家安全监管总局信息研究院组织专家，按照“看得懂、记得住、用得上”的原则，主要针对煤矿、冶金、化工、建材四个职业病危害严重行业（领域），编写了用人单位职业卫生培训系列教材。每个行业的教材，根据读者对象不同，分为《××××企业主要负责人与职业卫生管理人员》和《××××企业从业人员》两本。

本书主要包括以下内容：职业卫生相关法律、法规、规章和标准；煤矿主要职业病危害因素及其危害；职业病危害防治管理；职业病危害因素监测与评价；职业病危害防治措施；职业健康监护与职业病诊断、鉴定及待遇；国外职业卫生管理体制及国际劳工组织公约简介。为让广大读者轻松愉悦地阅读本书，作者在内容选择上力求常用实用，在语言表达上力求通俗易懂，在文字篇幅上力求精炼而适中，以确保本书能真正起到培训提高的效果。

本书由刘卫东主编，赵恩彪、佟林全、徐洋、张宁、冯灵云、伍家琪、张鸽等参与编写。本书的编写出版，得到了国家安全监管总局职业安全健康监督管理司、国家安全监管总局职业安全卫生研究中心等单位的大力支持和帮助，编写人员积极承担编写任务，顶着很大的工作压力，牺牲了大量的休息时间，克服了重重困难，付出了心血和汗水，在此一并表示衷心感谢！

尽管作者为编写工作做出了很大努力，但由于编写时间要求很紧，因此书中疏漏、不当和错误之处肯定还会存在，望读者批评指正，提出意见，以便我们及时更正。

出版者

二〇一七年三月

目　次

第一章 煤矿职业卫生综述

第一节　我国煤矿基本情况

一、我国煤矿的现状

1. 煤炭是我国的基础能源

煤炭占我国已探明化石能源保有经济可供储量的97%左右，是最丰富、最基础的能源资源。根据《全国煤炭资源潜力评价》初步成果和国土资源部《2011年全国矿产资源储量通报》，截至2011年底，全国煤炭资源总量 5.99×10^{12} t。其中，累计探获煤炭储量 2.10×10^{12} t，潜在资源量 3.88×10^{12} t。从总体上看，我国资源条件总体上处于世界中等水平，具有以下特点：一是资源分布不平衡。西多东少、北富南贫，与生态环境和水资源呈逆向分布，晋陕蒙甘宁新六省区查明保有资源量占全国的83%，生态环境脆弱，水资源仅占全国的20%左右。二是煤类分布不均衡。我国煤类齐全，褐煤和低变质烟煤数量占55%，炼焦煤、无烟煤资源相对较少且分布不均，无烟煤保有资源储量仅占总量的12%，中高变质煤种主要分布在山西、贵州、川南。三是煤质整体中等偏下。中高热值煤占总量的92%，低灰和中灰煤占总量的65%以上，特低硫、低硫煤占56%，但低灰且低硫优质煤炭资源较少。四是开采条件中等偏复杂。煤层埋藏较深，70%以上资源埋深超过300 m，适合露天开采的煤炭资源仅占5%，开采条件以中等和复杂构造为主，水文地质条件简单～中等，瓦斯灾害比较严重。

2. 产业结构调整成效显著

近年来，国家以大基地、大企业、大煤矿、淘汰退出为主要抓手，优化煤炭开发布局、组织结构、生产结构，取得了显著成效。一是大型煤炭基地已成为综合能源基地的主体。建成了神东、准格尔、大同、朔州等一批亿吨级矿区，14 个大型煤炭基地产量已经由成立之初的 13.1×10^8 t 增加到 33×10^8 t，占全国的比重由 71.4% 提高到 88%。二是大企业是煤炭供应的中坚力量。一批区域性大型煤矿企业集团相继组建，初步形成了煤电、煤化等上下游产业一体化发展格局。全国煤矿企业由 2005 年的 14201 家减少到约 4300 家，亿吨级煤矿企业达到 9 家、产量 14.5×10^8 t，占全国的 38.7%。三是煤炭生产进入现代化大矿生产时代。2005 年以来累计关闭各类小煤矿 20094 处，淘汰落后产能 8.55×10^8 t。目前全国大型煤矿达到 1196 处、产能 37×10^8 t，占全国总产能的 66.1%，比 2005 年提高 23.7 个百分点，整体技术水平显著提高。

3. 科技创新能力显著提高

21 世纪以来，煤矿科技投入力度加大，行业科技贡献率从“十一五”末的 39.2% 提高到目前的 49.5%，总体生产力水平大幅提高。一是产学研相结合的技术创新体系逐步完善。全行业建成各类国家级科研平台 76 个、各级协同创新中心 17 个，涌现出一批科技创新领军人才，行业自主创新能力显著增强。二是一批重大关键技术取得突破。7 m 大采高综采关键技术与装备、世界首套全断面高效快速掘进系统在神东矿区成功应用，解决了煤气化、煤液化及煤制烯烃、煤制乙二醇等新型煤化工产业化、工程化和大型装备制造等难题，燃煤机组超低排放技术达到世界先进水平。三是煤炭工业技术面貌显著改善。目前全国煤矿采煤机械化程度达到 75% 以上，比 2005 年提高 30 个百分点；煤炭工业机械化、自动化、信息化步伐加快，投产了一批无人少人自动化工作面，在神东矿区建成了世界最大的亿吨级智能大型矿井群。

4. 产业协调发展稳步推进

加快煤炭与上下游产业融合是煤炭工业可持续发展的重要举措。一是煤电联营稳步发展。在煤办电方面，煤矿企业参股、控股电厂总装机容量约 1.7×10^8 kW，占全国火电装机的 17% 左右，其中神华已经超过中电投公司成为第五大发电公司。在电办煤方面，进军上游煤炭行业、实现煤电一体化已经成为发电企业的共识，目前五大电力企业开办煤矿总产能 3.2×10^8 t 左右，产量 2.6×10^8 t，约占全国电煤消费总量的 13%。二是煤炭转化示范项目建设取得积极进展。煤制油、煤制烯烃、煤制乙二醇、煤制气等现代煤化工均打通了工艺流程，产业规模快速增长。截至 2015 年底，全国已建成 20 套煤(甲醇)制烯烃、产能 792×10^4 t，4 套煤制油、产能 278×10^4 t，3 套煤制天然气、产能 31×10^8 m^3，12 套煤制乙二醇示范及产业推广项目、产能 212×10^4 t。神华包头煤制烯烃项目已连续稳定运行 5 年,年均负荷率达到 90% 以上。伊泰 16×10^4 t/a 煤间接液化项目已连续稳定运行 6 年,装置负荷一直保持在 90% ~110% 水平。大唐克旗、新疆庆华等煤制气项目连续运行时间和生产负荷也不断提高。

5. 安全发展水平显著提升

煤矿安全是安全生产工作的重中之重，党中央、国务院始终高度重视。各地、各级部门扎实推进各项工作措施，安全生产形势持续稳定好转。一是安全发展理念深入人心，“党政同责、一岗双责、齐抓共管”的安全生产责任体系进一步完善，有力推动了部门监管责任和企业主体责任的落实。二是初步形成了以《中华人民共和国安全生产法》为核心、《煤矿安全规程》等部门规章为辅的煤矿安全法律法规标准体系，煤矿安全监管监察执法持续强化。三是深化小煤矿淘汰退出和重大灾害治理，实施安全费用提取使用制度和安全技术改造，煤矿安全保障能力显著提升。四是推动煤矿机械化、自动化、信息化和智能化等“四化”建设，推进安全质量标准化动态达标，加强班组建设，煤矿安全基础管理水平不断夯实。2015 年全国煤矿共发生事故 352 起、死亡 598 人，不到 2002 年的 1/10，已连续 38 个月没有发生特别重大事故，为煤炭工业和国民经济社会持续健康发展作出了积极贡献。

6. 绿色发展取得积极进展

近年来，随着污染治理技术进步和企业重视程度提高，矿区生态环境保护和治理成效显著。一是绿色开采技术得到推广。陕北矿区、神东矿区保水开采、井下分布式水库技术示范稳步推进，冀中能源集团、新汶矿业集团等示范建设形成了井工矿采、选、充一体化的运行模式，晋城、两淮、松藻等矿区形成了煤炭与煤层气协调开发模式。二是资源综合利用步伐加快。原煤入选率达到 64.5%，比 2005 年提高 32.6 个百分点。煤矸石发电总装机容量突破 3×10^7 kW，年利用煤矸石 4.92×10^8 t。煤层气（煤矿瓦斯）抽采量达到 180×10^8 m^3，利用率达 46%。矿井水利用量达到 44.4×10^8 m^3，利用率超过 67%。三是生态文明矿山建设取得积极成效。全国采煤沉陷土地复垦 3.6×10^4 ha，土地修复整治率达到 62%。先后建成了大同塔山、山西焦煤、安徽淮南、河南平顶山、山东新汶和辽宁抚顺等以煤电为核心、以资源综合利用和环境保护为特色的大型循环经济园区和生态文明示范建设矿区，取得了显著的经济效益和社会效益。

二、煤炭工业的发展形势

1. 未来一段时间煤炭仍是全球范围内最重要的基础能源

有关煤炭的争论已经存在了很长一段时间，时至今日煤炭依然是全球最重要的基础能源之一，未来较长一段时间其地位难以替代。煤炭是世界上蕴藏量最为丰富的化石能源。按热值单位计算，煤炭的证实储量约占地球证实化石燃料资源总量的70%，广泛分布在全球100多个国家，按目前开采规模可供全球开采109年。目前看煤炭是最经济的能源资源。与石油、天然气相比，按同等热值计算，石油价格约为煤炭的5倍，天然气价格约为煤炭的3倍，即便是2008年煤炭价格飙升至150美元/t的历史最高位，仍然低于同期天然气价格。对于煤炭大量使用带来的环境污染、温室效应等问题，欧美等发达国家正在实施“去煤化”战略，但并没有完全退出市场，尤其在发电方面，煤炭仍然是许多欧美国家重要的发电燃料。对于印度等亚太地区大量发展中国家来说，比起冰川融化、环境污染，发展是首要问题，而工业化进程中煤炭是不可替代的唯一现实选择。从国家能源安全、资源赋存特点等现实情况看，中国经济的现在和未来依然要依靠煤炭。正如习近平总书记所讲，不要忘了我国煤炭资源丰富，要做好煤炭这篇文章，“煤老大”在较长一段时间内作为主体能源地位不会发生变化。

2. 世界煤炭产业已进入大变革、大调整的历史阶段

中国十几年的煤炭消费量和价格快速上涨，带动了主要产煤国投资热潮，产能过剩是全球性过剩。当前，全球环境承载压力日益突出，能源领域面临深刻变革。美国未来预测学者杰里米·里夫金在《第三次工业革命》一书中指出：“我们正处于第二次工业革命和石油世纪的最后阶段，这是一个令人难以接受的严峻现实，因为这一现实将迫使人类迅速过渡到一个全新的能源体制和工业模式。”能源技术创新很可能成为“第三次工业革命”的引擎，新兴能源技术正以前所未有的速度加快迭代，传统化石能源绿色低碳高效利用是重点领域，将超乎想象地改变人类社会生产和生活方式。一方面，能源领域深刻革命对煤炭产业的影响已经开始显现。丹麦、西班牙、德国的风电电量已分别占本国用电量的28.8%、15%、10.6%，美国页岩气革命已经迫使世界原油价格下降近70%，国际财团及巨头正在剥离煤炭业务或资产，澳大利亚煤矿巨头力拓公司2013年以来已完成剥离资产47亿美元；近三年美国已经有50多家煤矿企业申请破产（2016 年 4 月全球第三大煤炭生产商美国皮博迪公司申请破产保护），巨头相继陨落，煤炭行业已经成为人们认为日益衰落的行业。另一方面，新一代信息技术正在催生煤炭生产技术革命。当前，物联网、云计算、大数据等信息技术与传统行业深度融合，正在触发新一轮科技革命和产业革命，形成新的生产方式、产业形态、商业模式和经济增长点。矿山系统工程与先进科学技术、管理理念、管理方式、管理手段以及 3G 移动互联网、光纤网络（FTTH）、物联网、云计算、大数据等新一代信息技术紧密结合，极大地改变了采矿工艺和组织管理方式，传统采矿业将借助“互联网 +”实现产业升级。在全球能源革命蓄势待发、环境制约和地缘政治变换加剧背景下，未来全球煤炭产业将加速调整和深度变革。

3. 煤炭工业彻底告别短缺时代、供应宽松是基本特征

产业发展存在诞生、成长、成熟和衰亡的周期性规律，是被证实的不可抗拒的客观规律。在英、美、德、日等发达国家的工业化工程中，煤炭工业均经历了由繁荣到衰退的发展阶段，呈现了较为明显的 S 形发展规律。新中国成立 60 多年来，我国煤炭供需状况起伏不断，但总体上接近于产业生命周期 S 形曲线。从煤炭产业生命周期看，我国煤炭产业已经经历了导入期和成长期，正步入成熟期。第一阶段，导入期（1949—2002 年）：行业总体上处于上升趋势，市场壁垒较低，市场秩序较为混乱，煤炭价格长期低于社会平均成本，生产技术水平不高。第二阶段，成长期（2002—2012 年）：高煤价支撑企业超额利润，大批企业转产进入煤炭生产领域，生产规模迅速扩张，产业由小型化分散生产向规模化集中生产转变，生产技术水平大幅提高。

从产业发展阶段看，经过导入期和成长期的发展，我国已经摆脱长期困扰经济社会发展的煤炭短缺问题。有关机构预测，2020 年后我国煤炭需求量逐步达到峰值 41×10^8 t 左右，2030 年后将加速回落。目前全国各类产能超过 57×10^8 t，产能刚性过剩严重。预计到 2030 年前，我国煤炭工业将处于成熟期，生产能力和扩大空间达到极限，产业进入壁垒很高，市场规模相对稳定，行业超额利润消失，兼并与淘汰成为发展的主旋律，技术创新成为产业发展的重要内容。预计到 2050 年前，我国煤炭工业将处于衰退期，生态环境约束加强，替代产品的替代作用增强，煤炭市场需求下降，煤炭在整个产业结构中的地位和作用持续下降。当前，我国经济进入新常态，能源需求强度下降，未来一段时间，煤炭供应宽松、煤价低位运行将是煤炭产业的主要特征，必须准确认识这一特征，积极应对各种机遇和挑战。

三、当前煤矿职业病防治存在的主要问题

1. 煤矿企业对职业病防治重视不够，投入严重不足

尘肺病等职业病具有迟发性和隐匿性，一般需要接尘 10～20 年才会发病，与安全生产事故短时间内造成群死群伤产生的后果不一样。因此，大量煤矿企业不像重视安全生产工作一样重视职业病防治工作，在粉尘危害防治方面投入的经费严重不足。多数煤矿企业只采取煤层注水、喷雾降尘等简单防治措施，很少应用先进的防降尘技术；很多企业已有的防降尘设施没有及时维护，成为摆设。一些煤矿企业为了节约成本，购买的防尘口罩等个体防护用品质量差、更换周期长、防尘效果和舒适性差，个体防护用品作为职业病防护的最后一道防线，失去了应有的作用。

2. 煤矿作业场所粉尘浓度监测数据与实际情况严重不符

煤矿采掘工作面总粉尘浓度达到几百甚至上千毫克/立方米，呼吸性粉尘浓度在 50～60 mg/m^3，即使煤矿企业采取了规定的防降尘措施，采煤、掘进工作面的粉尘浓度仍远远超过国家职业卫生标准（国家职业卫生标准：煤尘总粉尘的限值为 4 mg/m^3，呼吸性粉尘的限值为 2.5 mg/m^3）。一些煤矿企业为了应付监管部门和上级单位的考核或检查，要求职业卫生技术服务机构直接出具虚假粉尘检测报告；或者在检测时弄虚作假，要求检测机构在减产、停产维修等非正常生产状态下进行检测；还有一些煤矿企业日常监测存在两套数据，一套真实数据用于指导生产实际，另一套编造的虚假数据用于应付各类检查与考核。

3. 现行的国家粉尘标准严重不适用

我国的职业接触限值标准基本上是引用美国等发达国家的推荐标准，甚至比其更为严格。调查结果显示，由于我国井工煤矿地质结构复杂，加之现阶段经济、技术条件所限，即使我国目前井下条件最好的矿井，采用了全部的防降尘措施，采煤工作面的呼吸性粉尘浓度也在 20 mg/m^3 以上，远远超过 2.5 mg/m^3 的国家职业卫生标准。如果安全监管监察部门严格执行《中华人民共和国职业病防治法》（简称《职业病防治法》）第二十六条和法律责任条款的有关规定，全国绝大多数煤矿采掘工作面都需要被警告、罚款、停止作业甚至关闭。但实际情况是，安全监管监察部门鲜有因煤矿作业场所粉尘浓度超标而

罚款、停止作业的处罚，更没有因严重超标而关闭的，法律权威性和严肃性因标准的不适用性而大打折扣。

4. 接触职业病危害的劳动者职业健康体检问题突出

一些煤矿企业为节约成本，人为减少职业健康体检人数、延长体检周期。2010 年以前国有煤矿的职业健康体检率在 50% 左右，地方和乡镇煤矿更低。近年来随着宣传和执法力度的加大，除了一些乡镇或个体煤矿外，大部分煤矿企业都很重视岗前体检，防止职业病流入企业，但是对在岗期间的体检还不够重视。大型国有企业基本能做到在岗期间体检，但有些企业只给采煤、掘进等主要工种体检，有些企业则将体检周期延长到 3～4 年，而地方或乡镇煤矿的在岗体检率就很难保证了。离岗体检率就更低，只有少数大型煤炭集团才对退休人员进行体检，而退休人员的尘肺病检出率更高，是在岗人员的 2 倍以上。

5. 职业病诊断鉴定问题严重

一些煤矿企业预先设定职业病控制或考核指标，与职业健康体检机构或职业病诊断机构沟通，控制尘肺病的诊断比例，即使发现疑似病例，企业也不及时提交诊断。由于职业病诊断、鉴定需要企业提供职业接触史、职业健康监护档案、工作场所历年职业病危害因素检测结果等资料，如果煤矿企业不提供相关资料，劳动者要想获得这些资料进行诊断鉴定是难之又难，维权之路漫长而坎坷。由于职业病诊断机构数量所限和诊断技术水平问题，以及体检机构胸片质量差或医师读片水平低，使得尘肺诊断漏诊率高。农民工职业健康体检和诊断问题突出。农民工的岗位大多在煤矿井下一线，工资相对较高，如果体检发现问题或诊断出尘肺病，就要调离一线岗位，到其他辅助岗位，工资就会大幅度减少，有的甚至会被辞退，而农民工一般来自贫困地区，他们的收入是家里最主要的经济来源。因此，为了养家糊口，他们不想丢掉这份工作，这导致相当数量的农民工不愿意参加职业健康体检，更不愿意进行职业病诊断。职业病报告漏报率高。卫生计生部门要求各职业病诊断机构在完成职业病诊断后要将职业病病例进行上报，但实际工作中漏报问题很严重。

6. 农民工尘肺病持续高发问题不可小视

农民工大多来自经济欠发达地区，家庭负担重，外出打工解决温饱问题目前仍是农民工的主要需求。由于其文化程度低，缺少一技之长，限制了他们的职业选择，大多只能从事一些环境比较恶劣、低端的体力劳动。由于文化水平低，对工作场所存在的职业病危害了解较少，对危害导致的后果缺乏基本的认识，缺少自我防护的意识。从调查结果看，现阶段农民工已经成为产业工人的主体，大量职业病危害严重的岗位使用的基本都是农民工。煤矿一般与农民工签订5～10年劳动合同，合同期满后解聘，农民工为了养家还要换个地方接着再干，常常辗转多家企业，有的农民工为了得到工作的机会常常隐瞒职业史，甚至找人替代进行上岗前体检。一些农民工回乡后发现患上职业病，由于工作的流动性强，劳动关系不确定，无从诊断，更谈不上补偿。农民工返乡后因患职业病致贫、返贫事件屡屡发生。

7. 工伤保险预防作用有待发挥

按照《职业病防治法》的要求，企业应为劳动者缴纳工伤保险，劳动者在诊断出职业病并经过劳动能力鉴定后，可享受补偿和免费治疗。我国大多数省、自治区的工伤保险实行的是市级甚至县级统筹，各地根据自己的情况制定赔付政策，致使各地的工伤赔付比例差异较大。其中一些大型国企因为退休人员多，负担重，工伤保险对他们实行内部管理封闭运行，进行统筹统支。工伤保险对职业病的支付有诊疗范围和用药范围限制，从诊疗方法到药物目录都是一些最基本的，一些有效的治疗方法和药物没有纳入工伤保险的报销范围，造成一些职业病患者个人无力承担相关费用，放弃有效的治疗方法和管用的治疗药物。我国工伤保险基金在职业病防治方面主要是用于职业病的治疗，医疗费占保险金支付的46%，用于预防和康复的费用仅占3%，工伤保险基金的预防作用没有得到应有的发挥。

第二节　我国煤矿职业病发病情况

一、煤工尘肺

在煤矿的诸多职业病危害中，粉尘危害居首位。长期接触含二氧化硅的粉尘，可以导致煤工尘肺。我国煤工尘肺严重的原因概括起来有以下几个方面：

一是煤矿开采条件艰苦、复杂，职业病危害严重，而且以井工开采为主，给职业病危害因素的控制带来了巨大的挑战。

二是生产工艺落后，机械化开采的比重低。新中国成立初期至20世纪五六十年代，由于我国国民经济的大跃进式发展，对煤炭的需求急剧增加，煤炭几乎成了经济发展的命脉。煤矿建设极度膨胀，煤炭从业人数居世界首位，保障国民经济发展的煤炭产量靠的是“人民战争”。

三是防尘措施不力，没有树立预防为主的观念。虽然投入了一定的资金，但绝大多数煤矿的粉尘浓度没有达到标准，有的超标上百倍甚至上千倍，加之重工伤事故轻职业病预防的问题长期得不到改善，粉尘造成的严重后果逐步显现。

四是煤矿工人的文化程度低，平均受教育程度仅在初中以下，本身对职业病危害知之甚少，加之缺乏有效的职业卫生培训，对粉尘的危害置若罔闻，干式作业、不佩戴防护用品等问题屡禁不止。

五是对粉尘的危害认识不足，尤其是对尘肺发病的滞后性缺乏足够的认识，防尘措施不当。我国以尘肺为主的职业病长期得不到改善，已经引起了各国的广泛关注。尤其在世界上多数国家尘肺已经成为历史的今天，从某种意义上讲，已经影响到我国的国际形象。

我国的尘肺病主要表现出以下特点：

（1）尘肺病人基数大。据国家卫生计生委报告，截至2015年底我国累计报告职业病892814例，其中累计报告尘肺病803254例，约占总数的90%。2015年报告的29180例职业病例中尘肺病例26081例，占89.4%，其中煤炭开采与洗选行业尘肺病的报告病例数为11468例，约占全国尘肺病报告病例数的44%。这些数字仅仅是职业病诊断鉴定机构报告的数字，由于职业健康检查率低、农民工流动性大等原因，估计我国实际的尘肺病人总数要远高于报告病例数。

（2）发病率保持在较高水平。我国的尘肺除发病基数大外，还有一个显著特点是发病率高。2010年以来我国平均每年新发尘肺病例都在2万例以上。尘肺发病率高：一是说明多年来累积的粉尘危害一直处于持续的状态，没有得到很好的改善，潜伏期过后，发病是必然现象；二是说明工作场所的粉尘浓度没有达到卫生标准，起码在尘肺的平均潜伏期内工作场所粉尘浓度以超标作业为主；三是工人没有采取有效的防护措施，或者防护措施不力。虽然国有大中型企业在20世纪50—60年代采取的防尘措施收到了一定的效果，但是改革开放以来出现了大量的中小微型企业，如小钢铁厂、小水泥厂、小煤矿、小铁矿及石料加工厂，这些企业的职业卫生管理基础薄弱，工作场所的粉尘浓度严重超标，导致尘肺病等职业病多发。

（3）尘肺的病情严重。在我国，煤工尘肺病人的病期构成与国际平均水平相比，贰、叁期病人所占的构成比例较大。一般来说，生产无烟煤的煤矿叁期尘肺构成比例在10%～15%，最高可达25%以上；生产烟煤的煤矿叁期尘肺构成比例在5%～10%，最高可达20%；生产褐煤的煤矿和露天煤矿叁期尘肺较少。贰期尘肺病人的构成比例也有类似的规律。

二、其他职业病

根据大量职业流行病学调查资料可知，除煤工尘肺外，对我国煤矿工人的健康危害较大的职业病还有噪声聋、手臂振动病、氮氧化物中毒、一氧化碳中毒和中暑等。噪声聋主要见于露天开采的重型汽车司机、井下开采的爆破工、噪声严重的机械（如掘进机、带式输送机、割煤机、装载机等）操作工。煤矿工人手臂振动病是煤矿某些工种长期使用风钻掘进的职业病之一，主要见于井下掘进工、露天开采的重型汽车司机等。氮氧化物中毒主要见于爆破工。一氧化碳中毒主要见于爆破工、瓦斯监测人员、救护人员等。中暑主要见于某些井下高温场所作业的工种。

三、工作有关疾病

煤矿工人由于长期暴露于粉尘、噪声、振动等职业病危害中，加之倒班、不良工作体位等影响，使得某些疾病的发病率在这些特殊人群中比一般人高，但又不能完全用职业病危害来解释。也就是说，其发病率比一般人群高，只有部分能用与职业暴露因素有关来解释，或者特定的职业暴露因素成为疾病发生的辅助因素。根据流行病学调查资料可知，煤矿工人中常见的工作有关疾病，按患病率高低主要有煤矿工人慢性支气管炎、慢性胃炎、腰背痛、消化性溃疡、慢性鼻炎、风湿性关节炎等。由于煤矿的特殊环境，尤其是井下的工作环境，有利于病原微生物或寄生虫的滋生与传播，还有一些传染性疾病在煤矿工人中也较常见，有的患病率明显比其他人群高，主要有肺结核。

尘肺结核是煤工尘肺主要的合并症，也是尘肺病人死亡的主要原因之一。大量的流行病学资料显示，煤矿作为特殊的社区，结核病的发病率不但在尘肺病人中高，而且在矿区非接尘人员中的发病率也较其他人群高。煤工尘肺是以肺部纤维化为主的全身性疾病，而尘肺结核是尘肺最常见的合并症之一。煤工尘肺病人肺部纤维增生，血管床遭到破坏，造成肺循环不良和供血不足，使药物不易在结核病灶内达到有效的杀菌浓度；再由于尘肺对巨噬细胞具有细胞毒性作用，使大量巨噬细胞变性、坏死、崩解，同时煤工尘肺病人外周血中T淋巴细胞减少，因此使入侵的结核菌得不到及时吞噬、消化和消除，造成结核难治。可以看出，尘肺合并结核后对肺功能的损害不是简单的叠加，而是相互促进，相互加重病情，使治疗效果明显降低，病死率明显升高。尘肺结核的患病率随尘肺期别的进展而逐渐增加，这是尘肺和结核两种疾病互相促进的结果。

尘肺结核患病率较高的危害已经被大家所关注，目前存在的主要问题：一是结核的患病率近十几年呈上升趋势，与20世纪50年代相比，呈死灰复燃之态；二是难治型结核明显增加，主要与结核杆菌的耐药性增强有关；三是结核复发率增加。我国已经将结核作为主要控制的传染病之一，对特殊人群的防治也投入了大量的资金、人力和物力。

煤矿工人中慢性支气管炎的患病率仅次于尘肺结核。

第三节　职业卫生相关法律、法规、规章和标准

一、职业卫生法律法规体系

我国职业卫生法律法规体系具有五个层次：

第一层次，宪法。宪法是国家的根本大法，具有最高的法律效力，一切法律、行政法规、地方法规、规章都不得同宪法相抵触。《中华人民共和国宪法》第四十二条规定："国家通过各种途径，创造劳动就业条件，加强劳动保护，改善劳动条件，并在发展的基础上，提高劳动报酬和福利待遇"。加强劳动保护，改善劳动条件，这是对我国职业卫生工作的总体规定。

第二层次，法律。法律是由全国人大及其常委会制定的。例如《职业病防治法》《中华人民共和国安全生产法》《中华人民共和国劳动法》（简称《劳动法》）等。

第三层次，行政法规。行政法规是国务院根据宪法和法律制定的。例如《中华人民共和国尘肺病防治条例》《使用有毒物品作业场所劳动保护条例》《放射性同位素与射线装置放射防护条例》《女职工劳动保护特别规定》等。

第四层次，地方性法规。地方性法规是由省、自治区、直辖市、省和自治区的人民政府所在市、经国务院批准的较大的市人大及其常委会，根据本行政

区域的具体情况和实际需要制定和颁布的、在本行政区域内实施的规范性文件的总称。

第五层次，规章。规章是由国务院各部、委员会、中国人民银行、审计署和具有行政管理职能的直属机构，省、自治区、直辖市和较大的市人民政府制定的。部门规章由部门首长签署命令并予以公布，地方政府规章由省长、自治区主席或者市长签署命令并予以公布。

这些法律法规对企业的职业卫生提出了全面、具体的要求。

职业卫生标准属于职业卫生技术法规。职业卫生标准是以保护劳动者健康为目的，对劳动条件的各种卫生要求所做的统一规定。职业卫生标准在预防和控制职业病危害中具有特别重要的地位，是进行预防性和经常性职业卫生监督的重要依据，是制订职业卫生法规的基础。

二、主要职业卫生法律、法规、规章、标准及规范性文件

（一）职业卫生相关法律

1.《职业病防治法》

《职业病防治法》是我国预防、控制和消除职业病危害，防治职业病，保护劳动者健康及其相关权益的一部专门法律。该法于2001年10月27日由第九届全国人民代表大会常务委员会第二十四次会议通过，2002年5月1日起施行。《职业病防治法》确立了我国“预防为主、防治结合”的职业病防治工作基本方针和“分类管理、综合治理”的职业病防治管理原则。《职业病防治法》对用人单位提出了三项总体要求：一是应当为劳动者创造符合国家职业卫生标准和卫生要求的工作环境与条件，并采取措施保障劳动者获得职业卫生保护；二是应当建立、健全职业病防治责任制，加强对职业病防治的管理，提高职业病防治水平，对本单位产生的职业病危害承担责任；三是必须依法参加工伤保险。《职业病防治法》对用人单位明确规定了职业病前期预防要求、劳动过程中的防护与管理要求；明确了关于职业病的诊断管理、对职业病病人的治疗与保障等方面的内容。

2011年12月31日，第十一届全国人民代表大会常务委员会第二十四次会议审议通过了《关于修改〈中华人民共和国职业病防治法〉的决定》，修改后的《职业病防治法》主要有三点变化：一是进一步明确和理顺了安全监管、卫生、人力资源社会保障部门在职业病防治中的监管职责；二是加大了对职业

病病人的保障力度，从诊断、鉴定、仲裁、救助等方面作出了详细规定；三是加大了对违反《职业病防治法》行为的处罚力度，强化了源头控制。

2016 年 7 月 2 日第十二届全国人民代表大会常务委员会第二十一次会议再次对《职业病防治法》进行了修改，修改后的《职业病防治法》，取消了安全监管部门实施的新建、扩建、改建建设项目和技术改造、技术引进项目（不含医疗机构可能产生放射性职业病危害的建设项目）职业病危害预评价报告审核、职业病危害严重的建设项目的防护设施设计审查、建设项目职业病防护设施竣工验收等行政审批事项，并对相关法律责任作了修改。

2.《劳动法》

《劳动法》是为了保护劳动者的合法权益，调整劳动关系，建立和维护适应社会主义市场经济的劳动制度，促进经济发展和社会进步而制定的法律。其涉及职业安全卫生方面的内容主要包括以下几点。

1）劳动安全卫生要求

（1）规章制度要求。用人单位必须建立、健全劳动安全卫生制度，严格执行国家劳动安全卫生规程和标准，对劳动者进行劳动安全卫生教育，防止劳动过程中的事故，减少职业病危害。

（2）“三同时”要求。劳动安全卫生设施必须符合国家规定的标准。新建、改建、扩建工程的劳动安全卫生设施必须与主体工程同时设计、同时施工、同时投入生产和使用。

（3）劳动防护用品及体检要求。用人单位必须为劳动者提供符合国家规定的劳动安全卫生条件和必要的劳动防护用品，对从事有职业病危害作业的劳动者应当定期进行健康检查。

（4）特种作业人员培训要求。从事特种作业的劳动者必须经过专门培训并取得特种作业资格。

2）女职工和未成年工特殊保护

禁止安排女职工从事矿山井下、国家规定的第四级体力劳动强度的劳动和其他禁忌从事的劳动；不得安排女职工在经期从事高处、低温、冷水作业和国家规定的第三级体力劳动强度的劳动；不得安排女职工在怀孕期间从事国家国家规定的第三级体力劳动强度的劳动和孕期禁忌从事的劳动。对怀孕 7 个月以上的女职工，不得安排其延长工作时间和夜班劳动；不得安排女职工在哺乳未满 1 周岁的婴儿期间从事国家规定的第三级体力劳动强度的劳动和哺乳期禁忌从事的其他劳动，不得安排其延长工作时间和夜班劳动；不得安排未成年工从事矿山井下、有毒有害、国家规定的第四级体力劳动强度的劳动和其他禁忌从事的劳动。

用人单位应当对未成年工定期进行健康检查。

3.《中华人民共和国劳动合同法》

《中华人民共和国劳动合同法》是为了完善劳动合同制度，明确劳动合同双方当事人的权利和义务，保护劳动者的合法权益，构建和发展和谐稳定的劳动关系而制定的法律。适用于中华人民共和国境内的企业、个体经济组织、民办非企业单位等组织（以下称用人单位）与劳动者建立劳动关系，订立、履行、变更、解除或者终止劳动合同。国家机关、事业单位、社会团体和与其建立劳动关系的劳动者，订立、履行、变更、解除或者终止劳动合同，依照该法执行。2012 年 12 月 28 日第十一届全国人民代表大会常务委员会第三十次会议通过了《关于修改〈中华人民共和国劳动合同法〉的决定》，对劳务派遣用工进行了规范，以保障被派遣劳动者的合法权益。其涉及职业卫生的内容主要包括以下几点。

1）协商与公示要求

用人单位在制定、修改或者决定有关劳动安全卫生、劳动报酬、工作时间、休息休假、保险福利、职工培训、劳动纪律以及劳动定额管理等直接涉及劳动者切身利益的规章制度或者重大事项时，应当经职工代表大会或者全体职工讨论，提出方案和意见，与工会或者职工代表平等协商确定。

在规章制度和重大事项决定实施过程中，工会或者职工认为不适当的，有权向用人单位提出，通过协商予以修改完善。

用人单位应当将直接涉及劳动者切身利益的规章制度和重大事项决定公示，或者告知劳动者。

2）三方机制要求

县级以上人民政府劳动行政部门会同工会和企业方面代表，建立健全协调劳动关系三方机制，共同研究解决有关劳动关系的重大问题。

3）职业病危害告知要求

用人单位招用劳动者时，应当如实告知劳动者工作内容、工作条件、工作地点、职业病危害、安全生产状况、劳动报酬，以及劳动者要求了解的其他情况；用人单位有权了解劳动者与劳动合同直接相关的基本情况，劳动者应当如实说明。

4）劳动合同内容要求

劳动合同的条款包括九条，其中第八款为劳动保护、劳动条件和职业病危害防护。

5）劳动者的权利

劳动者拒绝用人单位管理人员违章指挥、强令冒险作业的，不视为违反劳动合同。劳动者对危害生命安全和身体健康的劳动条件，有权对用人单位提出批评、检举和控告。

用人单位未按照劳动合同约定提供劳动保护或者劳动条件的，劳动者可以解除劳动合同。其他可以解除劳动合同的情形是：未及时足额支付劳动报酬的；未依法为劳动者缴纳社会保险费的；用人单位的规章制度违反法律、法规的规定，损害劳动者权益的；因本法第二十六条第一款规定的情形致使劳动合同无效的；法律、行政法规规定劳动者可以解除劳动合同的其他情形。

用人单位以暴力、威胁或者非法限制人身自由的手段强迫劳动者劳动的，或者用人单位违章指挥、强令冒险作业危及劳动者人身安全的，劳动者可以立即解除劳动合同，不需事先告知用人单位。

从事接触职业病危害作业的劳动者未进行离岗前职业健康检查，或者疑似职业病病人在诊断或医学观察期间的，用人单位不得依照本法第四十条、第四十一条的规定解除劳动合同。其他情形还包括：在本单位患职业病或者因工负伤并被确认丧失或者部分丧失劳动能力的；患病或者非因工负伤，在规定的医疗期内的；女职工在孕期、产期、哺乳期的；在本单位连续工作满十五年，且距法定退休年龄不足五年的；法律、行政法规规定的其他情形。

6）集体合同

企业职工一方与用人单位通过平等协商，可以就劳动报酬、工作时间、休息休假、劳动安全卫生、保险福利等事项订立集体合同。集体合同草案应当提交职工代表大会或者全体职工讨论通过。

企业职工一方与用人单位可以订立劳动安全卫生、女职工权益保护、工资调整机制等专项集体合同。

（二）职业卫生相关行政法规

1.《使用有毒物品作业场所劳动保护条例》

该条例是2002年4月30日国务院第57次常务会议通过、以第352号国务院令予以公布，2002 年 5 月 12 日起施行。该条例是为了保证作业场所安全使用有毒物品，预防、控制和消除职业中毒危害，保护劳动者的生命安全、身体健康及其相关权益，根据《职业病防治法》和其他有关法律、行政法规规定的，其适用范围是作业场所使用有毒物品可能产生职业中毒危害的劳动保护。

该条例从作业场所的预防措施、劳动过程中的防护、职业健康监护 3 个方面对从事使用有毒物品作业的用人单位提出了安全使用有毒物品，预防、控制和消除职业中毒危害的要求。同时明确了劳动者享有的合理避险权、职业卫生保护权、正式上岗前获取相关资料权、查阅（复印）本人职业健康监护档案权、患职业病的劳动者按照国家有关工伤保险的规定享受工伤保险待遇等九项权利和劳动者应当履行的学习和掌握相关职业卫生知识，遵守有关劳动保护的法律、法规和操作规程，正确使用和维护职业中毒危害防护设施及其用品；发现职业中毒事故隐患时应当及时报告；作业场所出现使用有毒物品产生的危险时，劳动者应当采取必要措施，按照规定正确使用防护设施，将危险加以消除或者减少到最低限度等项义务。

2. 《中华人民共和国尘肺病防治条例》

该条例是 1987 年 12 月 3 日国务院以第 105 号令发布。该条例是为保护职工健康，消除粉尘危害，防止发生尘肺病，促进生产发展而制定的。其适用范围是所有有粉尘作业的企业、事业单位。条例从防尘、监测、健康管理等方面对有粉尘作业的企业、事业单位提出了保护职工健康、防治粉尘危害的要求。由于该条例出台年代久远，很多要求已经不适用或者被相关法律法规所替代，下一步拟进行修订或者废止。

3. 《女职工劳动保护特别规定》

2012 年 4 月 28 日，国务院总理温家宝签署国务院令，公布了《女职工劳动保护特别规定》，自公布之日起施行。1988 年 7 月 21 日国务院发布的《女职工劳动保护规定》同时废止。

《女职工劳动保护特别规定》主要从 3 个方面对《女职工劳动保护规定》作了完善：一是调整了女职工禁忌从事的劳动范围，将女职工禁忌从事的劳动范围放在附录中列示，突出孕期和哺乳期的保护，扩大了孕期和哺乳期禁忌从事的劳动范围；参照《劳动法》的规定，删去了已婚待孕期禁忌从事的劳动范围；为平衡女职工劳动保护与妇女就业的关系，缩小了经期禁忌从事的劳动范围。二是规范了产假假期和产假待遇，参照国际劳工组织有关公约关于“妇女须有权享受不少于14周的产假”的规定，将生育产假假期延长至14周(即98天)。为保障流产女职工的权益，明确了流产产假，规定怀孕未满4个月流产的，享受15天产假；怀孕满4个月流产的，享受42天（6周）产假。对参加生育保险女职工和未参加生育保险女职工的产假期间待遇和相关费用支出分别作了规定：对已经参加生育保险的，按照用人单位上年度职工月平均工资的标准由生育保险基金支付，对未参加生育保险的，按照女职工产假前工资的标准由用人单位支付；关于女职工生育或者流产的医疗费用，按照生育保险规定的项目和标准，对已经参加生育保险的由生育保险基金支付，对未参加生育保险的由用人单位支付。三是调整了监督管理体制，根据新修改的《职业病防治法》，将女职工劳动保护监督管理体制由以前的原劳动行政部门一家调整为县级以上人民政府人力资源社会保障行政部门、安全生产监督管理部门按照各自职责负责对用人单位遵守本规定的情况进行监督检查。

4.《放射性同位素与射线装置放射防护条例》

该条例是2005年8月31日国务院第104次常务会议通过，以第449号国务院令予以公布，自2005年12月1日起施行。该条例是为了加强对放射性同位素、射线装置安全和防护的监督管理，促进放射性同位素、射线装置的安全应用，保障人体健康，保护环境而制定的。其适用范围是在中华人民共和国境内生产、销售、使用放射性同位素和射线装置，以及转让、进出口放射性同位素的单位。条例中所称放射性同位素包括放射源和非密封放射性物质。该条例明确了国务院环境保护主管部门对全国放射性同位素、射线装置的安全和防护工作实施统一监督管理，有关部门按照职责分工和本条例的规定，对有关放射性同位素、射线装置的安全和防护工作实施监督管理。条例从许可和备案、安全和防护、辐射事故应急处理等几个方面对生产、销售、使用放射性同位素和射线装置的单位提出了安全应用、保障人体健康、保护环境的要求。

5.《工伤保险条例》

2003年4月27日中华人民共和国国务院令第375号公布《工伤保险条例》，2004年1月1日施行。2010年12月20日《国务院关于修改〈工伤保险条例〉的决定》对《工伤保险条例》进行修订，2011年1月1日施行。新《工伤保险条例》主要做了5个方面的修改：

一是扩大了工伤保险的适用范围。新条例施行后，企业、事业单位、社会团体、民办非企业单位、基金会、律师事务所、会计师事务所等组织和有雇工的个体工商户都需参加工伤保险。

二是调整了工伤认定范围。一方面是扩大了上下班途中的工伤认定范围，将上下班途中的机动车和非机动车事故伤害，以及城市轨道交通、客运轮渡、火车事故伤害都纳入了工伤认定范围，同时对事故作了“非本人主要责任”的限定；另一方面是根据《中华人民共和国社会保险法》的规定，调整了不得认定工伤的范围，删除了职工因过失犯罪、违反治安管理行为导致事故伤害不得认定为工伤的规定，增加了职工因吸毒导致事故伤害不得认定为工伤的规定。

三是简化了工伤认定、鉴定和争议处理程序。增加了工伤认定简易程序，规定对事实清楚、权利义务明确的工伤认定申请，应当在15日内作出工伤认定决定。明确了再次鉴定和复查鉴定的时限按照初次鉴定的时限执行。取消了行政复议前置程序，规定发生工伤争议的，有关单位或者个人可以依法申请行政复议，也可以直接依法向人民法院提起行政诉讼。

四是提高了部分工伤待遇标准。将一次性工亡补助金标准调整为上一年度全国城镇居民可支配收入的20倍。同时，为了避免工亡职工与伤残职工待遇相差过大，根据工伤保险基金的承受能力，决定在提高一次性工亡补助金标准的同时，也适当提高了一次性伤残补助金标准：一至四级伤残职工增加3个月的本人工资，五至六级伤残职工增加2个月的本人工资，七至十级伤残职工增加1个月的本人工资。

五是减少了由用人单位支付的待遇项目，增加了由工伤保险基金支付的待遇项目等。将原来由用人单位支付的一次性工伤医疗补助金、住院伙食补助费和到统筹地区以外就医所需的交通、食宿费，改由工伤保险基金支付。为了加强工伤预防，从源头上减少工伤事故和职业病的发生，决定将工伤预防费用增列为工伤保险基金支出项目，主要用于工伤预防的宣传、培训。同时，为加强对工伤预防费的管理，保证专款专用，真正发挥预防工伤事故和职业病发生的作用，决定规定工伤预防费用的提取比例、使用和管理的具体办法，由国务院社会保险行政部门会同国务院财政、卫生行政、安全生产监督管理等部门规定。

（三）职业卫生相关部门规章

2011年12月31日《职业病防治法》修改以来，国家安全监管总局和国家卫生计生委等部门拟发布多个部门规章，推动做好职业卫生监管工作。2012年4月，国家安全监管总局依据新修改的《职业病防治法》，发布了《工作场所职业卫生监督管理规定》（国家安全生产监督管理总局令第47号）、《职业病危害项目申报办法》（国家安全生产监督管理总局令第48号）、《用人单位职业健康监护监督管理办法》（国家安全生产监督管理总局令第49号）、《职业卫生技术服务机构监督管理暂行办法》（国家安全生产监督管理总局令第50号）、《建设项目职业卫生"三同时"监督管理暂行办法》（国家安全生产监督管理总局令第51号）；2015年2月，发布了《煤矿作业场所职业病危害防治规定》（国家安全生产监督管理总局令第73号）。2013年2月，原卫生部发布了《职业病诊断与鉴定管理办法》（卫生部令第91号）。2015年3月，国家卫生计生委发布了《职业健康检查管理办法》（国家卫生和计划生育委员会令第5号）。2017年1月10日，国家安全监管总局发布了《建设项目职业病防护设施"三同时"监督管理办法》（国家安全生产监督管理总局令第90号），自2017年5月1日起施行，《建设项目职业卫生"三同时"监督管理暂行办法》同时废止。

1.《工作场所职业卫生监督管理规定》

该规定从用人单位职业卫生管理机构与人员的设置、规章制度建设、作业环境管理、劳动者管理、职业健康监护、档案管理、材料和设备管理等方面，对用人单位职业卫生管理的主体责任进行了细化规定。

对用人单位的规定主要从以下几个方面展开：①完善用人单位职业卫生管理机构与人员的设置；②加强用人单位职业卫生规章制度的建设（13项规章制度）；③加强用人单位作业环境管理；④建立健全用人单位职业卫生档案资料；⑤加强工作场所职业病危害因素检测、评价工作；⑥严格职业健康监护工作；⑦完善职业卫生警示告知制度；⑧加强职业健康培训工作。

在职业卫生监督管理方面主要从下面几个方面：①增加了安全监管部门职业卫生监督检查的内容；②增加了安全监管部门有关制度建设与监督管理的职责；③对安全生产监管部门履行监督检查职责时采取的措施进行了补充完善；④明确了安全生产监管部门应当协助、配合有关部门和机构开展职业病诊断和鉴定工作。

2.《职业病危害项目申报办法》

该办法规定用人单位（煤矿除外）工作场所存在职业病目录所列职业病危害因素的，应当及时、如实向所在地安全生产监督管理部门申报危害项目，接受安全生产监督管理部门的监督管理，并对职业病危害项目的申报工作实行属地分级管理。申报办法中对如何申报职业病危害因素、申报时提交的资料以及申报变更的情况做了规定。

3.《用人单位职业健康监护监督管理办法》

该办法主要是针对用人单位对从事接触职业病危害作业的劳动者的职业健康监护和安全生产监督管理部门对劳动者实施的监督管理。职业健康监护是指劳动者上岗前、在岗期间、离岗时、应急的职业健康检查和职业健康监护档案管理。

该办法主要从监护和监督两个方面做了规定，分别详细规定了用人单位在监护方面的职责，如用人单位主要负责人对本单位职业健康监护工作全面负责，定期安排劳动者进行职业健康检查、建立劳动者职业健康档案等，以及安全生产监督管理部门的监督管理职责、用人单位的法律责任等。

4.《煤矿作业场所职业病危害防治规定》

《煤矿作业场所职业病危害防治规定》(以下简称《规定》）是在《煤矿作业场所职业危害防治规定（试行)》实施四年多的基础上制定的，目的是为了深入贯彻落实《职业病防治法》，适应当前煤矿职业病防治工作的新情况、新变化，进一步规范煤矿职业病防治工作，预防和控制职业病危害，保护劳动者健康。《规定》由总则、职业病危害防治管理、建设项目职业病防护设施“三同时”管理、职业病危害项目申报、职业健康监护、粉尘危害防治、噪声危害防治、热害防治、职业中毒防治、法律责任和附则11部分构成，是关于煤矿职业病危害防治的一部综合性部门规章，主要有三个特点：一是体现了全面性。《规定》涵盖了煤矿企业职业病危害防治管理、建设项目职业卫生“三同时”管理、职业病危害项目申报、职业健康监护、粉尘防治等内容，既解决了与《职业病防治法》和国家安全监管总局《工作场所职业卫生监督管理规定》等五件部门规章的衔接问题，又突出了粉尘、噪声、热害、有毒有害物质等主要职业病危害因素的防治。二是体现了先进性。《规定》在判定标准、测定方法上依据有关法律法规和国家职业卫生标准、行业标准，在措施要求上吸收了科研机构、煤矿企业在实际工作中形成的一些最新科研成果。三是体现了可操作性。《规定》明确了煤矿企业在职业病危害防治工作中做什么、怎么做的问题，明确了煤矿作业场所存在的粉尘、噪声、热害、有毒有害物质等主要职业病危害因素防治工作的要求和具体措施。

5.《职业病诊断与鉴定管理办法》

2011 年 12 月 31 日新修订的《职业病防治法》对社会高度关注的职业病诊断与鉴定制度作了比较大的调整和完善，明确了相关部门在职业病诊断与鉴定工作中的协调配合职责，解决了因诊断资料不全而无法进行职业病诊断的问题。这些充分体现了方便劳动者、简化程序、制度设置向保护劳动者权益倾斜等特点。为进一步规范职业病诊断与鉴定工作，保障劳动者健康权益，根据新修订的《职业病防治法》，原卫生部组织对《职业病诊断与鉴定管理办法》进行了修订。

该办法为方便劳动者进行职业病诊断与鉴定，从以下四个方面采取了措施：一是扩大了劳动者选择职业病诊断机构的范围，明确规定劳动者可以在用人单位所在地、本人户籍所在地或者经常居住地的诊断机构进行职业病诊断。二是规定了职业病诊断机构的接诊义务，取消了职业病诊断受理环节，规定劳动者依法要求进行职业病诊断的，职业病诊断机构应当接诊，并告知劳动者要提供其所掌握的资料。三是进一步强化了用人单位在劳动者进行职业病诊断与鉴定过程中的举证责任，包括具体内容、举证时限、举证责任后果等，并且对相关部门、机构在职业病诊断、鉴定工作中的协助取证、举证义务也依法作了具体表述。四是简化了鉴定申请手续，规定当事人申请鉴定时，只需提供鉴定申请书和原诊断证明书（已作首次鉴定的需要提供鉴定书）等。

该办法强化了卫生行政部门、职业病诊断与鉴定机构相关事项公开制度，进一步明确了应当公开的事项，包括要求职业病诊断机构公开职业病诊断程序；规定省级卫生行政部门应当向社会公布本行政区域内职业病诊断机构的名单、地址、诊断项目等相关信息；规定设区的市级以上卫生行政部门应当向社会公布本行政区域内依法承担职业病鉴定工作的办事机构的名称、工作时间、地点和鉴定工作程序。

（四）职业卫生相关国家标准

1.《工业企业设计卫生标准》(GBZ 1—2010)

该标准是为了贯彻执行《职业病防治法》要求，体现“预防为主”的卫生工作方针，保证工业企业建设项目的设计符合卫生要求，控制生产过程产生的各类职业病危害因素，改善劳动条件以保障职工的身体健康，促进生产发展而制定的。其适用包括中华人民共和国领域内所有新建、扩建、改建建设项目和技术改造、技术引进项目（以下统称建设项目）的职业卫生设计及评价。

标准具体规定了工业企业的选址与整体布局、防尘与防毒、防暑与防寒、防噪声与振动、防非电离辐射及电离辐射、辅助用室等方面的卫生要求，以保证工业企业的设计符合卫生要求。

2.《工作场所有害因素职业接触限值　第1部分：化学有害因素》(GBZ 2.1—2007)

该标准规定了339种化学有害因素接触限值，其中286种规定了时间加权平均容许浓度（PC－TWA），116种规定了短时间接触容许浓度（PC－STEL），54种规定了最高容许浓度（MAC）。该标准对47种粉尘制定了PC－TWA，其中14种粉尘制定了呼吸性粉尘的PC－TWA。标准还规定了工作场所白僵蚕孢子、枯草杆菌蛋白酶等生物因素容许浓度。

3.《工作场所有害因素职业接触限值　第2部分：物理因素》(GBZ 2.2—2007)

该标准规定了工作场所物理因素职业接触限值，适用于存在或产生物理因素的各类工作场所，还适用于工作场所卫生状况、劳动条件、劳动者接触物理因素的程度、生产装置泄漏、防护措施效果的监测、评价、管理、工业企业卫生设计及职业卫生监督检查等，不适用于非职业性接触。

该标准规定了工作场所9种物理因素职业接触限值，分别为超高频辐射职业接触限值、高频电磁场职业接触限值、工频电场职业接触限值、激光辐射职业接触限值、微波辐射职业接触限值、紫外辐射职业接触限值、高温作业职业接触限值、噪声职业接触限值、手传振动职业接触限值。同时规定了煤矿井下采掘工作场所气象条件、体力劳动强度分级、体力工作时心率和能量消耗的生理限值。

该标准是用于监督、监测工作场所及工作人员物理因素职业病危害状况、生产装置泄漏情况，评价工作场所职业卫生状况的重要依据。目的在于保护劳动者免受物理性职业有害因素危害，预防职业病。

4.《工作场所职业病危害警示标识》(GBZ 158—2003)

该标准规定了在工作场所设置的可以使劳动者对职业病危害产生警觉，并采取相应防护措施的图形标识、警戒线、警示语句和文字，适用于可以产生职业病危害的工作场所、设备及产品。

标准从图形标识、警示线、警示语句、有毒物品作业岗位职业病危害告知卡、使用有毒物品作业场所警示标识的设置、其他职业病危害作业场所警示标识的设置以及设备、产品包装、贮存场所、职业病危害事故现场等场所的警示标识的设置等方面作了规定。

5.《工作场所空气中有害物质监测的采样规范》(GBZ 159—2004)

该标准涵盖了有毒物质和粉尘监测的采样方法，适用于时间加权平均容许浓度、短时间接触容许浓度和最高容许浓度的监测。该标准还规定了工作场所空气中有害物质（有毒物质和粉尘）监测的采样方法和技术要求，适用于工作场所空气中有害物质（有毒物质和粉尘）的空气样品采集。

6.《工作场所物理因素测量》(GBZ/T 189.1～11—2007)

《工作场所物理因素测量》(GBZ/T 189.1～11—2007）规定了11个方面的物理因素测量内容，即超高频辐射、高频电磁场、工频电场、激光辐射、微波辐射、紫外辐射、高温、噪声、手传振动、体力劳动强度分级、体力劳动时的心率。

7.《工作场所空气中粉尘测定》(GBZ/T 192.1～5—2007)

根据工作场所空气中粉尘测定的特点，《工作场所空气中粉尘测定》(GBZ/T 192.1～5—2007）分为以下五部分：总粉尘浓度、呼吸性粉尘浓度、粉尘分散度、游离二氧化硅含量、石棉纤维浓度。

第一部分总粉尘浓度规定了工作场所空气中总粉尘（简称总尘）浓度的测定方法，适用于工作场所空气中总粉尘浓度的测定。第二部分呼吸性粉尘浓度规定了工作场所粉尘中呼吸性粉尘浓度的测定方法，适用于工作场所粉尘中呼吸性粉尘浓度的测定。第三部分粉尘分散度规定了工作场所粉尘中粉尘分散度的测定方法，适用于工作场所粉尘中粉尘分散度的测定。第四部分游离二氧化硅含量规定了工作场所粉尘中游离二氧化硅含量的测定方法，适用于工作场所粉尘中游离二氧化硅含量的测定。第五部分石棉纤维浓度规定了工作场所粉尘中石棉纤维浓度的测定方法，适用于工作场所粉尘中石棉纤维浓度的测定。

8.《高毒物品作业岗位职业病危害告知规范》(GBZ/T 203—2007)

该标准是根据《职业病防治法》制定的，规定了高毒物品作业岗位接触高毒物品的名称、理化特性、健康危害、防护措施以及应急处理等告知内容与警示标识，适用于高毒物品作业岗位。

9.《高毒物品作业岗位职业病危害信息指南》(GBZ/T 204—2007)

该标准是根据《职业病防治法》制定的，规定了高毒物品作业岗位接触高毒物品的名称、理化特性、职业接触、健康危害、接触限值、防护措施、警示标识以及在出现紧急情况时进行急救和治疗等信息，适用于高毒物品作业岗位。

10.《职业健康监护技术规范》(GBZ 188—2014)

《职业健康监护技术规范》(GBZ 188—2014) 由国家卫生计生委于2014年5月14日发布，2014年10月1日实施。规定了职业健康监护的基本原则和接触相关职业病危害因素的劳动者开展职业健康监护的目标疾病、健康检查的内容和周期。该标准适用于接触职业病危害因素劳动者的职业健康监护。职业健康监护主要包括职业健康检查、离岗后健康检查、应急健康检查和职业健康监护档案管理等内容。职业健康检查是职业健康监护的重要内容和主要的资料来源。职业健康检查包括上岗前、在岗期间、离岗时健康检查。

11. 其他相关标准

除了上述标准外，对用人单位提出职业卫生及防护要求的还有《工作场所防止职业中毒卫生工程防护措施规范》(GBZ/T 194—2007)、《有机溶剂作业场所个人职业病防护用品使用规范》(GBZ/T 195—2007)、《密闭空间作业职业危害防护规范》(GBZ/T 205—2007)等国家标准。

(五) 职业卫生相关行业标准

国家安全生产监督管理总局每年都要发布一系列防尘防毒方面的AQ标准，如:《煤矿井下粉尘综合防治技术规范》(AQ 1020—2006)、《电子工业防尘防毒技术规范》(AQ 4201—2008)、《家具制造业防尘防毒技术规范》(AQ 4211—2010)、《钢铁冶炼企业职业健康管理技术规范》(AQ/T 4216—2011)、《石材加工工艺粉尘技术规范》(AQ 4220—2012)等。这其中与煤矿职业病危害防治关系最密切的是《煤矿井下粉尘综合防治技术规范》(AQ 1020—2006)。该标准规定了煤矿井下作业场所粉尘综合防治技术的总体要求、粉尘治理、预防和隔绝煤尘爆炸及粉尘检测方法，适用于煤矿井下作业场所粉尘的综合防治。

(六) 职业卫生相关规范性文件

1.《职业病分类和目录》

2013年12月23日，国家卫生计生委、人力资源社会保障部、国家安全监管总局、全国总工会4部门联合印发了《职业病分类和目录》。该目录将职业病分为职业性尘肺病及其他呼吸系统疾病、职业性皮肤病、职业性眼病、职业性耳鼻喉口腔疾病、职业性化学中毒、物理因素所致职业病、职业性放射性疾病、职业性传染病、职业性肿瘤、其他职业病10类132种。其中，职业性尘肺病及其他呼吸系统疾病19种（尘肺病13种，其他呼吸系统疾病6种），职业性皮肤病9种，职业性眼病3种，职业性耳鼻喉口腔疾病4种，职业性化学中毒60种，物理因素所致职业病7种，职业性放射性疾病11种，职业性传染病5种，职业性肿瘤11种，其他职业病3种。

2.《职业病危害因素分类目录》

2015年11月17日，国家卫生计生委、人力资源社会保障部、国家安全监管总局、全国总工会发布了修订后的《职业病危害因素分类目录》。该目录将职业病危害因素为粉尘、化学因素、物理因素、放射性因素、生物因素、其他因素六大类459种。其中，粉尘52种，化学因素375种，物理因素15种，放射性因素8种，生物因素6种，其他因素3种。

第二章 煤矿主要职业病危害因素及其危害

第一节 粉尘及其危害

一、煤矿粉尘的来源和接触生产性粉尘的主要工种

1. 煤矿粉尘的来源

在煤矿开采过程中产生的粉尘称为煤矿粉尘。依据煤矿粉尘在井下存在的状态将其分为浮尘和落尘。浮尘是指悬浮在空气中的粉尘；落尘是指浮尘在生产环境空气中由于重力作用沉积在生产工作面、井下巷道周边等处的粉尘。影响煤矿粉尘产生量的主要因素如下：

（1）机械化程度。随着采掘机械化程度的提高，产生的煤矿粉尘浓度也相应增大。据统计，采煤工作面总粉尘浓度大致如下：综采工作面为 200 ~ 300 mg/m^3，有的可达 4000 ~ 8000 mg/m^3；机采工作面为 100 ~ 200 mg/m^3；炮采工作面为 50 ~ 100 mg/m^3。

（2）采煤方法。采煤方法不同，产生的粉尘数量也不同。例如，急倾斜煤层采用倒台阶采煤法产生的粉尘较大；采用全部垮落法处理采空区要比采用充填法处理采空区所产生的粉尘大。

（3）采掘机械的结构。采用宽截齿、合理的截割速度、牵引速度、截割深度及合理的截齿排列，均能减少粉尘产生量。

（4）地质结构。遇有断层、褶曲的地区，由于沉积岩侵入等因素使地质构造遭到破坏，开采时这些地区的煤层产生的粉尘量也大。

（5）煤层本身的特点。例如，脆性大、结构疏松、干燥的煤层，开采时产生的粉尘量大。

上述因素是产生粉尘的内在因素，但若采取有效的防尘、降尘措施，则煤

矿粉尘浓度会大大降低。

2. 煤矿接触生产性粉尘的主要工种

煤矿开采分为井工开采和露天开采，井工开采的基本过程包括掘进、采煤、运输等。在煤矿井下采煤、掘进、运输及提升等各生产过程中的所有作业，如打眼、爆破、清理工作面、装载、运输、转载、顶板控制等过程，均能产生煤矿粉尘。据统计，80%的煤矿粉尘来自于采掘工作面。

二、煤矿粉尘的危害

（一）煤尘爆炸威胁矿工生命安全

爆炸性是某些粉尘的特性，如高分散度的煤尘、面粉、糖、亚麻、硫黄、铝、锌等可氧化的粉尘，在适宜的温度和浓度下（如煤尘浓度为30～50 g/m³，面粉、铝、硫黄为7 g/m³，糖为10.3 g/m³），一旦遇到明火、电火花和放电时，就会发生爆炸，导致重大人员伤亡和财产损失的安全生产事故。

在煤矿井下生产过程中，空气中的煤尘浓度达到爆炸界限的情况并不常见，但由于违章爆破、斜巷跑车、局部火灾或瓦斯爆炸等引起煤尘爆炸的事故屡有发生。新中国成立以来，全国煤矿发生100人以上的生产安全事故22起，其中6起是由煤尘爆炸引起的。从下面几起事故可以看出煤尘爆炸的巨大危害。

1960年5月9日13时45分，山西大同矿务局老白洞煤矿发生煤尘爆炸事故，这是新中国成立以来煤炭工业死亡人数最多的一起事故。井下当时共有职工912人，除228人脱险外，其余684人全部遇难，整个矿井破坏严重。在此之前，大同煤矿文字记载上没有发生过煤尘爆炸，人们没有听说过也不相信煤尘会爆炸，对煤尘放松了警惕。该矿瓦斯含量较低，但煤尘积存非常严重，一些进风巷道和某些生产场所煤尘积存厚度达30～50 mm。这起事故的爆炸源是14号矿井翻车机，翻车机附近经常煤尘飞扬，连续翻煤时，3 m以外几乎看不见人，100 W灯泡被悬浮煤尘遮挡得像一个红点。特别是事故发生前半小时内，因15号矿井翻车机清理煤渣暂停翻煤，把60～80节重煤车集中到该翻车机翻煤，由于连续翻煤加之煤质干燥，翻车机洒水装置又整天未用，煤尘飞扬比平时更为严重，成为爆炸事故在此时此地发生的重要条件。经调查分析，此起爆炸事故的引爆火源很可能是电机车通过该翻车机时，由于运行不稳，受电弓与架空电源线接触不良，产生强烈火花，引起煤尘爆炸；或者是防爆开关不盖盖子，翻车机启动时产生强烈电火花引起爆炸。前者可能性最大，限于当时事故调查分析技术条件，未定论。

1968 年 10 月 24 日，原新汶矿务局华丰煤矿发生煤尘爆炸事故，死亡 108 人。据调查分析，造成这起事故的原因是掘进工作面爆破时，炸药没有完全爆炸产生火焰引起爆燃，使巷道沉积的大量煤尘受震动而飞扬于空气中引起煤尘爆炸。沉积煤尘较多的 -210 m 西大巷沿东西方向爆炸并且迅速蔓延，又使 -204 m 的井巷发生连续爆炸。事故发生前，无喷雾、洒水降尘措施，不能定期清除积尘，埋下了事故隐患。大量积尘加之违章爆破，酿成了这起煤尘爆炸事故。

1993 年 10 月 28 日 17 时 15 分，江苏省某煤矿 712 修复巷与带式输送机下山相交的三角门处由于违章裸露爆破引发了一起重大煤尘爆炸事故。在事故波及范围内工作的 52 人中，脱险 8 人，伤 4 人，死亡 40 人，直接经济损失达 124 万元。导致这起事故的直接原因是掘进区现场作业人员在 712 修复巷口清理扶抬棚，作业人员为了省事，用裸露爆破的办法把螺栓崩断。裸露爆破引起煤尘爆炸，爆炸的冲击波及火焰传播到 712 工作面又引起了二次煤尘爆炸，扩大了灾情。更深层次地分析，是由于该矿防尘制度不落实，对安全信息站和群众监督员多次汇报的井下煤尘大的问题未引起足够的重视，致使带式输送机下山、712 工作面有大量干燥煤尘，为扬尘达到爆炸浓度创造了客观条件。

2005 年 11 月 27 日 21 时，黑龙江省龙煤矿业集团东风煤矿发生一起特大煤尘爆炸事故，死亡 171 人，伤 48 人，直接经济损失达 4293.1 万元。经调查，这起事故的直接原因是爆破人员使用炸药违章处理煤仓堵塞，导致煤尘飞扬达到爆炸浓度，爆破火焰引起煤尘爆炸。

（二）煤矿粉尘对健康的影响

1. 呼吸系统疾病

1）尘肺

煤矿粉尘最严重的危害是引起尘肺。尘肺是长期吸入生产性无机粉尘，主要是矿物性粉尘而致的以肺组织纤维化为主的一类全身疾病的统称。其病理特点是肺组织发生弥漫性、进行性的纤维组织增生，引起呼吸功能严重受损而致劳动能力下降乃至丧失。该病不可逆转，目前尚无有效根治的方法。早期病人可有胸闷、气短、咳嗽等似流感症状，随着病情进展，气短将越来越重，病人持续性地咳嗽、咯痰，最后病人可因心衰、肺衰、肺部感染等而死亡。尘肺病人伴发肺结核感染的概率较高，从而加速病情进展、加重症状，增加了治疗难度，使其病死率增大。

在煤矿开采过程中由于工种不同，工人可分别接触煤尘、煤矽尘和矽尘，从而引起肺的弥漫性纤维化，统称为煤工尘肺。煤工尘肺有 3 种类型：①在岩石掘进工作面工作的工人，包括凿岩工及其辅助工，接触游离二氧化硅含量较高的岩石粉尘，所患尘肺为矽肺，发病工龄一般为 10 ~ 15 年，病情进展快，危害严重；②采煤工作面工人，包括采煤机手、采煤工、煤仓装卸工等，主要接触单纯性煤尘（煤尘中游离二氧化硅含量在 5% 以下），其所患尘肺为煤肺，发病工龄多为 20 ~ 30 年，病情进展缓慢，危害较轻；③接触煤矽尘或既接触矽尘又接触过煤尘的混合工种工人，其尘肺在病理上往往兼有矽肺和煤肺的特征，这类尘肺可称为煤矽肺，是我国煤工尘肺最常见的类型，发病工龄多为 15 ~ 20 年，病情发展较快，危害较重。

煤工尘肺的发病情况因开采方式不同有很大差异。露天煤矿工人的尘肺患病率很低，井下回采工作面的粉尘浓度和粉尘分散度均高于露天煤矿，尘肺患病率和发病率也较高。我国地域广大，地层结构复杂，各地煤工尘肺患病率有很大差异，在 0.92% ~ 24.1% 之间。不同煤种的致病能力不同，由强到弱依次为无烟煤、烟煤、褐煤。

2）慢性阻塞性肺病

国内外许多研究已经证实，长期吸入煤矿粉尘不但会引起尘肺，还会引起慢性阻塞性肺病，包括慢性支气管炎、支气管哮喘及肺气肿，而且在临床上，慢性阻塞性肺病可以独立存在而不伴有尘肺。其发病机理不清，可能与吸烟、呼吸道感染等有关。

3）上呼吸道炎症

粉尘首先侵入上呼吸道黏膜，刺激呼吸道黏膜，使黏膜毛细血管扩张，黏液分泌增加，以加强对粉尘的阻留作用。但黏膜毛细血管长期扩张则会导致黏膜肥大，继之发生黏膜营养不良而致萎缩，形成萎缩性鼻炎。硬度较大、边缘锐利的粉尘颗粒还可以机械性地直接损伤黏膜细胞引起鼻炎、咽炎、喉炎。早期引起黏膜机能亢进，黏膜下血管扩张、充血，黏液分泌增加，最终造成萎缩性病变，如萎缩性鼻炎。

4）肺癌

1996 年在日本召开的第九届国际职业性呼吸性疾患会议上，国际癌症研究所已经确认粉尘中二氧化硅为致癌物质。据报道，尘肺病人的肺癌发病危险性远高于非尘肺患者，但在同期的报道中，国际癌症研究所的研究小组认为尚没有充分资料证实煤尘的致癌作用。因此，煤尘是否致癌仍在研究之中。

2. 局部作用

粉尘散落于皮肤上可能堵塞皮脂腺，使皮肤干燥，容易发生继发感染，形成粉刺、毛囊炎等。进入眼内的粉尘颗粒可引起结膜炎，对角膜的刺激及损伤可致角膜感觉迟钝、角膜混浊等。

第二节　物理因素及其危害

一、煤矿噪声及其危害

（一）煤矿噪声的来源

煤炭行业是高噪声行业之一，噪声污染相当严重。煤矿噪声声压等级高且声源分布广，从井下的采煤、掘进、运输、提升、通风、排水、压气，到露天煤矿的开采、地面选煤厂的分选加工以及机电设备的装配维修等，噪声无处不在。

1. 露天煤矿的噪声源及暴露噪声的工作

露天煤矿噪声危害普遍存在，采矿、运输过程中使用的主要大型设备，如钻机、斗容电铲、载重自卸车、推土机、破碎机、带式输送机，在运转过程中都会产生强度不等的噪声。

露天煤矿噪声的特点是噪声强度较低，以中低频为主。例如，链条式推土机噪声强度为 92 ~ 95 dB(A)，翻斗运输车为 85 ~ 89 dB(A)，电镐的噪声强度为 68 ~ 80 dB(A)，破碎机的噪声强度为 68 ~ 72 dB(A)。

露天煤矿暴露噪声的主要工种有穿孔机操作工、挖掘机司机、排土设备司机、矿用重型汽车司机、把钩工、翻车机司机、钢缆皮带操作工、转载站和驱动站看护工、露天坑下普工等。

2. 井工煤矿的噪声源及暴露噪声的工种

井下凿岩、打眼、爆破、割煤、运输、机修、通风等作业环节使用的风动凿岩机、风镐、风扇、煤电站、乳化液机、采煤机、掘进机、带式输送机等是井下常见的噪声源。此外，局部通风机、空气压缩机、提升机、水泵、刮板输送机也是主要噪声源。

井下噪声的特点是强度大、声级高、声源多、干扰时间长、反射能力强、衰减慢等。例如，风动凿岩机的噪声强度可达105～117 dB(A),气动凿岩机的噪声强度可达120 dB(A)以上,刮板输送机的噪声强度可达92～95 dB(A)。

井工煤矿暴露噪声的主要工种有掘进工、采煤工、辅助工、锚喷工、注浆注水工、维修工、水泵工等。

3. 选煤厂的噪声源及暴露噪声的工种

选煤厂的噪声主要存在于破碎、输送、筛选/跳汰、水洗/浮选、过滤、干燥等工段。主要噪声源有提升机、带式输送机、通风机、空气压缩机、破碎机、振动筛、洗煤机、脱水机、真空泵、溜槽、鼓风机、运输机械等。

选煤厂的噪声特点为强度大、声级高、连续噪声多、频带宽等。例如，轴流式主要通风机的噪声强度可达110～125 dB(A)，振动筛的噪声强度可达112～117 dB(A)。

选煤厂暴露噪声的主要工种有选煤技术检查工、选煤集中控制操作工、选煤干燥工、选煤供料工等。

(二) 噪声的主要危害

在强噪声作业环境下工作，会影响作业者之间的信息交流，使工作效率降低，且易发生工伤事故。长期暴露于一定强度的噪声中，可能对人体产生不良影响。早期人们注意到长期暴露于一定强度的噪声中，可以对听觉系统产生损害。经过长期研究，发现噪声对机体的影响是全身性的。

1. 听觉系统

听觉系统是感受声音的系统。外界声波传入听觉系统有两个途径：一是通过空气传导，声波经外耳进入耳内，使鼓膜振动，然后通过中耳的听骨链传至内耳前庭窗再至前庭阶，引起耳蜗管中的淋巴液震荡，内淋巴受影响而震荡，从而使基底膜上的听毛细胞感受振动，将声波的振动转变成神经纤维的兴奋，经第八对脑神经传达到中枢，产生音响感觉；二是骨传导，即声波经颅骨传入耳蜗，通过耳蜗骨壁的振动传入内耳。

噪声对听觉系统的损害，一般经历从生理变化到病理改变的过程，即先出现暂时性听力下降，经过一段时间逐渐成为永久性听力下降。根据损伤程度，永久性听力下降又分为听力损伤和噪声性耳聋。噪声对听觉系统的损害属于噪声的特异作用。

1）暂时性听力下降

暂时性听力下降是指人接触噪声后引起听力变化，脱离噪声环境后经过一段时间听力可以恢复到原来水平。包括听觉适应和听觉疲劳两种情况。

（1）听觉适应。短时间停留在强烈噪声环境中，听觉器官敏感性下降，脱离噪声接触后对外界的声音有“小”或“远”的感觉，离开噪声环境 1 min 内可以恢复，这种现象称为听觉适应。听觉适应是一种生理保护现象。

（2）听觉疲劳。较长时间停留在强烈噪声环境中，引起听力明显下降，离开噪声环境需要数小时甚至数十小时听力才能恢复，称为听觉疲劳。在实际工作中常以 16 h 为限，即在脱离噪声接触后到第二天上班前的间隔时间，如果在这样一段时间内听力不能恢复，工作中又需要继续接触噪声，听力改变就很难恢复。

2）永久性听力下降

随着接触噪声时间延长，如果前一次接触噪声引起的听力改变未完全恢复又需要再次接触噪声，可使听觉疲劳逐渐加重，听力不能完全恢复，变为永久性听力下降。

除了噪声以外，其他因素（如外力、药物等）也可以引起鼓膜、听神经或听觉器官的毛细胞等发生器质性变化，导致听力不能恢复到正常水平。

2. 非听觉系统

1）对心血管系统的影响

在噪声作用下，心率可表现为加快或减慢，心电图出现缺血性改变。血压早期表现为不稳定，长期接触较强的噪声可以引起血压持续性升高。

2）对内分泌及免疫系统的影响

在中等强度噪声［70～80 dB(A)］作用下，肾上腺皮质功能增强；在高强度［100 dB(A)］噪声作用下，肾上腺皮质功能减弱。接触较强噪声的工人可出现免疫功能下降，接触时间越长，变化越显著。

3）对消化系统及代谢功能的影响

受噪声影响，可出现胃肠功能紊乱、食欲不振、胃液分泌减少、胃的紧张度下降、胃蠕动减慢等变化。有研究认为，噪声引起人体脂代谢障碍、血胆固醇升高。

4）对生殖机能及胚胎发育的影响

接触强噪声的女性会产生月经不调，表现为月经周期异常、经期延长、血量增多及痛经等，特别是在接触100 dB(A)以上强噪声的女工中，妊娠高血压综合征发病率有所增高。

5）对工作效率的影响

噪声对日常谈话、工作中的信息交流等都会带来影响。如果噪声达到65 dB(A)以上，即可干扰普通谈话；如果噪声达到90 dB(A)，大声叫喊也不易听清。在噪声干扰下，人们感到烦躁，注意力不能集中，反应迟钝，不仅影响工作效率，而且降低工作质量。在车间或矿井作业场所，由于噪声的影响掩盖了异常的声音信号，容易发生各种事故，引起人员伤亡及财产损失。

二、煤矿高温及其危害

（一）煤矿高温的来源

煤矿井下生产环境相对较差，工人劳动强度大，对广大煤矿工人的身心健康产生了很大影响。随着矿井开采深度的增加，机械化程度越来越高，由此产生的机械散热也越来越大，矿井中高温、高湿等热害问题将显得越来越突出。热害已成为矿井的自然灾害之一。

煤矿井下的温度由于规模的大小、地层条件和离地面的深度、有无机械通风设备及其效果等不同而有很大差别。一些规模较大的矿井，由于设备比较完善合理，既可实现良好通风，又可降低井内温度和湿度。而一些中小型矿井或地形比较复杂的矿井，则因缺乏充分的通风设备，或通风效果很差，往往导致井内温度高、湿度大，从而给矿工健康带来很大危害。此外，矿工较多的时间从事地下作业，接受日照较少，对健康也有不利影响。

造成矿井气温升高的热源很多，有相对热源和绝对热源两种。相对热源的散热量与周围气温有关，如高温岩层和热水散热；绝对热源的散热量受气温影响较小，主要是机电设备、化学反应和空气压缩等热源散热。高温岩层散热是导致矿井空气温度升高的重要原因，它主要通过井巷岩壁和垮落、运输中的矿岩与空气进行热交换而使矿井空气温度升高；当矿井中有高温水涌出时，也将影响整个矿井的微气候，从而使矿井温度略有升高。

从总体上看，造成矿井高温热害的主要因素有地热、采掘用机电设备运转时的放热、运输中的矿石和矸石放热及风流压缩放热。就个别而言，矿井内高温水涌出及矿物强烈氧化等也可形成高温热害。

另外，造成矿井高温的原因还有以下几个：一是矿井开采深度大，岩石温度升高；二是地下热水涌出，地下热水易于流动，且热容量大，是良好的载热体；三是通风不良，风量偏低，从而导致采掘工作面气温较高。

（二）高温的主要危害

我国目前卫生标准中关于高温作业的定义：工作场所有生产性热源，其散热量大于23 W/(m^3·h) 的车间或84 kJ/(m^3·h) 的车间；其气温等于或高于本地区夏季室外通风设计温度2 ℃的作业；工作地点热辐射强度超过12.56 J/(cm^2·min)；工作地点气温超过30 ℃，相对湿度在80%以上。高温作业时，人体可出现一系列生理功能改变，主要为体温调节、水盐代谢、循环系统、消化系统、神经系统、泌尿系统等方面的适应性变化，这些生理性变化若超过一定限度，即可产生不良影响。

1. 体温调节障碍

人体的体温调节主要受气象条件和劳动强度的共同影响。在高温环境中，人体为维持正常体温，通过以下两种方式增强散热作用：

（1）在高温环境中，体表血管反射性扩张，血液由内部大量流向体表，皮肤血流量增加，皮肤温度增高，通过辐射和对流使皮肤的散热增加。

（2）汗腺增加汗液分泌，通过汗液蒸发使人体散热增加。

人体散热虽有辐射、传导、对流及蒸发等各种形式，但在矿井中人体以出汗蒸发散热为主。在环境温度明显低于皮肤温度时，皮肤通过辐射和对流散热效果明显，但在高温环境中环境温度往往接近或超过皮肤温度，这时皮肤辐射和对流散热就很困难或不可能。在这种情况下，人体只能通过汗液蒸发来散热。如果环境的相对湿度较大，则散热困难，甚至停止蒸发散热，导致体内热蓄积，使体温调节发生障碍，容易出现疲劳、头晕、目眩、心悸、恶心、注意力不集中，诱发事故发生。

2. 水盐代谢紊乱

在常温下，正常人每天的进水量为2～2.5 L。在炎热的季节，正常人每天的出汗量为1 L，在闷热、潮湿的井下从事繁重的体力劳动8 h出汗量达8～10 L。由于汗液的主要成分为水，同时含有一定量的无机盐和维生素，所以大量出汗对人体的水盐代谢会产生显著影响，同时对微量元素和维生素代谢也会产生一定的影响。当水分丧失达体重的5%～8%，而未能及时得到补充时，就可出现无力、口渴、尿少、脉搏增快、体温升高、水盐平衡失调等症状，使工作效率降低。

3. 循环系统负荷增加

在高温条件下，由于大量出汗，血液浓缩，同时高温使血管扩张，末梢血液循环增加，加上劳动的需要，肌肉的血流量也增加。这些因素都可使心跳加快，血压升高，而每搏输出量减少，增加心脏负担。

4. 消化系统疾病增多

在高温条件下劳动时，体内血液重新分配，皮肤血管扩张，腹腔血管收缩，引起消化道贫血，出现消化液（唾液、胃液、胰液、肠液等）分泌减少，使胃肠消化过程所必需的游离盐酸、蛋白酶、脂酶、淀粉酶、胆汁酸的分泌量减少，胃肠消化功能相应减退。同时，大量排汗及氯化物的损失，使血液中形成胃酸所必需的氯离子储备减少，也会导致胃酸浓度降低，这样就会出现食欲减退、消化不良及其他胃肠疾病。由于高温环境中胃的排空加速，使胃中的食物在消化过程尚未充分进行的情况下就过早地进入十二指肠，从而使食物不能得到充分的消化。

5. 神经系统兴奋性降低

高温环境的热作用可降低人体中枢神经系统的兴奋性，使机体体温调节功能减弱，热平衡遭到破坏，而促发中暑。高温刺激和作业所致的疲劳均可使大脑皮层机能降低和适应能力减退。随着高温作业所致的体温逐渐升高，可导致神经反射潜伏期逐渐延长，运动神经兴奋性明显降低，中枢神经系统抑制占优势。此时，劳动者出现注意力不集中，动作的准确性与协调性差，反应迟钝，作业能力明显下降，易发生工伤事故。人体受热时，首先会感到不舒适，然后才会发生体温逐渐升高，并产生困倦感、厌烦情绪、不想动、无力与嗜睡等症状，进而使作业能力下降、错误率增加。当体温升至 38 ℃以上时，对神经和心理活动的影响更加明显，如及时采取降温措施，使体温下降至 37 ℃、主观感觉舒适，则错误率也会随之减少；反之，将产生不良后果。

6. 肾脏负担加重

高温条件下人体的水分主要从汗腺排出，肾脏血流量和肾小球滤过率下降，经肾脏排出的水盐量可加重肾脏负担。

三、煤矿振动及其危害

（一）煤矿振动的来源

煤矿井下常用的振动工具有活塞式捶打工具、固定式转轮工具和手持式转动工具。

1. 活塞式捶打工具

活塞式捶打工具多以压缩空气为动力，如凿岩机、气锤、风铲机、捣固机、铆钉机等。

2. 固定式转轮工具

在使用固定式转轮工具时，工人通过操作被加工的物体而暴露于振动，如砂轮机、抛光机、电锯、钢丝抻拔机及各种固定式研磨机等。

3. 手持式转动工具

手持式转动工具以压缩空气、电动机或引擎为动力，如手持研磨机、风钻、电钻、手摇钻、喷砂机、钻孔机、链锯（油锯）、金刚砂磨轮、清洁机、振动破碎机等。

此外，采矿、运输过程中使用的大型设备，如钻机、斗容电铲、载重自卸车、推土机、破碎机、带式输送机，在运转过程中都会产生程度不等的振动。

（二）振动的主要危害

振动对人体有两个方面的作用：适宜的振动有益于身心健康，具有增强肌肉活动能力，解除疲劳，减轻疼痛，促进代谢，改善组织营养，加速伤口恢复等功效；在生产条件下，作业人员接触振动的强度大、时间长，对机体可能产生不良影响，甚至引起疾病。振动作用于人体，不仅可以引起机械效应，而且可以引起生理和心理效应。不同频率、不同强度的振动，人体的主要感受不同。同样的振动作用于不同的人体，感觉和反应也可能不同。

1. 局部振动对人体健康的影响

1）对神经系统的影响

（1）多发性末梢神经炎。呈现“手套”型感觉障碍，手麻、手痛、手胀、手僵、手多汗、手无力等往往是最早出现的症状，这些症状与发作性手指发白共同成为手臂振动病的主要症状。同时，还出现肢体末端感觉减退，甚至痛觉消失。流行病学调查表明，在使用多种多样的振动性工具的人群中，外周神经病变的发生率可从百分之几到达80%，严重者导致感觉丧失。

（2）植物神经功能紊乱。植物神经功能紊乱表现为睡眠障碍、食欲减退、营养障碍及手颤等，进而影响内脏器官的功能。

（3）肌电图和神经传导速度异常。某些振动病患者出现手臂肌肉的肌电图病理性改变，也可出现运动神经传导速度的减慢及远端潜伏时间的延迟。

2）对循环系统的影响

循环系统，特别是外周循环及血流动力学的改变，是局部振动对人体影响的最明显和最主要的表现之一。若在早期出现手指皮肤温度降低，冷水负荷试验或振动负荷试验以后皮肤温度降低的程度更为明显，皮肤温度恢复速度减慢，恢复时间延长，出现典型的雷诺现象，则表明存在外周循环及其调节机能障碍。

（1）毛细血管形态和机能等改变。曾观察到甲皱毛细血管袢模糊、排列紊乱、数目减少、异形管袢比例增加、管袢管径和长度异常、毛细血管流态改变、流速减慢、渗血增加等。

（2）外周血管器质性病变。振动性白指患者手部血管造影检查，可见食指桡侧及中指、小指尺侧的固有动脉狭窄。主要原因是长期反复的振动引起血管持续收缩。另外，血小板功能亢进，血小板由于机械刺激破坏而释放血管平滑肌增强因子，使全血黏度增加（特别是在寒冷时），血小板黏着力亢进，促进血栓形成；交感神经功能亢进也使血管平滑肌处于紧张状态。这些因素均可使血管壁的营养状态失调，内膜变性，发生增殖性变化。

此外，振动病患者有广泛性的心血管系统损害，检查表明作业工人的脑血流图、心电血压异常出现率均较高。

3）对骨、关节系统的影响

40 Hz 以下低频率、大振幅、冲击力强的振动，往往引起骨、关节的损害，主要表现如下：

（1）局限性骨质增生、硬化、形成骨岛，骨皮质增厚、骨刺形成、无菌性坏死。

（2）骨皮质变薄、骨腔变大、囊样变。

（3）手握力下降，特别是耐力下降、肌纤维震颤、肌肉萎缩（大小鱼际萎缩）。

4）对内分泌和免疫系统的影响

有报道指出，在振动作用下，下丘脑、脑垂体、肾上腺系统功能亢进，来自肾上腺髓质的儿茶酚胺分泌增加，血中儿茶酚胺的浓度上升，尿中儿茶酚胺及代谢产物排泄量明显增高，并且与病程的长短、白指发生频度和症状严重程度有平行关系。

2. 全身振动对机体的影响

1）对生理功能的影响

当人体受到全身振动时会发生一系列的生理学反应。

(1) 所谓"受惊反应"(如心跳加快),但此反应随振动的持续会很快自动消失。

(2) 不适反应。这种反应会持续存在或逐渐发展。此种生理性反应与振动的轴向、加速度及振动的类型有关，也与机体自身的生物节律和特性有关。

2) 对神经肌肉的影响

在正常的自主运动过程中，运动控制是以一种前馈机制实施的，同时不断受到来自肌肉、肌腱及关节部位中神经感受器的反馈调节。全身性振动是一种被动的人工运动，与主动的运动有很大区别。

(1) 振动时在神经肌肉系统发生的最显著的改变就是丢失了前馈控制机能。全身振动的频率范围宽达0.5～100 Hz，而自然的运动频率很低（随意运动为2～8 Hz，非随意运动在4 Hz以下），这就可以解释神经肌肉控制系统对极低频和高频振动发生的反应。

(2) 人体呈坐姿状态受到源自座椅的全身性振动时，背部肌肉发生紧张性收缩，肌电图显示一种与加速度相关的交替性活动。这是一种反射性质的活动，振动停止后亦随之完全消失。肌肉活动的时间依赖于振动的强度和频率。

3) 对中枢神经和感觉神经的影响

超过40 Hz的强烈全身振动可引起中枢神经系统的紊乱，而关于频率在20 Hz以下的振动的效应则没有一致的报道。

(1) 振动可使坐姿者的前庭功能发生改变。其中，影响最大的是极低频振动和接近全身共振频率的振动。据推测，人体对某些人为的运动环境的生理性反应中，最重要的一点是视觉、触觉与前庭感觉之间的配合失调。

有些研究中一致发现，前庭兴奋性降低及头晕之类的前庭紊乱症状增多，认为振动的加速度能为前庭器官所感受，引起前庭器官的户嵴背毛细胞和耳石膜的退行性变，致使前庭功能兴奋性异常；随着工龄的增加，兴奋性降低，临床表现为协调障碍、眼球颤动等。

(2) 在全身振动作用下，由于前庭和内脏的反射，可引起植物神经症状，如脸色苍白、出冷汗、唾液分泌增加、恶心、呕吐、头痛、头晕、食欲不振、呼吸表浅，还可以有体温降低等，旋转试验时反应强烈。晕车、晕船就是这种作用的表现。

4) 对消化、呼吸、内分泌及代谢等系统的影响

(1) 对消化系统的影响。全身振动可使某些工人胃肠蠕动增加，收缩加强，胃液分泌机能和消化能力改变，肝脏的解毒功能和代谢机能发生障碍。调

查也证明，接受全身振动的作业工人，胃酸过多、慢性胃炎、胆囊炎等消化道疾患的患病率较高。

(2) 对呼吸功能的影响。有学者将受到振动影响时的改变与从事一般体力劳动时的改变做了比较,发现振动可使换气量增加,部分原因可能是空气在呼吸系统内振荡。呼吸与代谢的改变不相符,提示呼吸控制的机制可能发生了紊乱。

(3) 对内分泌功能的影响。有关振动引起肾上腺素和儿茶酚胺改变的研究尚未得到一致的结论。

5）对脊柱的影响

常年在全身强烈振动状态下工作的工人（如拖拉机、推土机驾驶员），脊柱受损的危险性很大，并易诱发下背部疼痛。腰椎最易受累，其次是胸椎，也有颈椎损伤。

6）对心血管系统的影响

在全身振动环境中的工人，有 4 种循环紊乱比较常见：

(1) 外周循环障碍（如雷诺病），发生在靠近振动源的部位，如站姿工作者的双脚及驾驶员的双手（后者较少见）。

(2) 腿静脉曲张、痔疮和精索静脉曲张。

(3) 心率增加、血压上升及耗氧增加，缺血性心脏病也相应增多。

(4) 神经血管改变。

7）对女性生殖器官、妊娠和男性泌尿生殖系统的影响

全身振动可能对女性健康的影响表现为月经异常、子宫脱垂、生殖器官充血和炎症、流产和异常分娩率增加等。

关于振动与男性泌尿生殖器疾病间的关联有不少相互矛盾的报道。有人发现在全身性振动环境中工作的人，前列腺炎的发生率较高。

第三节　职业中毒及其危害

一、煤矿氮氧化物及其危害

(一) 煤矿氮氧化物的来源

煤矿作业场所氮氧化物的主要来源有：

(1) 露天煤矿坑下爆破采煤、井下岩巷爆破及煤巷爆破等作业使用的炸

药多为硝酸铵类炸药，主要成分为硝酸铵、三硝基甲苯等，爆破时产生的烟气中含有大量的氮氧化物。爆破后人员过早进入爆破现场可引起炮烟中毒。

（2）地下矿井的意外事故，如发生火灾时可产生氮氧化物。

（3）采煤、掘进、运输等柴油机械设备工作时的尾气排放。

（二）氮氧化物的危害

煤矿生产中氮氧化物以二氧化氮为主时，主要引起肺损害；以一氧化氮为主时，高铁血红蛋白血症和中枢神经系统损害明显。

1. 一氧化氮

1）刺激作用

一氧化氮主要经呼吸道吸入，一氧化氮本身不活泼，但在空气中和体内均容易被氧化为二氧化氮，二氧化氮再与水慢反应生成硝酸、亚硝酸，经尿排出，表现为刺激作用，引起肺水肿。

2）毒性反应

吸入低浓度一氧化氮几乎无毒性反应，吸入高浓度一氧化氮可产生毒性反应，使血红蛋白氧化生成高铁血红蛋白，使组织缺氧，引起呼吸困难和窒息，导致中枢神经损害。

3）其他

体内的一氧化氮可直接到达肺泡和支气管，产生平滑肌舒张作用，一氧化氮是一种内皮源性舒张因子，可舒张血管和支气管。一氧化氮是细胞抵抗致病因子的第一道防线，可以破坏有害因子，但作用过强会损害正常组织。

2. 二氧化氮

1）对呼吸系统的损害

（1）对肺组织的刺激作用。二氧化氮对人体的危害主要是对肺组织的刺激作用。二氧化氮较难溶于水，对上呼吸道和眼睛的刺激作用较小。正常呼吸时可吸收 80% 的二氧化氮，深呼吸可吸收 90% 。二氧化氮被大量吸入呼吸道后，会引起上呼吸道黏膜发炎、急性支气管炎，严重时咳嗽剧烈。在肺泡内逐渐与水作用形成硝酸与亚硝酸，对肺组织产生强烈的刺激作用，引起肺水肿、虚脱等。

（2）个别严重病例可导致肺部纤维化。二氧化氮急性中毒与支气管哮喘的发病也有一定关系。

2）引起组织缺氧

二氧化氮以亚硝酸根离子的形式通过肺进入血液，经血液循环最后从尿中排出，还可以与体内氨基反应生成亚硝胺。亚硝胺根与血红蛋白生成高铁血红蛋白，引起组织缺氧。

3）神经衰弱综合征

二氧化氮慢性毒性作用主要表现为神经衰弱综合征，主要症状是头痛、食欲不振等。

4）其他

二氧化氮还能刺激皮肤，并引起牙齿酸蚀；对心、肝、肾及造血组织等有一定影响。

二、煤矿碳氧化物及其危害

（一）煤矿碳氧化物的来源

在煤炭开采中会产生碳氧化物（即一氧化碳和二氧化碳）的工序如下：

（1）岩巷爆破。在打眼形成的炮眼内填入炸药、炮泥，连接爆破母线后引爆，破碎岩壁形成原始巷道。产生的有害因素主要是矽尘、氮氧化物、一氧化碳、二氧化碳、噪声等。

（2）煤巷爆破。在打眼形成的炮眼内填入炸药、炮泥，连接爆破母线后引爆，形成工作面巷道、运输巷道、材料巷道和采煤工作面。产生的有害因素主要是矽尘、煤尘、氮氧化物、一氧化碳、噪声等。

（3）采煤打眼。用各种型号的打眼机械或工具，在采煤工作面上打眼钻孔，以便放置炸药，进行爆破采煤，或打眼形成槽洞，以便进行水压冲击采煤。产生的有害因素主要是煤尘、一氧化碳、噪声、振动等。

（4）水力采煤。使用高压水枪，利用强大的水压冲击采煤工作面以破碎煤块，进行采煤。产生的有害因素主要是煤尘、一氧化碳、甲烷、噪声、高湿等。

（5）机械采煤。操纵采煤机，在采煤工作面进行截割采煤。产生的有害因素主要是煤尘、一氧化碳、硫化氢、甲烷、噪声等。

（6）采煤装载。将爆破破碎后的煤块或机械割下的煤块用铁铲等工具攉入运输系统，清理采煤工作面，为下一轮采煤做好准备。产生的有害因素主要是煤尘、硫化氢、一氧化碳、甲烷。

（7）采煤支护。用金属网加固采煤工作面顶部，以支护顶板和采空区坑壁,防止顶板下陷;或者用铁质或木质支柱支撑采煤工作面顶部,并回收采空区可用的支撑材料。产生的有害因素主要是煤尘、硫化氢、一氧化碳、甲烷等。

二氧化碳主要存在于长期不开放的各种矿井（煤井）中，当发生二氧化碳突出时，大量二氧化碳会喷涌出来。

当矿井发生爆炸事故时，燃烧会产生大量一氧化碳。

（二）碳氧化物的危害

1. 一氧化碳的危害

一氧化碳毒性很强，吸入人体后会引起窒息和中毒以致死亡。

1）一氧化碳对人体的危害

心脏和大脑是与人的生命关系最密切的组织和器官，心脏和大脑对机体供氧不足的反应特别敏感。因此，一氧化碳中毒导致的机体组织缺氧，对心脏和大脑的影响最为显著。

由于一氧化碳在肌肉中的累积效应，即使停止吸入高浓度的一氧化碳后，在数日之内人体仍然会感觉到肌肉无力。一氧化碳中毒对大脑皮层的伤害最为严重，常常导致脑组织软化、坏死。

一氧化碳中毒对心脏也会造成严重伤害。一氧化碳中毒还会引起血管内的脂类物质累积量增加,导致动脉硬化症。动脉硬化症患者更容易出现一氧化碳中毒。

2）影响因素

一氧化碳中毒程度和中毒速度与下列因素有关：

（1）空气中一氧化碳的浓度。

（2）与一氧化碳接触的时间。

（3）呼吸频率和呼吸深度。

浓度越大，接触时间越长，呼吸越快，进入机体的一氧化碳越多，中毒越深。

当一氧化碳的浓度达到1%时，人只要呼吸几次即可失去知觉；如果长期在含有0.01%的一氧化碳空气中生活和工作，会产生慢性中毒。因此，《煤矿安全规程》规定，井下空气中一氧化碳的浓度不得超过0.0024%。

2. 二氧化碳的危害

1）引起作业工人中毒

二氧化碳在新鲜空气中的含量为0.03%，人生活在这个空间，不会受到危害。如果矿井聚集着很多人进行采掘，而且空气不流通，或者有一氧化碳燃烧，使空气中氧含量相对减少，产生大量二氧化碳，作业人员就会出现不同程度的中毒症状。空气中二氧化碳含量对人体的影响见表 2－1。

表 2－1　空气中二氧化碳含量对人体的影响

空气中二氧化碳的含量/%	2.5	3.0	4.0	6.0	8.0	10.0	20.0
症状	经数小时无任何症状	无意识地呼吸次数增加	出现局部刺激症状	呼吸量增加	呼吸困难	意识不清，不久导致死亡	数秒后瘫痪，心脏停止跳动

2）岩石二氧化碳突出现象

岩石与二氧化碳突出是国内煤矿曾经发生过的一种动力现象，它是在极短的时间内，从采掘工作面喷出大量岩石和二氧化碳。以甘肃省窑街矿务局岩石与二氧化碳突出事故为例，突出的岩石达 1000 多立方米，突出的二氧化碳逆流蔓延千米以上。由于二氧化碳是窒息性气体，因此在波及范围内能造成多人伤亡，是煤炭生产中的一种严重灾害。在预防措施中，多采用卸压、缓和地应力与排放二氧化碳的办法，其具体做法与预防煤尘与瓦斯突出的措施相仿。

三、煤矿硫化氢及其危害

（一）煤矿硫化氢的来源

硫化氢是自然界硫循环的主要物质之一，一般为某些化学反应（如硫化反应、水解反应等）和动、植物蛋白质被细菌分解的产物。因此，地壳中凡存在硫及其化合物的地方，尤其是低洼积水、通风不良的地方都可能存在硫化氢气体，如火山附近、煤矿中黄铁矿的分解、油井下风向处、深谷中均存在高浓度的硫化氢。天然气、矿泉水和火山喷气中也常存在硫化氢气体。

硫化氢是煤炭生产中常见的有毒有害气体之一。一般情况下，煤矿瓦斯中硫化氢气体含量很低。但是，不少煤矿瓦斯中硫化氢气体含量异常，即瓦斯中硫化氢气体的浓度大于 0.006%，严重影响了煤炭资源的开发。

1. 煤矿硫化氢气体的成因

研究表明，煤炭中形成硫化氢的原因有 3 种，即生物化学成因（包括生物降解和微生物硫酸盐还原)、热化学成因（包括热化学分解和硫酸盐热化学还原）和岩浆成因。生物化学成因是指在微生物的作用下，有机质被分解而产生硫化氢，这种方式出现在煤化作用早期（泥炭—褐煤阶段)，生成的硫化氢气体规模和含量不会很大，也难以聚积。但在地下水的作用下，微生物硫酸盐的还原作用可在低中煤级地区形成次生的硫化氢气体。热化学成因是指当煤系中的硫酸盐和气态烃接触时，可能发生氧化还原反应，硫酸盐被还原，气态烃被氧化，产生硫化氢气体，这种方式形成的硫化氢气体的浓度一般小于1%，而且在煤系抬升过程中或在地下水作用下大多逸散，但后期在岩浆热力作用下新形成的硫化氢气体赋存到煤层中，容易造成硫化氢气体异常。岩浆成因是由于地球内部硫元素的丰度远高于地壳，岩浆活动使地壳深部的岩石熔融并产生含硫化氢的挥发成分。由于煤系中硫化氢含量主要取决于侵入煤系的岩浆成分、气体运移条件等，因此含量极不稳定。但在特定的运移和储集条件下也容易造成矿井瓦斯中硫化氢气体异常。

2. 煤矿生产过程中硫化氢气体的来源

井下硫化氢气体超标，主要原因是煤质含硫及硫化物浓度太高，通风条件差。硫化氢多滞留于煤矿巷道底部。煤矿生产过程中的硫化氢气体常来源于以下几个方面：

（1）煤炭地质勘探过程中钻探打孔时硫化氢气体可从煤及岩层内逸出。

（2）煤炭露天开采时，硫化氢气体来源于煤的低温焦化。

（3）煤矿井下旧巷和采空区积水或矿井发生透水事故进行排水时，随着水位下降，积存在被淹井巷中的硫化氢气体可能会大量逸出。

（4）煤矿井下残采，由于煤层厚度变化和赋存情况极不稳定、残采面通风困难，且残采阶段的矿井大多被采空区所覆盖，井下积水较多，因此常出现高浓度的硫化氢气体。

（5）井下爆破产生硫化氢。

（二）硫化氢的危害

1. 硫化氢的爆炸性

硫化氢与空气混合能形成爆炸性混合物，空气中硫化氢浓度为4.3%～45.5%时有爆炸危险，遇明火、高热能引起燃烧爆炸。

2. 硫化氢对设备材料的危害

硫化氢气体是一种强酸性气体，可溶于水，形成弱酸，对铁等金属材料具有很强的腐蚀性，可造成井下金属管柱、地面管道和仪表的破坏等，因此应对生产设备进行定期更换和检修。

3. 硫化氢对人体的危害

硫化氢是一种具有刺激性和窒息性的气体，吸入硫化氢可导致硫化氢中毒，主要引起细胞内窒息，导致中枢神经系统、肺、心脏及上呼吸道黏膜等多脏器损害。

四、煤矿甲烷及其危害

甲烷俗称沼气、煤层气、坑气，是吸附在煤层中的可燃性气体。在煤炭开采过程中，常将甲烷与其他气体组成的混合气体称为瓦斯。甲烷是瓦斯的主要成分，占 80% 以上。

（一）煤矿甲烷的来源

矿井甲烷是经地壳运动被埋入地下的亿万年前的古代植物，在地热和厌氧细菌的作用下与煤同时生成的。每生成 1 t 煤，可同时生成 400 m^3 以上的甲烷，但在漫长的地质年代中，大量的甲烷已逸散出去，只有少量的甲烷保存在煤层中。在采掘过程中煤层、岩层、采空区中会放出甲烷，生产过程中也会产生甲烷。一般每采 1 t 煤可逸散出 30 m^3 甲烷，而在深井中高达 60 m^3。

（二）甲烷的危害

甲烷基本无毒，由呼吸道吸入，大部分以原形呼出，少量在体内可氧化成二氧化碳和水。因其与蛋白质结合的能力极低，故麻醉作用相当弱。但在极高浓度时是一种单纯窒息性气体，因其无味、无臭，高浓度吸入不易察觉。矿井甲烷灾害是煤矿中的重大自然灾害之一，它不仅影响矿井的正常生产，还威胁到井下人员的生命安全。

1. 引起组织缺氧

甲烷在空气中浓度高时，由于空气被置换，氧分压降低会使空气中氧含量降低，引起机体缺氧，矿工处于甲烷浓度为 25% ~30% 的空气中即可出现缺氧的一系列临床表现，而产生窒息前症状，如头晕、头痛、乏力、呼吸加速、心率增加、气促、注意力不集中、昏迷，甚至窒息死亡。如不及时脱离现场，患者可迅速死亡。中毒患者均有不同程度的中毒性脑病，中毒严重的患者可能有神经系统后遗症。

2. 甲烷爆炸引起的危害

1）甲烷爆炸必须具备的条件

甲烷爆炸必须具备3个条件：一定浓度的甲烷，一定温度的引火源和一定浓度的氧气。矿井甲烷和空气混合到一定浓度时，遇到火能够发生燃烧或爆炸。明火、煤炭自燃、电气火花、炽热的金属表面、吸烟，甚至撞击或摩擦产生的火花等煤矿井下所能遇到的绝大多数火源都足以引燃甲烷。

2）甲烷爆炸的危害

甲烷爆炸是煤矿最大的危害。甲烷爆炸就其本质来说，是一定浓度的甲烷与空气中的氧气混合产生的激烈氧化反应。甲烷爆炸产生的高温高压，促使爆炸源附近的气体以极大的速度向外冲击，造成人员伤亡，破坏巷道和器材设施，扬起大量煤尘并使之参与爆炸，产生更大的破坏力。

3. 对健康的影响

（1）中毒死亡。煤矿甲烷爆炸后生成有害气体，造成人员中毒死亡。

（2）热力烧伤。爆炸引起热力烧伤，甲烷烧伤绝大部分为同一班组工人同时受伤。烧伤部位多表现在病人暴露部位，如颜面、双手、颈部等部位。

（3）内脏损伤。以上冲击波的原发性冲击效应常致伤员内脏损伤，最易受损部位为肺及鼓膜，也有腹腔脏器损伤。

（4）机械损伤。甲烷爆炸继发冲击效应引起冒顶，冒顶常致伤员颅脑、胸腹及四肢发生机械损伤。

甲烷爆炸危害的特点是除烧伤面积、深度的不同外，大部分人合并一种或多种复合伤。伤员病情发展迅速，病情复杂、多样。

（5）皮肤接触液化气，因其迅速挥发可引起皮肤局部冻伤。

第三章 职业病危害防治管理

第一节 职业病防治管理基本要求

一、机构设置

1. 煤矿主要负责人的责任

煤矿主要负责人是煤矿各项工作的决策者、指挥者、领导者、管理者，煤矿职业病防治工作能否做好，关键在于主要负责人。煤矿主要负责人（法定代表人、实际控制人）作为本单位职业病危害防治工作的第一责任人，要对本单位职业病防治工作全面负责。

2. 建立职业病防治领导机构

煤矿企业应建立健全职业病防治领导机构，领导机构的负责人一般由煤矿企业党政主要领导担任，党政副职协助，成员由安监、劳资、人事、卫生、工会、职防等相关部门的负责人组成，主要负责制定职业病危害防治规划，明确职责分工和落实工作经费，加强对职业病危害防治工作的领导。

二、管理机构与人员配备

煤炭开采及洗选业作为职业病危害严重的用人单位，根据《工作场所职业卫生监督管理规定》(国家安全生产监督管理总局令第47号)和《煤矿作业场所职业病危害防治规定》(国家安全生产监督管理总局令第73号)规定，应当设置或指定职业病危害防治机构或组织，配备专职职业卫生管理人员，负责职业病防治日常管理工作。

三、制度建设

1. 煤矿制度建设的主要内容

煤矿企业应建立健全下列职业病危害防治制度：

（1）职业病危害防治责任制度。

（2）职业病危害警示与告知制度。

（3）职业病危害项目申报制度。

（4）职业病防治宣传、教育和培训制度。

（5）职业病防护设施管理制度。

（6）职业病个体防护用品管理制度。

（7）职业病危害日常监测及检测、评价管理制度。

（8）建设项目职业卫生“三同时”制度。

（9）劳动者职业健康监护及其档案管理制度。

（10）职业病诊断、鉴定及报告制度。

（11）职业病危害防治经费保障及使用管理制度。

（12）职业卫生档案管理制度。

（13）职业病危害事故应急管理制度。

（14）法律、法规、规章规定的其他职业病危害防治制度。

2. 煤矿制度建设的基本要求

制度建设的具体要求是：煤矿企业要充分认识制度建设的重要性，建立职业病危害防治制度的目的是为了使用制度来指导和规范本单位的职业病防治工作，因此，制度的内容不能照搬照抄，要符合本企业的实际情况，体现本企业的特点，在本企业职业病防治管理工作中能够切实发挥作用。煤矿企业未建立职业病危害防治制度的，由煤矿安全监察机构给予警告，责令限期改正；逾期不改正的，处十万元以下的罚款。

3. 制定职业病防治规划、年度计划和实施方案

职业病防治规划应包括本企业职业病防治工作的指导思想、规划目标、主要任务、保障措施等内容，是指导煤矿企业做好职业病防治工作的纲领性文件，其中规划目标、主要任务、保障措施是规划的重点内容。规划目标是一个时期内企业在职业病防治方面要达到的目标，主要任务是企业为了实现职业病防治目标开展的主要工作，而保障措施为实现规划目标和主要任务应在哪些方面给予保障。一个好的职业病防治规划应该做到指导思想明确、目标任务可行、保障措施有力。

四、煤矿职业病危害项目申报

煤矿职业病危害项目申报是加强职业病危害前期预防，督促企业做好职业病防治工作，从源头上预防和控制职业病危害的重要手段。煤矿在申领、换发煤矿安全生产许可证时应当如实向驻地煤矿安全监察机构申报职业病危害项目，同时抄报所在地安全生产监督管理部门。为了全面了解煤矿企业职业病危害情况，要求煤矿在职业病危害项目申报时应当提交下列文件、资料：

（1）煤矿的基本情况。

（2）煤矿职业病危害防治领导机构、管理机构情况。

（3）煤矿建立职业病危害防治制度情况。

（4）职业病危害因素名称、监测人员及仪器设备配备情况。

（5）职业病防护设施及个体防护用品配备情况。

（6）煤矿主要负责人、职业卫生管理人员及劳动者职业卫生培训情况证明材料。

（7）劳动者职业健康检查结果汇总资料，存在职业禁忌证、职业健康损害或者职业病的劳动者处理和安置情况记录。

（8）职业病危害警示标识设置与告知情况。

（9）煤矿职业卫生档案管理情况。

（10）法律、法规和规章规定的其他资料。

安全生产监督管理部门和煤矿安全监察机构及其工作人员应当对煤矿企业职业病危害项目申报材料中涉及的商业和技术等秘密保密。违反有关保密义务的，应当承担相应的法律责任。

煤矿企业未按照规定进行职业病危害项目申报的，由煤矿安全监察机构责令限期改正，给予警告，可以并处五万元以上十万元以下的罚款。

五、经费保障及用途

1. 经费用途与来源

煤矿从事生产经营活动必须具备有关法律、法规规定的职业病危害防治条件，煤矿企业要达到这一要求，必须要有一定的资金保证。煤矿企业应提供足够的职业病防治专项经费，主要用于预防和治理职业病危害、工作场所职业病危害因素监（检）测、健康监护和职业卫生宣传、教育培训等费用，煤矿企业要确保职业病防治经费专款专用，不得挪作他用。该项经费支出的依据是财政部、国家安全监管总局《关于印发〈企业安全生产费用提取和使用管理办法〉的通知》（财企〔2012〕16号）第十七条"（十）其他与安全生产直接相关的支出"。

2. 必须缴纳工伤保险

煤矿企业必须按照《职业病防治法》和《工伤保险条例》的规定依法参加工伤保险，国务院和县级以上地方人民政府劳动保障行政部门负责工伤保险的监督管理，确保劳动者依法享受工伤保险待遇。职业病病人的诊疗、康复费用，伤残以及丧失劳动能力的职业病病人的社会保障，按照国家有关工伤保险的规定执行。职业病病人除依法享有工伤保险外，依照有关民事法律，尚有获得赔偿的权利的，有权向煤矿企业提出赔偿要求。劳动者被诊断患有职业病，但煤矿企业没有依法参加工伤保险的，其医疗和生活保障由该煤矿企业承担。

六、应用先进技术

煤矿应当优先采用有利于防治职业病危害和保护劳动者健康的新技术、新工艺、新设备、新材料，逐步替代产生职业病危害的技术、工艺、设备、材料。不得使用国家明令禁止使用的可能产生职业病危害的技术、工艺、设备和材料，限制使用或者淘汰职业病危害严重的技术、工艺、设备和材料。

煤矿应当优化生产布局和工艺流程，使有害作业和无害作业分开，减少接触职业病危害的人数和接触时间。对采用的技术、工艺、设备、材料，应当知悉其可能产生的职业病危害，并采取相应的防护措施。对有职业病危害的技术、工艺、设备、材料，故意隐瞒其危害而采用的，用人单位对其所造成的职业病危害后果承担责任。

煤矿不得将产生职业病危害的作业转移给不具备职业病防护条件的单位和个人。不具备职业病防护条件的单位和个人不得接受产生职业病危害的作业。

七、职业病危害事故报告与处置

煤矿发生职业病危害事故，应当及时向所在地安全生产监督管理部门和驻地煤矿安全监察机构报告，同时积极采取有效措施，减少或者消除职业病危害因素，防止事故扩大。对遭受或者可能遭受急性职业病危害的劳动者，应当及时组织救治，并承担所需费用。

煤矿不得迟报、漏报、谎报或者瞒报煤矿职业病危害事故。

煤矿发现职业病病人或者疑似职业病病人时，应当按照国家规定及时向所在地安全生产监督管理部门和驻地煤矿安全监察机构报告。

八、职业病防护设施设置与个体防护用品管理

1. 职业病防护设施设置及维护要求

职业病防护设施是指以控制或者消除生产过程中产生的职业病危害因素为目的，采用通风净化系统或者采用吸除、阻隔等设施以阻止职业病危害因素对劳动者健康产生影响的装置和设备。

煤矿企业应配备完善的职业病防护设备、应急救援设施，并对其进行经常性的维护、检修和保养，定期检测其性能和效果，确保其处于正常状态，不得擅自拆除或者停止使用。维护、检修和定期检测要做好记录。

煤矿企业对职业病防护设备、应急救援设施和个人使用的职业病防护用品未按照规定进行维护、检修、检测，或者不能保持正常运行、使用状态的，由煤矿安全监察机构给予警告，责令限期改正，逾期不改正的，处五万元以上二十万元以下的罚款；情节严重的，责令停止产生职业病危害的作业，或者提请有关人民政府按照国务院规定的权限责令关闭。

2. 个体防护用品配备及管理

个体防护用品是指为保障劳动者在职业活动中免受职业病危害因素对其健康的影响，对机体暴露在有职业病危害因素作业环境的部位，采用相应的防护用品进行保护。

煤矿企业应建立健全个体防护用品配备、发放和使用等管理制度，严格按照《煤矿职业安全卫生个体防护用品配备标准》（AQ 1051—2008）为接触职业病危害的劳动者提供符合要求的个体防护用品，做好登记记录，并指导和督促劳动者正确佩戴和使用个体防护用品，确保个体防护用品发挥其应有的作用。

煤矿企业未提供职业病防护设施和个人使用的职业病防护用品，或者提供的职业病防护设施和个人使用的职业病防护用品不符合国家职业卫生标准和卫生要求的，由煤矿安全监察机构给予警告，责令限期改正，逾期不改正的，处五万元以上二十万元以下的罚款；情节严重的，责令停止产生职业病危害的作业，或者提请有关人民政府按照国务院规定的权限责令关闭。

九、职业卫生档案管理

用人单位职业卫生档案是指用人单位在职业病危害防治和职业卫生管理活动中形成的,能够准确、完整反映本单位职业卫生工作全过程的文字、图纸、照片、报表、音像资料、电子文档等文件材料。职业卫生档案是煤矿企业职业病防治过程的真实记录和反映,也是职业卫生监管部门行政执法的重要参考依据。

1. 职业卫生档案管理的主要内容

用人单位职业卫生档案包括以下主要内容:

(1) 建设项目职业卫生“三同时”档案。

(2) 职业卫生管理档案。

(3) 职业卫生宣传培训档案。

(4) 职业病危害因素监测与检测评价档案。

(5) 用人单位职业健康监护管理档案。

(6) 劳动者个人职业健康监护档案。

(7) 法律、行政法规、规章要求的其他资料文件。

2. 职业卫生档案管理的基本要求

用人单位应设立档案室或指定专门的区域存放职业卫生档案，并指定专门机构和专（兼）职人员做好职业卫生档案的归档工作，按年度或建设项目进行案卷归档，及时编号登记，入库保管。

用人单位要严格职业卫生档案的日常管理，防止出现遗失。职业卫生监管部门查阅或者复制职业卫生档案材料时，用人单位必须如实提供。

劳动者离开用人单位时，有权索取本人职业健康监护档案复印件，用人单位应如实、无偿提供，并在所提供的复印件上签章。劳动者在申请职业病诊断、鉴定时，用人单位应如实提供职业病诊断、鉴定所需的劳动者职业病危害接触史、工作场所职业病危害因素检测结果等资料。

第二节 煤矿建设项目职业卫生“三同时”管理

建设项目设计施工阶段做好职业病危害预防工作，是一件事半功倍的大事，是职业病防治工作最有效、最经济的措施，是职业病防治工作的首要环节。在项目建设阶段，预防、控制可能产生的职业病危害不仅能够从源头上控制职业病的发生，而且能产生显著的经济效益。职业病防护设施所需费用包括职业病防护设备、卫生设施、个人职业病防护用品、应急救援设施、职业病危害因素监测设备、职业病危害预评价、防护设施专篇设计、职业病危害控制效果评价等费用。职业病防护设施所需费用的落实是建设项目职业卫生“三同时”措施的重要保证。

一、职业病危害预评价

煤矿建设项目在可行性论证阶段，建设单位应当进行职业病危害预评价，编制预评价报告。职业病危害预评价是对可能产生职业病危害的建设项目，在可行性论证阶段，对建设项目可能产生的职业病危害因素、危害程度、健康影响、防护措施等进行预测性评价，以了解建设项目在职业病防治方面是否可行。建设项目职业病危害预评价报告应当符合职业病防治有关法律、法规、规章和标准的要求，并包括下列主要内容：

（1）建设项目概况，主要包括项目名称、建设地点、建设内容、工作制度、岗位设置及人员数量等。

（2）建设项目可能产生的职业病危害因素及其对工作场所、劳动者健康影响与危害程度的分析和评价。

（3）对建设项目拟采取的职业病防护设施和防护措施进行分析、评价，并提出对策与建议。

（4）评价结论。评价结论应明确建设项目的职业病危害风险类别及拟采取的防护设施和防护措施是否满足职业病防治有关法律、法规、规章和标准的要求。

职业病危害预评价报告编制完成后，建设单位应当组织有关职业卫生专家、工程技术人员和职业卫生管理人员对职业病危害预评价报告进行评审，并形成是否满足职业病防治有关法律、法规、规章和标准要求的评审意见；建设单位主要负责人应当主持或者指定分管负责人主持评审工作。建设单位应当按照评审意见对职业病危害预评价报告进行修改完善，并对最终的职业病危害预评价报告的真实性、客观性和合规性负责。职业病危害预评价工作过程应形成书面报告备查。

煤矿建设项目的生产规模、工艺或者职业病危害因素的种类、职业病防护设施等发生重大变更的，建设单位应当对变更内容重新进行职业病危害预评价和评审。

二、职业病防护设施设计

建设项目的职业病防护设施是项目投入生产和使用后职业病防护的物质基础，煤矿建设项目在初步设计阶段应当编制职业病防护设施设计。建设项目职业病防护设施设计应当包括下列内容：

（1）设计依据。

（2）建设项目概况。

（3）职业病危害因素分析及危害程度预测。

（4）拟采取的职业病防护设施和应急救援设施的名称、规格、型号、数量、分布，并对防控性能进行分析。

（5）辅助用室及卫生设施的设置情况。

（6）对预评价报告中拟采取的职业病防护设施、防护措施及建议采纳情况的说明。

（7）职业病防护设施和应急救援设施投资预算明细表。

（8）可以达到的预期效果及评价。

建设单位在职业病防护设施设计完成后，应当组织有关职业卫生专家、工程技术人员和职业卫生管理人员对职业病防护设施设计进行评审，并形成是否满足职业病防治有关法律、法规、规章和标准的评审意见；建设单位主要负责人应当主持或者指定分管负责人主持评审工作。建设单位应当按照评审意见对职业病防护设施设计进行修改完善，并对最终的职业病防护设施设计的真实性、客观性和合规性负责。职业病防护设施设计工作过程应形成书面报告备查。

建设单位应当在完成职业病防护设施设计评审后，按照评审通过的设计和有关规定组织职业病防护设施的施工。建设项目的生产规模、工艺或者职业病危害因素的种类等发生重大变更的，建设单位应当根据变更的内容，重新进行职业病防护设施设计和评审。

三、职业病危害控制效果评价

煤矿建设项目完工后，需要进行试运行的，其配套建设的职业病防护设施必须与主体工程同时投入试运行。试运行时间应当不少于 30 日，最长不得超过 180 日，国家有关部门另有规定或者特殊要求的行业除外。

建设项目在竣工验收前或试运行期间，建设单位应当进行职业病危害控制效果评价。建设项目职业病危害控制效果评价报告应当符合职业病防治有关法律、法规、规章和标准的要求，并包括下列主要内容：

（1）建设项目概况。

（2）职业病防护设施设计执行情况分析、评价。

（3）职业病防护设施检测和运行情况分析、评价。

（4）职业病危害因素检测分析、评价。

（5）职业病危害因素日常监测情况分析、评价。

（6）职业病危害因素对劳动者健康危害程度分析、评价。

（7）职业病危害防治管理措施分析、评价。

（8）职业健康监护状况分析、评价。

（9）应急救援措施分析、评价。

（10）正常生产后建设项目职业病防治效果预期分析、评价。

（11）职业病危害防护补充措施及建议。

（12）评价结论。评价结论应明确建设项目的职业病危害风险类别，职业病防护设施和防护措施是否满足职业病防治有关法律、法规、规章和标准的要求。

四、职业病危害防护设施验收

建设单位在职业病防护设施验收前，应编制验收方案。验收方案应包括以下内容：

（1）建设项目概况和风险类别，以及职业病危害预评价、职业病防护设施设计执行情况。

（2）参与验收的人员及其工作内容、责任。

（3）验收工作时间安排、程序等。

建设单位应在职业病防护设施验收前 30 日将验收方案向建设项目所在地煤矿安全监察机构进行书面报告。建设单位应当组织有关职业卫生专家、工程技术人员和职业卫生管理人员对职业病危害控制效果评价报告进行评审，对职业病防护设施进行验收，并形成是否满足职业病防治有关法律、法规、规章和标准要求的评审意见和验收意见；建设单位主要负责人应当主持或者指定分管负责人主持评审和验收工作。

建设单位应当按照评审与验收意见对职业病危害控制效果评价报告和职业病防护设施进行整改完善，并对最终的职业病危害控制效果评价报告和职业病防护设施验收结果的真实性、合规性和有效性负责。

建设单位应当将职业病危害控制效果评价和职业病防护设施验收工作过程形成书面报告备查，其中职业病危害严重的建设项目应在验收完成后30日内向建设项目所在地煤矿安全监察机构提交上述工作报告。

五、法律责任

煤矿企业未按照规定开展煤矿建设项目“三同时”工作的，由煤矿安全监察机构给予警告，责令限期改正；逾期不改正的，处十万元以上五十万元以下的罚款；情节严重的，责令停止产生职业病危害的作业，或者提请有关人民政府按照国务院规定的权限责令停建、关闭。

第三节　职业病危害因素监测、检测与评价

一、日常监测

职业病危害因素日常监测是煤矿企业职业病防治管理的义务之一，煤矿企业应开展粉尘、噪声、热害、有毒有害物质日常监测，及时了解、掌握作业场所职业病危害因素的浓度或强度，以便早期发现职业病危害，及时采取防护措施，消除或减少职业病危害因素对劳动者健康的影响。煤矿应当以矿井为单位开展职业病危害因素日常监测，应当配备专职或者兼职的职业病危害因素监测人员，装备相应的监测仪器设备。监测人员应当经培训合格；未经培训合格的，不得上岗作业。

1. 粉尘监测

煤矿应当在正常生产情况下对作业场所的粉尘浓度进行监测，可使用粉尘采样器、直读式粉尘浓度测定仪等仪器设备，采用定点或者个体方法进行，推广实时在线监测系统。粉尘监测应当符合下列要求：

（1）总粉尘浓度，煤矿井下每月测定2次或者采用实时在线监测，地面及露天煤矿每月测定1次或者采用实时在线监测。

（2）呼吸性粉尘浓度每月测定1次。

(3) 粉尘分散度每6个月监测1次。

(4) 粉尘中游离 SiO_2 含量，每6个月测定1次，在变更工作面时也应当测定1次。

2. 噪声监测

煤矿应当配备2台以上噪声测定仪器，并对作业场所噪声每6个月监测1次。煤矿作业场所噪声的监测地点主要包括：

(1) 井工煤矿的主要通风机、提升机、空气压缩机、局部通风机、采煤机、掘进机、风动凿岩机、风钻、乳化液泵、水泵等地点。

(2) 露天煤矿的挖掘机、穿孔机、矿用汽车、输送机、排土机和爆破作业等地点。

(3) 选煤厂破碎机、筛分机、空压机等地点。

煤矿进行监测时，应当在每个监测地点选择3个测点，监测结果以3个监测点的平均值为准。

3. 高温监测

井工煤矿采掘工作面的空气温度不得超过26 ℃，机电设备硐室的空气温度不得超过30 ℃。当空气温度超过上述要求时，煤矿必须缩短超温地点工作人员的工作时间，并给予劳动者高温保健待遇。采掘工作面的空气温度超过30 ℃、机电设备硐室的空气温度超过34 ℃时，必须停止作业。

井工煤矿采掘工作面和机电设备硐室应当设置温度传感器。

4. 化学毒物监测

煤矿进行化学毒物监测时，应当选择有代表性的作业地点，其中包括空气中有害物质浓度最高、作业人员接触时间最长的作业地点。采样应当在正常生产状态下进行。

煤矿应当对氧化氮（换算成 NO_2）、CO、SO_2 每3个月至少监测1次，对 H_2S 每月至少监测1次。煤层有自燃倾向的，应当根据需要随时监测。

二、定期检测评价

煤矿企业应委托具有资质的职业卫生技术服务机构，每年对工作场所的职业病危害因素进行一次检测评价。定期对作业场所进行职业病危害因素检测、评价的目的是对作业场所职业病危害因素进行全面检测，在对检测结果进行全面分析的基础上，对作业场所职业病危害因素的危害程度（浓度或强度）、防护措施及其效果进行评价，为职业病危害防治提供依据。定期检测、评价必须由取得煤炭采选业资质的职业卫生技术服务机构承担，其检测、评价结论应当保证客观、公正。

1. 定期检测的基本要求

定期检测范围应当包含用人单位产生职业病危害的全部工作场所，用人单位不得要求职业卫生技术服务机构仅对部分职业病危害因素或部分工作场所进行指定检测。职业卫生技术服务机构在进行现场采样检测时，用人单位应当保证生产过程处于正常状态，不得故意减少生产负荷或停产、停机。用人单位因故需要停产、停机或减负运行的，应当及时通知技术服务机构变更现场采样和检测计划。用人单位与职业卫生技术服务机构应当互相监督，保证采样检测符合以下要求：

（1）采用定点采样时，选择空气中有害物质浓度最高、劳动者接触时间最长的工作地点采样；采用个体采样时，选择接触有害物质浓度最高和接触时间最长的劳动者采样。

（2）空气中有害物质浓度随季节发生变化的工作场所，选择空气中有害物质浓度最高的时节为重点采样时段；同时风速、风向、温度、湿度等气象条件应满足采样要求。

（3）在工作周内，应当将有害物质浓度最高的工作日选择为重点采样日；在工作日内，应当将有害物质浓度最高的时段选择为重点采样时段。

（4）高温测量时，对于常年从事接触高温作业的，测量夏季最热月份湿球黑球温度；不定期接触高温作业的，测量工期内最热月份湿球黑球温度；从事室外作业的，测量夏季最热月份晴天有太阳辐射时湿球黑球温度。

2. 定期检测禁止行为

用人单位在委托职业卫生技术服务机构进行定期检测过程中不得有下列行为：

（1）委托不具备相应资质的职业卫生技术服务机构进行检测。

（2）隐瞒生产所使用的原辅材料成分及用量、生产工艺与布局等有关情况。

（3）要求职业卫生技术服务机构在异常气象条件、减少生产负荷、开工时间不足等不能反映真实结果的状态下进行采样检测。

（4）要求职业卫生技术服务机构更改采样检测数据。

(5) 要求职业卫生技术服务机构对指定地点或指定职业病危害因素进行采样检测。

(6) 以拒付或少付检测费用等不正当手段干扰职业卫生技术服务机构进行正常采样检测工作。

(7) 妨碍正常采样检测工作，影响检测结果真实性的其他行为。

3. 定期检测报告的处理

(1) 用人单位应当要求职业卫生技术服务机构及时提供定期检测报告，定期检测报告经用人单位主要负责人审阅签字后归档。

(2) 在收到定期检测报告后一个月之内，用人单位应当将定期检测结果向所在地安全生产监督管理部门报告。

(3) 定期检测结果中职业病危害因素浓度或强度超过职业接触限值的，职业卫生技术服务机构应提出相应整改建议。用人单位应结合本单位的实际情况，制定切实有效的整改方案，并立即进行整改。整改落实情况应有明确的记录并存入职业卫生档案备查。

(4) 用人单位应当及时在工作场所公告栏向劳动者公布定期检测结果和相应的防护措施。

三、现状评价

煤矿企业应委托具有资质的职业卫生技术服务机构，每三年至少进行一次职业病危害现状评价。

1. 现状评价的目的

贯彻落实国家有关职业卫生的法律、法规、规章和标准；明确用人单位生产经营活动过程中的职业病危害因素种类及其危害程度，以及职业病防护设施和职业卫生管理措施的效果等；为用人单位职业病防治的日常管理提供科学依据；为政府监管部门对用人单位职业卫生实施监督管理提供科学依据。

2. 评价范围

以用人单位生产经营活动所涉及的内容、场所以及过程等为准，用人单位外包（委）工程以及辅助生产岗位均应纳入评价范围。

3. 评价内容

评价内容应包括：总体布局、设备布局、建筑卫生学、职业病危害因素、职业病防护设施与应急救援设施、职业健康监护、个人职业病防护用品、辅助用室、职业卫生管理等。

4. 评价方法

根据用人单位职业病危害特点，采用职业卫生调查、职业卫生检测、辐射防护屏蔽计算、职业健康检查、检查表分析、职业病危害作业分级等方法，对用人单位正常生产期间存在职业病危害暴露的劳动者的职业病危害因素接触水平、职业病防护设施效果以及职业卫生管理措施进行综合分析、定性和定量评价。

四、法律责任

煤矿企业未进行职业病危害因素监测和检测评价的，由煤矿安全监察机构给予警告，责令限期改正；逾期不改正的，处十万元以下的罚款。

第四节　职业卫生培训、职业病危害告知与警示标识

一、职业卫生培训

职业卫生培训对于提高煤矿企业负责人、职业卫生管理人员和劳动者的职业卫生知识水平、职业病防护意识和能力、预防和控制职业病危害的自觉性具有十分重要的作用。随着煤矿企业用工制度的改变，煤矿工人流动性大，大量农民工进入采掘一线，成为煤炭生产的主要劳动力。这些劳动力大部分文化水平偏低，对职业病危害缺乏必要的了解，自我保护意识薄弱。部分煤矿企业没有建立职业卫生宣传培训教育制度，没有对劳动者进行职业卫生教育，职业卫生知识得不到普及，致使劳动者因不知情而遭受职业病危害。此外，很多煤矿负责人和管理人员自身也对职业卫生知识掌握不全面，从而导致其对职业病防治工作重视不足，缺乏对劳动者的职业健康采取保护措施的意识和自觉性，这同样是造成职业病危害严重的原因之一。

煤矿企业的职业卫生培训包括两部分内容：一部分是对煤矿企业主要负责人和职业卫生管理人员的培训；另一部分是对煤矿企业劳动者的培训。

1. 主要负责人和职业卫生管理人员的培训

煤矿企业主要负责人、职业卫生管理人员的职业卫生培训，应当包括下列主要内容：职业卫生相关法律、法规、规章和国家职业卫生标准；职业病危害

预防和控制的基本知识；职业卫生管理相关知识；国家安全生产监督管理总局规定的其他内容。煤矿企业主要负责人、管理人员的培训时间每年不少于2学时。

2. 从业人员职业卫生培训

煤矿企业应当对劳动者进行上岗前的职业卫生培训和在岗期间的定期职业卫生培训，普及职业卫生知识，督促劳动者遵守职业病防治的法律、法规、规章、国家职业卫生标准和操作规程。煤矿企业还应当对职业病危害严重的岗位的劳动者，进行专门的职业卫生培训，经培训合格后方可上岗作业。因变更工艺、技术、设备、材料，或者岗位调整导致劳动者接触的职业病危害因素发生变化的，煤矿企业应当重新对劳动者进行上岗前的职业卫生培训。上岗前培训时间不少于4学时，在岗期间的定期培训时间每年不少于2学时。培训档案中要保留培训通知、培训教材、培训记录、考试试卷、宣传图片等纸质和摄（录）像资料等。

3. 法律责任

煤矿企业未按照规定组织劳动者进行职业卫生培训的，由煤矿安全监察机构给予警告，责令限期改正；逾期不改正的处十万元以下的罚款。

二、职业病危害告知

职业病危害告知是指用人单位通过与劳动者签订劳动合同、公告、培训等方式，使劳动者知晓工作场所产生或存在的职业病危害因素、防护措施、对健康的影响以及健康检查结果等的行为。

1. 劳动合同告知

产生职业病危害的用人单位应将工作过程中可能接触的职业病危害因素的种类、危害程度、危害后果、提供的职业病防护设施、个人使用的职业病防护用品、职业健康检查和相关待遇等如实告知劳动者，不得隐瞒或者欺骗。

用人单位与劳动者订立劳动合同时，应当在劳动合同中写明工作过程可能产生的职业病危害及其后果、职业病危害防护措施和待遇（岗位津贴、工伤保险等）等内容。当前，煤矿企业使用的劳动合同都是由地方人力资源和社会保障部门统一印制的格式化合同文本，在合同条款中并没有具体的关于职业病危害告知的条款，解决的办法就是以合同附件形式签署职业病危害告知书，明确职业病危害告知的内容。煤矿企业违反劳动合同告知规定，劳动者有权拒绝从事存在职业病危害的作业，煤矿企业不得因此解除与劳动者所订立的劳动合同。煤矿企业不履行劳动合同告知规定，由煤矿安全监察机构给予警告，可以并处五万元以上十万元以下的罚款。

劳动者在履行劳动合同期间因工作岗位或者工作内容变更，从事与所订立劳动合同中未告知的存在职业病危害的作业时，用人单位应当向劳动者履行如实告知的义务，并协商变更原劳动合同相关条款。

2. 职业卫生培训告知

用人单位应对劳动者进行上岗前的职业卫生培训和在岗期间的定期职业卫生培训，使劳动者知悉工作场所存在的职业病危害，掌握有关职业病防治的规章制度、操作规程、应急救援措施、职业病防护设施和个人职业病防护用品的正确使用维护方法及相关警示标识的含义，并经书面和实际操作考试合格后方可上岗作业。

3. 公告栏告知

产生职业病危害的用人单位应当设置公告栏，公布本单位职业病危害防治的规章制度等内容。设置在办公区域的公告栏，主要公布本单位的职业卫生管理制度和操作规程等；设置在工作场所的公告栏，主要公布本单位存在的职业病危害因素及岗位、健康危害、接触限值、应急救援措施，以及工作场所职业病危害因素检测结果、检测日期、检测机构名称等。

4. 职业健康检查结果告知

用人单位要按照规定组织从事接触职业病危害作业的劳动者进行上岗前、在岗期间和离岗时的职业健康检查，并将检查结果书面告知劳动者本人。用人单位书面告知文件要留档备查。

三、作业场所警示标识设置及要求

煤矿企业应在产生或存在职业病危害因素的工作场所、作业岗位、设备、材料（产品）包装、贮存场所设置相应的警示标识。

1. 警示标识的设置

产生职业病危害的工作场所，应当在工作场所入口处及产生职业病危害的作业岗位或设备附近的醒目位置设置警示标识。

（1）产生粉尘的工作场所设置“注意防尘”“戴防尘口罩”“注意通风”等警示标识，对皮肤有刺激性或经皮肤吸收的粉尘工作场所还应设置“穿防护服”“戴防护手套”“戴防护眼镜”等警示标识，产生含有有毒物质的混合性粉（烟）尘的工作场所应设置“戴防尘毒口罩”的警示标识。

（2）放射工作场所设置“当心电离辐射”等警示标识，在开放性同位素工作场所设置“当心裂变物质”警示标识。

（3）有毒物品工作场所设置“禁止入内”“当心中毒”“当心有毒气体”“必须洗手”“穿防护服”“戴防毒面具”“戴防护手套”“戴防护眼镜”“注意通风”等警示标识，并标明“紧急出口”“救援电话”等警示标识。

（4）能引起职业性灼伤或腐蚀的化学品工作场所设置“当心腐蚀”“腐蚀性”“遇湿具有腐蚀性”“当心灼伤”“穿防护服”“戴防护手套”“穿防护鞋”“戴防护眼镜”“戴防毒口罩”等警示标识。

（5）产生噪声的工作场所设置“噪声有害”“戴护听器”等警示标识。

（6）高温工作场所设置“当心中暑”“注意高温”“注意通风”等警示标识。

（7）能引起电光性眼炎的工作场所设置“当心弧光”“戴防护镜”等警示标识。

（8）生物因素所致职业病的工作场所设置“当心感染”等警示标识。

（9）存在低温作业的工作场所设置“注意低温”“当心冻伤”等警示标识。

（10）密闭空间作业场所出入口设置“密闭空间作业危险”“进入需许可”等警示标识。

（11）产生手传振动的工作场所设置“振动有害”“使用设备时必须戴防振手套”等警示标识。

（12）能引起其他职业病危害的工作场所设置“注意××危害”等警示标识。

2. 警示线的设置

生产、使用有毒物品工作场所应当设置黄色区域警示线。生产、使用高毒、剧毒物品工作场所应当设置红色区域警示线。警示线设在生产、使用有毒物品的车间周围外缘不少于 30 cm 处，警示线宽度不少于 10 cm。

开放性放射工作场所监督区设置黄色区域警示线，控制区设置红色区域警示线；室外、野外放射工作场所及室外、野外放射性同位素及其贮存场所应设置相应警示线。

维护和检修装置时产生或可能产生职业病危害的，应在工作区域设置相应的职业病危害警示标识。

3. 公告栏与警示标识设置要求

公告栏应设置在用人单位办公区域、工作场所入口处等方便劳动者观看的醒目位置。告知卡应设置在产生或存在严重职业病危害的作业岗位附近的醒目位置。公告栏和告知卡应使用坚固材料制成，尺寸大小应满足内容需要，高度应适合劳动者阅读，内容应字迹清楚、颜色醒目。

用人单位多处场所都涉及同一职业病危害因素的，应在各工作场所入口处均设置相应的警示标识。工作场所内存在多个产生相同职业病危害因素的作业岗位的，邻近的作业岗位可以共用警示标识、中文警示说明和告知卡。

警示标识（不包括警示线）采用坚固耐用、不易变形变质、阻燃的材料制作。有触电危险的工作场所使用绝缘材料。可能产生职业病危害的设备及化学品、放射性同位素和含放射性物质的材料（产品）包装上，可直接粘贴、印刷或者喷涂警示标识。

警示标识设置的位置应具有良好的照明条件。井下警示标识应用反光材料制作。公告栏、告知卡和警示标识不应设在门窗或可移动的物体上，其前面不得放置妨碍认读的障碍物。多个警示标识设置在一起时，应按禁止、警告、指令、提示类型的顺序，先左后右、先上后下排列。警示标识的规格要求等按照《工作场所职业病危害警示标识》(GBZ 158—2003）执行。

4. 公告栏与警示标识的维护更换

公告栏中公告内容发生变动后应及时更新，职业病危害因素检测结果应在收到检测报告之日起 7 日内更新。生产工艺发生变更时，应在工艺变更完成后 7 日内补充完善相应的公告内容与警示标识。告知卡和警示标识应至少每半年检查一次，发现有破损、变形、变色、图形符号脱落、亮度老化等影响使用的问题时应及时修整或更换。

5. 法律责任

煤矿企业未按照规定在产生严重职业病危害的作业岗位醒目位置设置警示标识和中文警示说明的，由煤矿安全监察机构责令限期改正，逾期不改正的，处五万元以上二十万元以下的罚款；情节严重的，责令停止产生职业病危害的作业，或者提请有关人民政府按照国务院规定的权限责令关闭。

第四章 职业病危害因素监测与评价

第一节　粉尘的监测与评价

一、粉尘浓度测定仪器

自1911年南非研制出第一台记重总粉尘采样器以来，世界各国对粉尘浓度测定仪器的研制有了长足发展，现在已有种类繁多的粉尘浓度测定仪器用于作业场所的粉尘浓度测定。根据粉尘浓度测定仪器的不同特点有多种分类方法，一般分为短时间粉尘采样器、个体粉尘采样器和快速直读测尘仪三大类。按所采集粉尘的粒径范围又可分为总粉尘采样器和呼吸性粉尘采样器两种类型。目前煤矿常用的多为短时间粉尘采样器和个体粉尘采样器。煤矿井下作业场所具有空间狭小、湿度大、空气中含有可爆炸的煤尘和瓦斯气体等特点，所以用于煤矿粉尘浓度测定的仪器，除要符合地面场所使用的粉尘浓度测定仪器的基本要求外，还要具备防爆、防潮、防振、可充电的特性。

（一）呼吸性粉尘分离曲线的特点

1. 空气动力学直径

国外学者研究表明，由于作业场所空气中粉尘的几何形状和密度各不相同，粉尘在呼吸道沉着与粉尘颗粒的几何直径（在显微镜下测得的投影直径）并无明显的相关性，而与其空气动力学直径（或称空气动力学等效直径）密切相关。所谓空气动力学直径，是指某一种粉尘粒子，不论其直径、密度大小及几何形状如何，只要在空气中的沉降速度与一种密度为1 g/cm^3 的球形粒子的沉降速度一样时，则这种球形粒子的直径就可作为该粉尘粒子的空气动力学直径。通过对球形粒子的实验研究，得出以下结论：空气动力学直径等于粒子几何学直径乘以粒子的密度的平方根，即 $D_a = D_p\sqrt{p}$。由公式可见，如果某种球形粒子的密度为 1 g/cm³，那么其空气动力学直径等于这种球形粒子的几何学直径。从理论上来讲，只要测算出某一不规则粉尘粒子的等体积球形粒子的几何学直径和该种粉尘的密度，就可用此公式计算出这一粒子的空气动力学直径。空气动力学直径具有以下特征：

（1）同一空气动力学直径的尘粒，在空气中具有相同的沉降速度和悬浮时间，见表 4－1。

表 4－1　不同空气动力学直径粒子的沉降速度

空气动力学直径/μm	沉降速度/(cm · s⁻¹)	空气动力学直径/μm	沉降速度/(cm · s⁻¹)
0.1	0.0000371	10	0.050
0.2	0.000227	20	0.306
0.4	0.000685	40	5
1	0.0039	100	25
2	0.011		

（2）同一空气动力学直径的尘粒，趋向于沉降在人体呼吸道的相同部位。

（3）同一空气动力学直径的尘粒，在透过滤料、旋风器和其他除尘装置时，具有相同的概率。

（4）同一空气动力学直径的尘粒，在进入粉尘采样器时具有相同的概率。

2. 呼吸性粉尘分离曲线

20 世纪中叶，英、美等国家即开展研究粉尘在肺泡区的沉降规律，由此绘制出呼吸性粉尘分离曲线。1952 年英国医学研究委员会（BMRC）绘制出呼吸性粉尘分离特性曲线，即 BMRC 曲线，简称 B 曲线。1961 年美国原子能委员会（AEC）绘制出呼吸性粉尘分离特性曲线，即 AEC 曲线；1968 年美国政府工业卫生协会（ACGIH）对 AEC 曲线稍加修改，绘制出 ACGIH 曲线，简称 A 曲线。将呼吸性粉尘空气动力学直径均定为 10 μm 以下，空气动力学直径为 3.5 μm 的粉尘的沉积效率为 50%，空气动力学直径小于或等于 2.0 μm 的粉尘的沉积效率为 90%。呼吸性粉尘分离特性曲线和肺泡沉积特性曲线如图 4－1 所示。

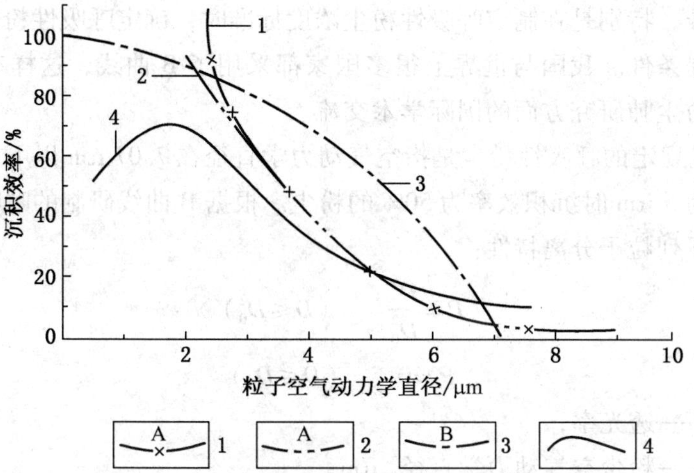

1—AEC 曲线；2—ACGIH 曲线；3—BMRC 曲线；4—肺泡沉积曲线

图 4-1　呼吸性粉尘分离特性曲线和肺泡沉积特性曲线

将呼吸性粉尘分离特性曲线作为采样标准线（表 4-2），用于研制和鉴定（新产品定型鉴定）呼吸性粉尘采样器。北京、重庆、太原等地已有单分散气溶胶分散装置，依据采样标准曲线，一般确定 5 个粒子的直径鉴定点。按照鉴定点直径使该装置发出单一空气动力学直径的标准粒子，以此来鉴定采样器的分离装置（呼吸性粉尘采样头）对 5 种不同直径标准的粒子的沉积效率是否符合采样标准曲线。

表 4-2　呼吸性粉尘采样标准曲线的分离特性

分离特性	B 曲线										A 曲线				
空气动力学直径/μm	2.2	3.2	3.9	4.5	5.0	5.5	5.9	6.3	6.7	7.1	≤2	2.5	3.5	5.0	10.0
预捕集器捕集效率/%	10	20	30	40	50	60	70	80	90	100	10	25	50	75	100
沉积效率/%	90	80	70	60	50	40	30	20	10	0	90	75	50	25	0

目前，得到国际标准化组织承认和推荐使用的采样标准曲线是 B 曲线和 A 曲线。在这两条曲线中，选取任何一条都是合适的，但是一个国家应该有一个

统一的标准，特别是在制定呼吸性粉尘浓度标准时，确定呼吸性粉尘采样标准曲线是前提条件。我国与世界上很多国家都采用了 B 曲线，这样有利于我国在测尘、防尘肺研究方面的国际学术交流。

B 曲线规定的呼吸性粉尘是指空气动力学直径在 7.07 μm 以下，且空气动力学直径为 5 μm 时沉积效率为 50% 的粉尘。根据 B 曲线研制的呼吸性粉尘采样器具有下列粒子分离特性：

$$P=\frac{D^2}{D_0^2}\qquad (D\leqslant D_0^2)$$

$$P=0\qquad (D\leqslant D_0)$$

式中　P——透光率；

D——粉尘空气动力学直径，μm；

D_0——7.07 μm。

（二）短时间粉尘采样器

短时间粉尘采样器是一类连续工作时间不少于 100 min 的计重粉尘采样器。它具有采样流量大，短时间内可采集较多粉尘的特点，适用于定点粉尘浓度采样。

1. 工作原理

通过抽气泵抽取一定体积的含尘空气，经过已称量的滤膜，将粉尘阻留在滤膜上，根据采样后滤膜的粉尘增量，计算出作业场所空气中的粉尘浓度。粉尘浓度按下式计算：

$$C=\frac{m_2-m_1}{Qt}\times 1000 \qquad (4-1)$$

式中　C——粉尘浓度，mg/m³；

m_1——采样前滤膜的质量，mg；

m_2——采样后滤膜的质量，mg；

Q——采样流量，L/min；

t——采样时间，15 min。

2. 基本结构

根据过滤原理制成的采样器，一般由采样头、滤膜、流量计、抽气泵、电机与电源、稳流装置、计时器等组成。

1）采样头

用于测定总粉尘浓度的采样头，结构简单，内装一张滤膜，采样时进入采样头进气口的悬浮粉尘全部被这张滤膜所阻留。而测定呼吸性粉尘浓度的采样头（分离装置）一般由两级组成，第一级为预捕集器，第二级为滤膜捕集器。采样时进入呼吸性粉尘采样器分离装置的悬浮粉尘，其中的细小尘粒（A 曲线小于 10 μm 者，B 曲线小于 7. 07 μm 者）只有一部分能透过预捕集器而沉积在第二级滤膜上，粒径越小，沉积效率越高，这部分粉尘即为呼吸性粉尘。另一部分没透过滤膜的细小尘粒与全部较大的尘粒（A 曲线大于或等于 10 μm 者，B 曲线大于或等于 7. 07 μm 者）则被预捕集器捕集。被预捕集器捕集的粉尘即为非呼吸性粉尘。

可测定呼吸性粉尘浓度的采样头（分离装置）有水平淘析式、旋风分离式和撞击式 3 种。水平淘析式分离装置的预捕集器是由多层平行薄板构成的若干水平狭缝。采样时，将采样器水平架设，当含尘空气通过狭缝时，非呼吸性粉尘被预捕集器捕集，而呼吸性粉尘则通过气流透过狭缝后沉积在滤膜捕集器的滤膜上。此种分离装置国内很少采用。

对采样头的设计一般有以下要求：

（1）入口（流速）直径要合适。

（2）呼吸性粉尘采样头的粉尘分离特性应符合呼吸性粉尘分离标准曲线——A 曲线和 B 曲线。

（3）气密性要合格，质量要轻。

2）滤膜

（1）对滤膜的要求。

无论是总粉尘浓度还是呼吸性粉尘浓度的测定，都要有一级滤膜阻尘。对滤膜一般有如下要求：

① 阻尘效率应符合 GBZ/T 192. 1—2007 附录 A 的规定。

② 阻力要小，可减少抽气泵的负载，省电。

③ 厚度均匀，质量要轻，以减少称量误差。

④ 憎水性要强，这样在湿度较大的场所使用易于干燥。

⑤ 韧性要好，以防破裂，特别在采样器抽气流量大或环境湿度大时更应符合这一要求。

⑥ 粉尘样品需要作理化分析时，采样所用的滤膜应符合理化分析的要求。

（2）几种常用的滤膜。

① 过氯乙烯纤维滤膜。在我国常用，阻尘效率达 99% 以上，阻力较小，一般抽气动力即可使用，且质量轻，憎水性强，韧性好，易干燥，可被醋酸丁酯等有机溶剂溶解，便于粉尘分散度等分析。

40 mm 直径的滤膜，最大容尘量为 10 mg，否则粉尘容易脱落，影响测尘结果。有时为采集较大量的总粉尘样品可使用直径为 75 mm 的滤膜，将其折成漏斗状采样，可大大提高容尘量。

② 聚丙烯纤维滤膜。近年来，许多矿山企业和粉尘监测技术机构使用聚丙烯纤维滤膜测尘。

③ 微孔滤膜。在国外常用，阻尘效率高，不同孔径的滤膜适合不同目的的分析，如 0.5 μm 滤膜可用于粉尘中微量元素分析，0.8 μm 或 1.2 μm 滤膜可用于石棉纤维计数（用相差显微镜）。

④ 玻璃纤维滤膜。国外均有应用，阻尘效率高，阻力也大。当作业场所空气温度大于 55 ℃时，过氯乙烯等化学纤维滤膜已不适用，可改为玻璃纤维滤膜。

无论选用何种滤膜，都应是符合测尘方法标准的规定并经质检机构检验合格的滤膜。

3）流量计

目前粉尘采样器上所用的流量计都是玻璃转子流量计。该流量计由一个锥形玻璃管和转子（浮子）组成的。锥形玻璃管上粗下细，有的中间还有一根起稳定作用的固定杆。

转子流量计指示的是瞬时流量，当气流不稳（或有脉动气流）时指示的是峰值，此时指示流量高于实际流量。20 世纪 80 年代，国内研制的采用薄膜泵的粉尘采样器就存在这一问题。

流量计转子的形状有球形、T 字形等多种。应注意其不同的读数位置，一般应读取转子（浮子）最大直径处所指示的流量值。

4）抽气泵

（1）抽气泵的性能要求。

抽气泵是采样器的主要部件，对其性能一般有如下要求：

① 采样流量平均无波动，若有脉动气流，应加稳流装置消除。

② 具有一定的负载能力，应不低于 200 Pa。

③ 应使采样头入口流量达到设计要求，采样流量一般在 15 ~ 40 L/min 之间。

④ 使用寿命在设计抽气流量下不低于 1000 h。

(2) 抽气泵的种类。

目前采样的抽气泵主要有以下几种：

① 薄膜泵。泵体多采用铝合金制成，由皮碗、轴杆等组成。其优点是结构简单，易制造，价格便宜，耗电量小；可通过调节轴杆长度改变抽气流量；易于维修。缺点是有脉动气流（可采用双泵结构或加稳流装置来解决）；皮碗（薄膜）易老化，影响使用寿命；有阀漏，降低了抽气效率。

② 刮板泵。泵内有一偏心轴，上有至少 3 个刮板。其优点是抽气效率高，负载能力大，噪声小，气流平稳。缺点是制造工艺比较复杂，制造成本较高，能耗大，维修有一定困难。

③ 扇叶泵。优点是流量比较稳。缺点是负载能力差。

5) 电机与电源

电机寿命一般为 2000 ~ 5000 h。电源使用单一的交流电源、直流电源或交直电流两用电源。煤矿用粉尘采样器一般为直流电源，使用的充电电池一般为镍镉电池组，电池组必须符合防爆要求。每次使用前后均应充足电。

6) 稳流装置

各种抽气泵都会产生不同的脉动气流，因此必须采取措施消除脉动气流。目前一般是在抽气泵前加装一个稳流盒或者将抽气泵与稳流盒设计为一体形式。

7) 计时器

我国生产的短时间粉尘采样器所配的计时器一般是在采样前设定采样时间，采样器采样时计时器倒计时，当计时器显示为“0”时，采样器自动停止采样。

3. 常见故障及维修

(1) 采样器不工作：检查电源开关；用万用表检查电池电压，若电池电压正常，检查电路连接是否断开；检查电机是否烧坏。

(2) 电机工作，但调不到规定的采样流量：检查电池电压是否偏低；流量调节电位器是否有故障；气路是否堵塞或皱折；电机碳刷是否使用时间过长而失效。

(3) 电机工作，但无流量：检查气泵与流量计连接管是否脱落；气泵或阀片是否损坏。

(4) 计时器不工作：检查连接线是否断开；检查计时器是否损坏。

(5) 电池充不上电：检查电池电压，是否过放电；检查充电插头是否输出电压；检查充电器内部电路是否有故障。

维修注意事项：严禁在煤矿井下拆卸和维修粉尘采样器；粉尘采样器应有专业人员维修；维修电路系统不得改变原有防爆性能；维修后须重新计量检定，合格后方可继续使用。

（三）个体粉尘采样器

个体粉尘采样器是一类连续工作时间不少于 8 h 的计重粉尘采样器。它具有采样流量小、体积小和质量轻的特点，一般适用于工作班个体粉尘浓度测定，是由选定的从事粉尘作业人员佩戴，边工作边采样。

1. 工作原理

用气泵抽取一定体积的含尘空气，粉尘经预捕集器分离后，呼吸性粉尘被阻留在已知质量的滤膜上，根据采样后滤膜的粉尘增量计算出作业场所空气中呼吸性粉尘的浓度（mg/m^3）。

2. 基本结构

不同型号的个体粉尘采样器的结构虽有差异，但大部分都是由采样头、抽气泵、电机、稳流装置、电源、计时器等组成，有的带有流量计。

1）采样头

个体粉尘采样器配用的采样头为呼吸性粉尘采样头（分离装置），由两级组成。第一级为预捕集器，冲击板、悬浮体和锥形管均为预捕集器，采集非呼吸性粉尘；第二级为滤膜捕集器，采集呼吸性粉尘。采样头的结构形式主要有 3 种，即旋风式、撞击式和向心式。

对采样头的基本要求：一是粉尘分离效率应符合粉尘采样标准曲线的要求；二是气密性好；三是质量轻，易于固定。

个体粉尘采样器的采样头第二级采用滤膜阻尘。选择滤膜时应考虑以下几方面的要求：滤膜的阻尘效率要高；滤膜的阻力要小；滤膜的质量要轻；憎水性及韧性要强；要易于灰化。

2）抽气泵

个体粉尘采样器的抽气泵流量一般为 1.5～3.0 L/min。选择抽气泵时应考虑以下几个方面：一是流量稳定，若有脉动气流，应加稳流装置；二是应使采样头入口流量达到设计要求；三是有一定的负载能力，要求当采样头入口阻力为 1000 Pa 时，采样流量相对额定流量变化应小于 ±5%。个体粉尘采样器常选用薄膜泵、叶片泵作为抽气泵。

3）流量计

个体粉尘采样器采用的流量计一般为玻璃转子流量计。主机内有的带流量计，有的不带流量计，而另外配流量计。对个体粉尘采样器是否应安装流量计有不同看法：一种看法认为采样器属工作计量器具，没有流量计就无从观察流量；另一种看法认为流量计不用装在主机上，因为不可能让佩戴者随时调节流量，只要在实验室采样前将流量标定好即可。但不管主机内是否装有流量计，采样流量都应符合设计要求并保持稳定。

4）稳流装置

对于产生脉动气流的抽气泵，必须采取消除脉动气流的技术措施。目前多在抽气泵前增加一个稳流盒或与泵设计为一体的缓冲装置。装上稳流盒后，泵的抽气阻力增加，电机的功率也要相应提高。

5）计时器

个体粉尘采样器由作业人员随身携带，跟班连续采样，因此应装有计时器。计时器应具有以下功能：

（1）计时器与采样同步，即计时器与抽气泵的微电机使用同一个工作开关。

（2）应具有存储或累计采样时间的功能。

（3）具有调零、复位功能。

（4）能满足国家有关计时器的标准要求，并具有防潮、防震等性能。

（5）操作简单，性能稳定。

6）微电机和充电电池

微电机的寿命一般应为 2000 ~ 5000 h。配备的电池应为高能量、防爆充电电池，充电后能满足一个工作班的采样要求。

7）充电器

配套的充电器要安全可靠，具有防止过充电的保护功能。

3. 常见个体粉尘采样器的类型

根据采样头分离粉尘的原理不同，将国内生产的个体粉尘采样器分为旋风式、惯性撞击式和向心冲击式 3 种类型。

1）旋风式个体粉尘采样器

旋风式个体粉尘采样器的采样头是旋风式分离装置。旋风式分离装置是利用离心力将非呼吸性粉尘甩向管壁而捕集，呼吸性粉尘由中心管排出被滤膜捕集，即当含尘空气进入旋风式分离装置后，产生旋转气流，由于离心力和重力作用，非呼吸性粉尘落在下部的集尘罐内，呼吸性粉尘随气流运动被阻留在滤膜上。美国 MSA 国际公司生产的 MSA - Monitare - S 型个体粉尘采样器，我国研制生产的 ACGT - 2 型、AKFC - 92G 型及 FGC - 93X 型个体粉尘采样器，均采用旋风式分离装置。其中，AKFC - 92G 型个体粉尘采样器的特点是抽气泵为薄膜泵，采用双泵体结构，泵前加稳流盒，流量稳定，主机内装有小玻璃转子流量计。

2）惯性撞击式个体粉尘采样器

惯性撞击式个体粉尘采样器用惯性撞击式分离装置。当含尘空气进入采样头后，由于惯性作用，通过进气口的非呼吸性粉尘就撞击在涂有硅油的冲击板上面，经预捕集器分离后的呼吸性粉尘则沉积在滤膜上。

3）向心冲击式个体粉尘采样器

向心冲击式个体粉尘采样器的采样头为向心式分离装置，是根据惯性冲击原理设计的。当含尘空气进入采样头后，由于受惯性作用，非呼吸性粉尘进入锥形管嘴内，收集在第一级滤膜上，呼吸性粉尘随气流运动，被阻留在第二级滤膜上。国产的 CFX - 2F 型防爆式可吸入粉尘个体采样器就是这种采样器。其特点是抽气装置采用薄膜泵体与缓冲盒连为一体的设计方法，保证了采样流量稳定、准确。

4. 个体粉尘采样器的使用

个体粉尘采样器的使用步骤如下：

（1）采样头的准备。将清洗干净的采样头装上采样滤膜，用连接管与主机连接牢固。

（2）流量校正。采样器在使用前，应将采样流量调至使用说明书规定的流量，一般为 2 L/min。

（3）采样。采样人员佩戴采样器并将采样头固定在胸前工作服上，然后打开主机电源开关采样，同时计时器从 00：00 开始累计采样时间。采样结束，计时器停止计时，并保存累计采样时间。

（4）采样结束。采样结束后，将载尘滤膜从采样头中取出，对折两次后装入原来的滤膜袋中，再放入干燥器内干燥。

（5）采样器充电与采样头处理。每次采样结束后，要在地面上将采样器充足电，并用酒精棉球对采样头各部件进行擦拭，晾干后组装备用，不得将采样头加热干燥。

5. 常见故障及处理

1）电机不工作

（1）检查电源开关是否损坏。

（2）用万能表检查电池电压是否过低。

（3）若电压正常，应检查电路是否有故障，如连接线有无断开等。

2）电机工作，但流量达不到规定的采样流量

（1）检查电池电压是否偏低。

（2）检查气路连接管是否堵塞或皱折。

3）电机工作，但无流量

（1）检查电池电压是否偏低。

（2）检查气泵是否损坏，如薄膜泵泵碗老化裂开或阀片损坏漏气等。

（3）缓冲盒破裂漏气。

4）电池充不上电

（1）先用万用表检查电池开路有无电压，是否需要更换电池。

（2）检查充电器插头有无输出电压，若无输出电压，则应检查充电器内部有无断线。

5）电池过放电

（1）如采样器工作时间过长，造成电池过放电（电压低至2～3 V），要先以小电流进行缓充，当电压逐步回升后再以规定电流充电，并按规定放电，再充电。如此重复几次直到充足电。

（2）电池漏液或充电时发热严重，应停止充电，并更换电池。

6）计时器不工作

检查计时器接线是否断开或电路故障，若两者都不是，则更换计时器。

（四）快速直读测尘仪

快速直读测尘仪是一类测定快速、使用简便，可在采样现场直接读取粉尘浓度的测尘仪。这种测尘仪是根据不同的物理学原理设计制造的，可分为总粉尘测尘仪和呼吸性粉尘测尘仪。有的可进行工作班采样并具有信息储存、绘制浓度曲线等功能。用于煤矿井下的测尘仪必须具有防爆性能。

1. 光电测尘仪

光电测尘仪是利用光吸收原理设计的。抽气泵抽取一定体积的含尘空气，粉尘被阻留在滤纸上。发光源（白炽灯或红外线灯）产生的光束照射到滤纸

上，光束透过滤纸照到硅光电池（或用光敏电阻代替硅光电池），硅光电池接受照度的变化引起硅光电池输出电流强度的变化（在一定范围内，滤纸阻留粉尘的量与硅光电池的输出电流呈线性关系），透过测尘仪内设定的计算程序换算成粉尘浓度而显示出来。国内生产的 ACG-1 型光电煤尘测定仪、ACH-1 型呼吸性粉尘测定仪和 CCHZ-1000 型全自动粉尘测定仪均属此种测尘仪。

2. 光散射测尘仪

光散射测尘仪是由抽气泵抽取含尘空气，测尘仪内激光器发射的激光光束照射到含尘气流，由于粉尘的光学性质不均匀，光束的侧面产生散射光。粉尘浓度越高，产生的散射光强度越大，由此测出粉尘浓度。例如，英国产的 Simslin-Ⅱ型呼吸性粉尘监测仪、日本产的 P-5 型数字式测尘仪和德国产的 TM 型数字式微尘测定仪均属此种仪器。TM 型数字式微尘测定仪与 Simslin-Ⅱ型呼吸性粉尘监测仪有所不同，其进气口不安装水平淘析器等分离装置，而是利用光散射原理选择性地测定含尘气流中的呼吸性粉尘浓度。这种测尘仪的缺点是所获得的结果受粉尘粒子大小的影响较大，此外粉尘的颜色对测定结果也有影响。

3. γ 射线测尘仪

γ 射线测尘仪是利用尘粒可以吸收 γ 射线的原理而研制的。测尘仪内的放射源（如碳 14）产生的 γ 射线通过粉尘粒子时，粉尘粒子吸收 γ 射线，测尘仪根据粉尘粒子吸收 γ 射线的量与粉尘质量呈线性关系计算并显示粉尘浓度。此种测尘仪的优点是粉尘粒子吸收 γ 射线的量仅与粉尘的质量呈线性关系，而不受粉尘粒径、成分和颜色的影响。近几年国内研制生产的 CCZ-1000 型直读式粉尘浓度测量仪和 CCX-1000 型直读仪都属此种测尘仪。

4. 压电天平测尘仪

压电天平测尘仪的工作原理是用抽气泵抽取含尘空气，粉尘透过冲击式分离器后，利用电沉降原理将小于 10 μm 的粉尘沉积在压电石英晶体上，压电石英晶体有一定的振荡频率，当晶体表面沉积一定量的粉尘粒子时就会改变其振荡频率，根据振荡频率的变化求出粉尘浓度。这种测尘仪的缺点是采样时间短，一般仅为 24 s 或 120 s，粉尘浓度测定范围有限，一般在 10 mg/m^3 以内，因此不适合高粉尘浓度的测定，而且所测得的结果是相对浓度，需用计重式粉尘浓度测定方法进行对比，找出一定的换算系数，经换算后求得粉尘浓度。此外，每次测定后清洗石英晶体片也较为复杂。

以上 4 种类型的测尘仪共同特点是快速、直读，省去了计重式采样器需要用天平称量滤膜的程序。由于影响测尘结果的因素较多，有些因素难以有效地控制，故测尘误差较大。可在现场对不同性质的粉尘分别与计重式采样器进行对比采样，计算出修正系数——*K* 值，以后用 *K* 值修正其测尘浓度值，这样可在一定程度上降低测尘误差。由于快速直读测尘仪的采样时间短、测尘误差大等缺点，因此不能用于监督监测和评价监测。

二、粉尘浓度测定的目的

煤矿开展粉尘监测，是为了贯彻落实国家职业卫生安全法律、法规，预防、控制和消除煤矿粉尘危害，保护煤矿工人身体健康和安全。其主要目的包括以下几个方面：

（1）通过对煤矿粉尘的监测可以了解和评价工作场所粉尘污染水平，为煤矿制定防尘措施提供依据。

（2）粉尘监测结果可以用于研究接尘工人接触粉尘的剂量与工人健康的关系，为防治煤矿尘肺病和制定、修订国家粉尘卫生标准提供参考依据。

（3）粉尘监测和粉尘监测资料是各级煤矿安全监察机构及其他管理部门监察、监督煤矿职业病危害防治工作及贯彻实施国家有关安全卫生法律、法规和执行国家粉尘浓度标准的重要依据。

三、粉尘浓度测定分类

1. 按计量单位分类

（1）质量浓度：指用粉尘采样器抽取一定体积的含尘空气，粉尘被阻留在已知质量的滤膜上，用天平称量使用后的滤膜质量，求出粉尘质量，计算单位体积空气中粉尘的质量（即浓度），浓度单位为 mg/m^3。

（2）计数浓度：指用粉尘采样器抽取一定体积的含尘空气，粉尘被阻留在滤膜上，滤膜经滴加透明剂处理后，再用相差显微镜进行纤维计数，计算单位体积含尘空气中的纤维数量（即计数浓度），浓度单位为 f/mL（f 表示纤维）。此计数浓度仅适用于石棉浓度的测定。

2. 按粉尘粒径范围分类

（1）总粉尘浓度：只用总粉尘采样仪器采样，所测得的粉尘质量浓度。

（2）呼吸性粉尘浓度：只用呼吸性粉尘采样仪器采样，所测得的粉尘质量浓度。

3. 按采样点是否固定分类

（1）定点粉尘浓度：指由测尘人员在选定的采样点架设粉尘采样仪器采样，所测得的粉尘浓度。

（2）个体粉尘浓度：指由选定的接尘工人佩戴个体粉尘采样器在作业的同时进行采样，所测得的粉尘浓度。

4. 按采样持续时间分类

（1）短时间接触浓度：指用短时间粉尘采样仪器定点采样，采样持续时间为15 min（接触时间不足15 min时，采样持续时间与接触时间相同）所测得的粉尘浓度。短时间接触浓度所对应的职业接触限值为短时间接触容许浓度。

（2）8 h时间加权平均浓度：指用个体粉尘采样器（或工作班粉尘采样仪器）一次连续采样一个工作班或在选定的采样点用短时间粉尘采样器进行一个工作班内分时段不连续多次采样，所测得的时间加权平均浓度。8 h时间加权平均浓度对应的职业接触限值为时间加权平均容许浓度。

四、正确理解和应用粉尘卫生标准

在粉尘监测工作中，要遵循以下原则：

（1）在执行粉尘卫生标准时，短时间接触容许浓度与8 h时间加权平均容许浓度配套使用。在煤矿粉尘监测中，即使8 h时间加权平均浓度达到标准，也应监测短时间接触浓度，并应符合其接触限值。

（2）8 h时间加权平均浓度的测定可选用个体粉尘浓度或定点粉尘浓度测定方法。前者主要适用于评价个人接触状况，后者主要适用于作业场所卫生状况的评价，应根据评价目的选择合适的测定方法。测定8 h时间加权平均浓度时应尽量测定呼吸性粉尘浓度，尚不具备测定呼吸性粉尘浓度条件时，可测定总粉尘浓度。

（3）8 h时间加权平均浓度测定的采样时间最好是整个工作班；如果受采样器的限制不能做到整个工作班连续采样时，可在整个工作班里分时段采样。分时段采样应涵盖整个工作班的粉尘变化，总的采样时间越接近工作班的工作时间越具有代表性。

（4）定点粉尘浓度测定应选定具有代表性的采样点；个体粉尘浓度测定应选定具有代表性的接尘工人作为采样人员。

（5）日常监测是指煤矿企业对作业场所粉尘浓度进行的日常定期监测。

① 在应用的评价职业接触限值为时间接触容许浓度时，应在正常生产工作日采样一个工作班。

② 在应用的评价职业接触限值为短时间接触容许浓度时，应在正常生产工作日的一个工作班内粉尘浓度最高的时段进行采样。

（6）评价监测是指对于建设项目职业病危害因素预评价、建设项目职业病危害因素控制效果评价和职业病危害因素检测评价等，由取得相应资质的职业卫生技术服务机构进行。

① 在应用的评价职业接触限值为时间加权平均容许浓度时，应连续采样3个正常生产工作日。

② 在应用的评价职业接触限值为短时间接触容许浓度时，应在一个正常生产工作日内粉尘浓度最高的时段进行采样，连续采样3个正常生产工作日。

（7）监督监测是指煤矿安全监察机构对煤矿作业场所粉尘浓度进行的监测。

① 在应用的评价职业接触限值为时间加权平均容许浓度时，应在正常生产工作日进行采样。

② 在应用的评价职业接触限值为短时间接触容许浓度时，应在正常生产工作日的一个工作班内粉尘浓度最高的时段进行采样。

五、短时间接触浓度的测定

（一）器材

1. 短时间粉尘采样器

目前，国内生产的短时间粉尘采样器通过换装总粉尘或呼吸性粉尘采样头，即可达到采集总粉尘或呼吸性粉尘的目的。粉尘采样器必须具有产品质量检验合格证、防爆合格证及煤矿安全标志，并定期进行计量检定。

2. 滤膜

一般采用过氯乙烯纤维滤膜，或符合 GBZ/T 192.1—2007 附录 A 规定的其他滤膜。

3. 分析天平

测定总粉尘浓度用感量为 0.1 mg 或 0.01 mg 的分析天平，测定呼吸性粉尘浓度用感量为 0.01 mg 的分析天平。分析天平有机械天平和电子天平两种，后者具有自动去皮、故障报警、检错、自校等功能，因此操作起来比较方便。分析天平应每年计量检定一次。

4. 计时器

秒表或相当于秒表的计时器。目前许多生产厂家在采样器上配有计时器，可自动计时。

5. 干燥器

直径为160～200 mm的玻璃容器，内盛变色硅胶。变色硅胶吸潮变色后要及时烘干，不能复用时需要更换。为隔绝外界空气，需在干燥器口沿的环形平面上均匀涂抹一薄层凡士林。

6. 其他

电热恒温干燥箱（烘干硅胶用）、镊子、毛刷、干湿球温度计等。

（二）采样步骤

1. 采样前的准备

（1）采样器应按使用说明书的要求充足电，开机检查采样器有无故障并调整采样流量。为模拟采样时阻力和防止粉尘进入采样泵，开机前应安上装有滤膜的采样头。

（2）滤膜的准备。滤膜要选用薄层均匀、无裂缝且周边圆整者。滤膜应先在干燥器内干燥后称量，分析天平要提前开机预热，稳定后再称量。称量时用镊子取下滤膜两面的夹衬纸，置于天平上称量，记录滤膜的初始质量，将滤膜编号，然后将滤膜装入滤膜夹，确定滤膜无褶皱或破裂后，放入相应编号的样品盒或纸袋中备用。称量结束后，应在称量记录中记录称量时室内环境温度、湿度、称量日期及称量者等。

使用冲击式采样头时，用弯头镊子在捕集板中央涂抹5～8 mm厚的硅油，涂抹直径为15 mm，放置12 h后使用。使用前要避免粉尘的污染。

（3）若携带多个采样头到现场采样，应对采样头编号，可在此编号前加T或R，分别表示总粉尘采样头、呼吸性粉尘采样头。

（4）准备好测尘记录表、笔等，以便做采样记录。

2. 采样

1）采样点的选择原则

采样点是根据监测需要和作业场所状况，选定的具有代表性的、用于样品采集的工作地点。采样点的选择原则如下：

（1）采样点的选择以能反映粉尘对人体健康的危害为原则。

（2）作业地点较固定时，应选择在工人经常操作和停留的地点，且粉尘分布较均匀处的呼吸带。

（3）移动式产尘点的采集位置应位于生产活动中有代表性的地点，或将采样器架设于移动设备上。

（4）有风流影响时，应选择在作业地点的回风侧或下风侧。

2）采样点的布置

2015 年国家安全监管总局发布《煤矿作业场所职业病危害防治规定》（国家安全生产监督管理总局令第 73 号），对煤矿作业场所采样点的选择和布置做了较详细的规定，见表 4－3。对于有特殊要求的采样地点，如某项防尘降尘措施的效果评价等，应根据实际需要确定采样点。

表 4－3　煤矿作业场所测尘点的选择和布置要求

类　别	生　产　工　艺	测尘点布置
采煤工作面	司机操作采煤机、打眼、人工落煤及攉煤	工人作业地点
	多工序同时作业	回风巷距工作面 10～15 m 处
掘进工作面	司机操作掘进机、打眼、装岩（煤）、锚喷支护	工人作业地点
	多工序同时作业（爆破作业除外）	距掘进工作面 10～15 m 回风侧处
其他场所	翻罐笼作业、巷道维修、转载点	工人作业地点
露天煤矿	穿孔机作业、挖掘机作业	下风侧 3～5 m 处
	司机操作穿孔机、司机操作挖掘机、汽车运输	操作室内
地面作业场所	地面煤仓、储煤场、输送机运输等处生产作业	作业人员活动范围内

3）采样点数目的规定

（1）按生产工艺流程，凡逸散或存在粉尘的作业地点，至少设置 1 个采样点。

（2）一个作业场所内有多台产尘设备时，1～3 台设置 1 个采样点，4～10 台设置 2 个采样点，10 台以上至少设置 3 个采样点。

（3）作业场所内有 2 台以上不同类型的产尘设备逸散同一种粉尘时，采样点应设置在粉尘浓度高的设备附近的作业地点；逸散不同种类粉尘时，分别设点，采样点的数目同上一条规定。

（4）管道化、自动化生产，在进料、出料和取样口处设点，同时对可泄漏逸散粉尘的作业地点设置采样点。

（5）机电硐室、仪表控制室、操作室和工人休息室，至少要各设置1个采样点。

（6）刮板输送机和带式输送机在转载点各设置1个采样点；当输送机长度达10 m以上时，在其中部再设置1个采样点。

（7）堆放可产生粉尘物料的仓库，一般设置1个采样点；面积超过100 m^2时，设置2个采样点。

4）采样器的架设

取出准备好的滤膜夹，装入采样头并拧紧。采样时，采样头的进气口应迎向含尘气流，但当迎向含尘气流无法避免飞溅的泥浆、砂粒等对样品的污染时，进气口可以侧向。侧向气流采样较迎向气流采样，其测尘结果偏低。

采样器的架设高度，应使采样器处于工人的呼吸带。呼吸带为工人呼吸的区域，一般是指距底板1.5 m左右的高度；非立位作业时，呼吸带的高度应根据工人的作业姿势确定。

5）采样开始的时间

对于连续性产尘的作业地点，通过现场调查确定可能接触浓度最高的时段，分别进行多次采样，从而捕捉到工人短时间（15 min）接触粉尘浓度最高的样品；对于阵发性或瞬间产尘的作业地点，应在工人作业时采样。采样工作面爆破作业时，应在爆破后工人已进入工作面开始作业前采样。

6）采样流量的确定

使用固定流量的采样器测定总粉尘或呼吸性粉尘浓度时，均应按采样器使用说明书中要求的固定流量进行采样；使用非固定流量的采样器只能测定总粉尘浓度，常用流量为15～40 L/min。采样过程中，采样流量应保持稳定、正确，否则会影响粉尘浓度测定结果的准确性。

7）采样持续时间

采样持续时间是指从采样开始到采样结束的时间。短时间接触浓度采样持续时间最好为15 min。当某个工序工人接触粉尘的时间少于15 min时，则采样持续时间与接触时间相同。采集在滤膜上的粉尘增量不可过多，直径为40 mm的滤膜不得大于10 mg。当出现滤膜的粉尘增量大于滤膜的容尘量时，可采取分两个时段连续采样的办法进行解决。

8）现场采样记录

采样过程中，应做好采样记录。记录的项目包括采样日期、地点，生产方式及工序，作业人员粉尘接触时间，现场生产情况及防降尘措施的使用情况，采样开始时间、采样流量、滤膜编号等。

3. 采样后样品的处理

采样结束后，将滤膜从滤膜夹上取下，对折两次后放入相应编号的纸袋内或滤膜盒内。回到实验室后，将滤膜放入干燥器内干燥，当采样时现场的相对湿度在 90% 以上或有水雾存在时，应将滤膜放在干燥器内干燥 2 h 后称量，并记录称量结果，称量后再放入干燥器内干燥 30 min，再次称量，当相邻两次的质量差不超过 0.1 mg 时，取最小值。

（三）短时间接触浓度计算

1. 接触时间大于或等于 15 min

$$C_d = \frac{m_2 - m_1}{Qt} \times 1000 \qquad (4-2)$$

式中 C_d——短时间接触浓度，mg/m^3；

m_1——采样前滤膜的质量，mg；

m_2——采样后滤膜的质量，mg；

Q——采样流量，L/min；

t——采样时间，15 min。

2. 接触时间小于 15 min

（1）按式（4-1）计算空气中粉尘浓度。

（2）按下式计算短时间接触浓度（即 15 min 时间加权平均浓度）：

$$C_d = \frac{CT}{15} \qquad (4-3)$$

式中 C_d——短时间接触浓度，mg/m^3；

C——测定的空气中粉尘浓度，mg/m^3；

T——（工人）接尘时间，min。

六、时间加权平均浓度的测定

时间加权平均浓度的测定，根据监测工作的需要和评价的目的，可选择个体采样的时间加权平均浓度测定和定点采样的时间加权平均浓度测定这两种方法中的一种。

（一）个体采样的（8 h）时间加权平均浓度测定

1. 概念

按照规定的程序,在不同工种的接尘工人中,选择一定数量的采样人员佩戴个体粉尘采样器,在作业的同时进行一个工作班的连续采样,测定呼吸性粉尘浓度。

2. 器材

（1）个体粉尘采样器，各项技术指标符合规定要求，并经计量检定合格。

（2）电子分析天平，感量为0.01 mg。

（3）滤膜。

（4）滤膜静电消除器。

（5）干燥器。

（6）个体粉尘采样器专用工具。

3. 采样工种和采样人员的选择

选择采样工种时，应选择接触粉尘浓度高，接尘人数多，作业时间长的工种，采、掘（剥）工作面各工种是个体粉尘监测的重点人群，其他接尘作业工种也应兼顾。采、掘（剥）工作面和露天煤矿主要采样工种见表4－4。在确定采样工种和采样人员时，应充分考虑其代表性，对于同一采样人员，在同一采样周期内，以不重复采样为宜，避免随意指定采样人员。

表4－4　采、掘（剥）工作面和露天煤矿主要采样工种

作业场所	作业方式	采样工种
采煤工作面	炮采	打眼工、攉煤工、回柱工、爆破工
	普采	机组司机、回柱工、输送机司机
	高档普采	机组司机、回柱工、输送机司机
	机综采	机组司机、移架工、破碎机司机、输送机司机
	综放	机组司机、移架工、放顶煤工、破碎机司机、输送机司机
	人工落煤	风镐工、攉煤工
掘进工作面	锚喷	上料工、喷浆工、打眼工
	机装、架棚、砌碹	打眼工、爆破工、扒装机司机
	综掘	综掘机司机、支架工、转载机司机
	炮掘机装	打眼工、耙装机司机、爆破工
	炮掘人装	打眼工、装车工、爆破工
露天煤矿	露天作业	挖掘机司机，穿孔机司机，推、排土机司机，矿用汽车司机

4. 采样周期和采样数量

不同工种的接尘工人由于接触粉尘的程度不同，因而个体呼吸性粉尘浓度采样的周期也不相同。采、掘（剥）工作面应3个月测定一次，其他接尘作业场所的工种每6个月测定一次。每个采样工种，在正常生产情况下连续分2个班次进行采样，每个班次采集2个有效样品，要先后采集4个有效样品。

5. 采样

1）采样前的准备

（1）空白滤膜的准备:空白滤膜由省(区)粉尘监测中心提供,滤膜称量要求用电子天平,并用静电消除器消除滤膜上的静电。滤膜从干燥器内取出后,应在较短时间内称完,分别装入已编号的样品袋内。在称量过程中天平应保持环境温度、湿度的稳定。将空白滤膜称量结果、滤膜编号等记录在粉尘数据卡上。

（2）采样器的准备：① 个体粉尘采样器应充电12~16 h；② 将个体粉尘采样器和采样头一一对应，顺序编号；③ 使用前，检查采样器采样流量，若偏高或偏低，应调至规定值的±5%范围内；④ 将空白滤膜装入采样头的滤膜夹内，如用冲击式采样头采样，应在冲击板上涂适量硅油。

2）采样

（1）测尘工将采样器计时器清零，并将有关项目，如矿名、采样日期、采样人姓名、工种、工作场所、采样器型号、采样头编号、采样前流量、采样开始时间等填写在粉尘数据卡上。

（2）采样人员接到采样器后要正确佩戴，用腰带将个体粉尘采样器系于腰部，使连接管从肩部绕过，将采样头固定于胸前（鼻下约30 cm内）。要确保连接管通畅、无折扁。

（3）采样人员进入井口、露天采场和选煤车间时由测尘工打开个体粉尘采样器电源开关，即开始工作班采样，采样人员在作业的同时进行采样。在采样过程中，不得将个体粉尘采样器从身上取下弃置一旁，不得关机、拆卸采样器和污染采样头内的滤膜。尽量避免碰撞个体粉尘采样器。

（4）采样人员离开井口、露天采场和选煤车间时，测尘工将采样人员佩戴的个体粉尘采样器收回，检查记录其最终的采样流量和采样时间后关机，询问现场生产及采样情况并记录在粉尘数据卡上。

（5）将收回的个体粉尘采样器带回实验室，取出采样头内的滤膜，经对折两次后装入样品袋内。应注意检查采样后的滤膜是否完整，是否有人为污染等。用酒精棉球擦拭采样头，晾干后组装待用。

6. 样品分析

1）样品检查

现场采样后，实验室在收到样品进行称量分析前，应对样品进行检查核对，有下列问题之一者，视为无效样品：

（1）滤膜袋编号与记录编号不一致。

（2）采样后，载尘滤膜装错袋。

（3）采样前和采样后采样流量超过规定流量的±5%。

（4）载尘滤膜有肉眼可见的损伤或大颗粒粉尘。

（5）其他损坏等。

2）滤尘膜的称量

载尘滤膜的称量同空白滤膜。称量后的滤膜要放回原样品袋，以备复查或作呼吸性粉尘游离二氧化硅含量的分析。

3）8 h 时间加权平均浓度的计算

（1）按式（4－1）计算空气中粉尘浓度。

（2）按下式计算时间加权平均浓度：

$$C_{\mathrm{TWA}}=\frac{CT}{8} \tag{4-4}$$

式中 C_{TWA}——8 h 时间加权平均浓度，mg/m³；

C——空气中粉尘浓度，mg/m³；

T——工人接触时间，h；

8——一个工作日的工作时间，对于接触时间不足 8 h 或大于 8 h 者，仍以 8 h 计算。

（二）定点采样的（8 h）时间加权平均浓度测定

采样点选择和布置的原则同短时间接触浓度的测定。对于选煤车间、煤仓放煤口、机电硐室和运输转载点等固定作业场所来说，比较容易选择采样点。但对于采、掘（剥）等不固定的作业场所选择采样点就比较复杂。因为这些作业场所会随着工作面的推进而移动，况且爆破时可能影响采样的进行，所以在不固定的作业场所选择采样点时，除不违背选择采样点要有代表性这一基本原则外，还要考虑到避免采样时因工人作业和爆破而中止采样等现象的发生。

1. 全工作日（工作班）连续一次采样

（1）在采样点架设工作班粉尘采样器（目前尚无国产防爆型工作班粉尘

采样器，可用个体粉尘采样器代替）进行定点采样。采样器的架设高度相当于工人呼吸带高度，工人作业开始即开机采样，连续采样一个工作班。

（2）做好现场采样记录。采样结束后，称量经干燥的载尘滤膜，计算粉尘增量。

（3）时间加权平均浓度的计算，分以下两个步骤：

① 按式（4－1）计算空气中粉尘浓度。

② 按式（4－4）计算 8 h 时间加权平均浓度。

［例 4－1］为评价某高档普采工作面防尘措施的效果，在工作面的下风侧架设工作班粉尘采样器进行呼吸性粉尘时间加权平均浓度测定。采样流量为 2 L/min，采样时间为 7.5 h（即工人接尘时间按 450 min 计），采样前滤膜质量为 31.50 mg，采样后滤膜质量为 36.15 mg。试计算 8 h 时间加权平均浓度。

解：由式（4－1）可得空气中粉尘浓度为

$$C=\frac{36.15-31.50}{2\times 450}\times 1000=5.2(\mathrm{mg/m^3})$$

由式（4－4）可得 8 h 时间加权平均浓度为

$$C_{\mathrm{TWA}}=\frac{5.2\times 7.5}{8}=4.9(\mathrm{mg/m^3})$$

2. 分段不连续多次采样

（1）时段的划分原则。如果工作班内只有一个生产工序（如煤仓放煤口、选煤车间等），可根据粉尘浓度高低划分为几个时段；如果工作班内有多个生产工序（如采、掘工作面等），可按生产工序划分时段。

（2）在采样点架设短时间粉尘采样器对不同时段分别进行定点采样。采样器的架设高度相当于工人呼吸带高度，在不同时段内空气中粉尘分布较均匀时开始采样。每次的采样时间可不限于 15 min，对较长的时段可进行两次或两次以上的采样。总之，每次采样持续时间之和越长越具有代表性。

（3）做好现场采样记录。采样结束后，称量经干燥的载尘滤膜，计算粉尘质量。

（4）时间加权平均浓度的计算分为以下两个步骤：

① 按式（4－1）分别计算每个时段接触的粉尘浓度，按采样的先后顺序分别以 C_1，C_2，…，C_n 表示。如在同一时段进行了多次采样，可将几次采样的滤膜粉尘增量和采样时间分别相加，合并计算该时段接触的粉尘浓度。

② 按下式计算 8 h 时间加权平均浓度：

$$C_{\mathrm{TWA}}=\frac{C_1T_1+C_2T_2+\cdots+C_nT_n}{8} \tag{4-5}$$

式中 C_{TWA}——8 h 工作日接触化学有害因素的时间加权平均浓度，mg/m^3；

8——一个工作日的工作时间(h)，工作时间不足 8 h 者，仍以 8 h 计；

C_1，C_2，…，C_n——T_1，T_2，…，T_n 时间段接触的相应浓度；

T_1，T_2，…，T_n——C_1，C_2，…，C_n 浓度下相应的持续接触时间。

[例 4-2] 某掘进工作面作业人员一个工作班接触粉尘情况如下：打眼 2.0 h，接触呼吸性粉尘浓度为 2.0 mg/m^3；爆破 0.5 h，接触呼吸性粉尘浓度为 1.5 mg/m^3；耙装 2.5 h，接触呼吸性粉尘浓度为 2.0 mg/m^3；其他 2.5 h，接触呼吸性粉尘浓度为 0.3 mg/m^3。据此计算 8 h 时间加权平均浓度。

解：由式（4-5）可得 8 h 时间加权平均浓度为

$$C_{\mathrm{TWA}}=\frac{2.0\times2.0+1.5\times0.5+2.0\times2.5+0.5\times1.5+0.3\times2.5}{8}=1.4(mg/m^3)$$

七、影响粉尘浓度测定结果的因素及控制措施

影响粉尘浓度测定结果的因素较多，其中主要有测尘仪器、采样方法及采样过程等几个方面。

1. 测尘仪器

1）粉尘采样器

粉尘采样器采样流量正确与否，呼吸性粉尘采样头加工精度是否符合要求，个体粉尘采样器连续工作时间是否能满足煤矿一个工作班的要求等都将影响粉尘采样结果。

影响粉尘采样器采样流量的因素有流量计示值误差、采样流量稳定性、采样器负载特性等。对于用薄膜泵作抽气泵的采样器，如果不能将产生的脉动气流处理好，玻璃转子流量计显示的流量与实际的采样流量将产生较大误差，有时这种误差可高达25%以上。

2）分析天平

分析天平的感量不同，对测尘误差的影响也不同。例如，用感量为0.1 mg

的分析天平称量时，滤膜上粉尘增量为 1 mg 时，其相对误差为 14.1%；如用感量为 0.01 mg 的电子分析天平称量，其相对误差仅为 1.4%。

3）滤膜

目前常用的测尘滤膜，粉尘阻留率可达 99%，滤膜被污染、厚薄不均、撕裂或有小孔都可能影响采样效率。滤膜上的静电常使称量困难并造成称量误差，在称量滤膜前应尽可能消除静电。尤其在个体呼吸性粉尘采样时，要求用静电消除器消除滤膜上的静电。

2. 采样过程对粉尘浓度测定结果的影响

1）采用定点粉尘浓度测定时的影响因素

进行定点粉尘浓度测定时，采样过程中的每一环节，如果不能按照采样规定正确操作，都会使粉尘浓度测定结果产生误差。导致误差产生的因素主要有以下几点：

（1）采样点的选择。

（2）采样时机。

（3）采样头进气口受尘方向。

（4）采样流量的准确性与稳定性。

（5）采样持续时间。

2）采用个体粉尘采样器测定时的影响因素

采用个体粉尘采样器测定呼吸性粉尘浓度时，影响测尘结果的因素有以下几个点：

（1）粉尘数据卡的填写。

（2）采样前后采样流量的变化。

（3）个体粉尘采样器的佩戴。

（4）采样时间的记录。

（5）采样头的容尘量。

（6）样品的包装与传递。

3. 滤膜称量对粉尘测定结果的影响

（1）滤膜的干燥处理未能使其恒重。

（2）天平室的温度、湿度、气流等环境条件的变化。

（3）称量人员粗心大意，在记录中误记、漏记数据，编号错乱和操作天平失误等。

（4）采样前后由不同人员对滤膜进行称量等。

4. 控制措施

（1）粉尘浓度测定所用的粉尘采样器、分析天平、计时器等应按国家计量部门的要求定期进行计量检定，合格后方可使用。仪器的使用要按使用说明书正确操作，出现故障要及时排除。

（2）采样过程的质量控制作业包括：测尘工的培训，要求持证上岗；采样的每个环节都要按国家规定的方法标准和采样规范进行操作。

（3）天平室应设在洁净、无大型电磁设备和振动干扰小的场所。滤膜称量的质量控制应符合实验室质量控制要求，每次称量前应将分析天平提前开机预热半小时以上，待稳定后再校准、称量。若使用空调调节室温时，要等室温相对稳定后再将分析天平开机预热。滤膜要干燥后称量，并做好称量记录。为减小称量误差，应使用感量为0.01 mg的电子分析天平称量呼吸性粉尘采样滤膜，这也是呼吸性粉尘浓度测定方法标准的规定。称量总粉尘采样滤膜时，最好也使用感量为0.01 mg的电子分析天平。

第二节　物理因素的监测与评价

一、噪声的监测与评价

1. 噪声的监测

噪声测量是为控制噪声、使其达到标准或理想要求的一个测试和调查研究过程，是求得噪声的一种或多种属性、参数的过程，通常是噪声控制的第一个步骤及最后一个步骤。噪声测量根据需要有以下类别：特定环境噪声的测量、声源噪声的测量及声学材料性能的测量。

测量噪声需要若干种类的仪器，其中常用仪器是声级计，它是测量噪声最基本、最常用的仪器。声级计按照用途分为一般声级计、脉冲声级计、积分声级计和带频谱分析仪的声级计；按照体积大小或携带形式分为袖珍式声级计、便携式声级计和台式声级计；按照指示方式分为模拟式声级计和数字式声级计；按照进度等级分为0型声级计（误差小于±0.4，台式，实验室用）、Ⅰ型（或1型）声级计（误差小于±0.7，精密级）、Ⅱ型（或2型）声级计（误差小于±1.0，通用型）、Ⅲ型（或3型）声级计（误差小于±2.0，普及型）。

使用声级计测量现场噪声前，必须对其进行校准。校准可使用声级计校准器［1000 Hz、94 dB(A)］或者活塞发生器［250 Hz、124 dB(A)］，校准时先将其适配器与声级计相连接，然后启动校准装置进行校准。测量噪声频率需配合使用滤波器，或者直接使用噪声频谱分析仪（即带滤波器的声级计），也可以使用实时噪声分析仪（FFT），这样能准确获得现场噪声的频率和沿时间轴的强度分布，为下一步的噪声控制奠定技术基础。

进行噪声测量时，对噪声仪器的主要要求包括：声级计精度等级为Ⅱ型（或2型）以上，具有A计权，使用"S"（慢）挡。可使用积分声级计或个人噪声剂量计，也要求精度等级在Ⅱ型或以上，具有A计权、C计权，使用"S"（慢）挡和"Peak"（峰值）挡。测量前对测量仪器——声级计进行校准时，若使用声级校准器［1000 Hz、94 dB(A)］，要求精度等级为Ⅰ型，或者使用活塞发声器［250 Hz、124 dB(A)］。

现场噪声测量前的准备主要包括现场调查、仪器准备、测点选择、传声器选择、测量时机和时间确定、测量条件确定等。现场调查前应正确选择测量点、测量方法和测量计时等，为此必须在测量前对工作场所进行现场调查。室外测量时应注意防止风对测试的影响，一般传声器应加防风罩。调查内容主要包括：工作场所的面积、空间、工艺区划、噪声设备布局等，绘制略图；作业流程的划分、各生产工序噪声的特性、噪声的变化规律等；预测噪声量值，判定噪声是否为稳态、空间分布是否均匀；工作人员的数量、工作路线、工作方式、停留时间等。选择测量仪器时，注意对固定工作岗位噪声强度使用声级计进行测量，流动工作岗位噪声强度使用个人噪声剂量计进行测量，或对不同的工作地点使用声级计分别测量，并计算等效声级。

使用积分声级计或个人噪声剂量计时，应设为A计权、"S"（慢）挡，取值为声级 LpA 或等效声级 LAeq。测量脉冲噪声时须使用积分声级计。选择测点时注意，固定工作岗位噪声强度的测定，测点选择应注意工作场所声场分布的均匀性。若较均匀，测量范围内A声级差大于3 dB(A）时，应选择1～3个测点；工作场所声场分布不均匀时，应将其划分为若干声级区，同一级区内声级差不超过3 dB(A)，每个区域内选择1～2个测点。测量流动工作岗位的噪声强度时，测点宜选择人员经常停留的工作地点，其中应包括人员接触噪声强度最高、接触时间最长的工作地点。作业人员工作性质为流动性时，在活动范围内每10 m设置1个采样点，或者使用剂量计。仪表控制室和劳动者休息室至少设置 1 个测点。

测量噪声时对传声器有特殊要求，传声器应放置在相当于人员工作时耳部的位置，对站姿人员为 1.50 m，对坐姿人员为 1.10 m。传声器的指向为声源的方向（此为原则性要求，传声器类型不同时，需参考相应仪器说明进行操作）。测量时声级计应固定在三脚架上并置于预测点处，若现场不适于放三脚架，可手持声级计，但应保持测试者与传声器的间距大于 0.5 m。

关于测量的时机和时间，对于稳态噪声工作场所，每个测点测量 3 次；对于非稳态噪声工作场所，应根据声级的变化［声级波动大于或等于 3 dB(A)］确定时间段，测量各时间段的等效声级，并记录这期间的时长，依据测量结果计算当天的等效声级。每次测量持续时间为 2 ~ 10 min。测量脉冲噪声时，应测量脉冲噪声的峰值（C 计权）和工作日内脉冲次数。关于测量条件的要求，测量应在正常生产情况下进行；工作场所风速超过 30 m/s 时，传声器应戴防风罩；测量时应尽量避免强磁场的干扰。

对于流动作业岗位，宜使用个人噪声剂量计进行测量。从作业人员中抽取测量对象的过程称为抽样。抽样方法包括抽样对象的选定和抽样对象数量的确定。要在现场调查的基础上，根据检测目的和要求选择抽样对象。在工作过程中，凡接触噪声的劳动者都应列为抽样对象。抽样对象应包括不同工作岗位、接触噪声强度水平最高和接触时间最长的劳动者，其余的抽样对象随机选择。确定抽样对象数量，应在测量的全部对象范围内，能够确定接触噪声强度水平最高和接触时间最长的劳动者时，每种工作岗位选定抽样对象数量如下：接触噪声强度水平最高和接触时间最长的劳动者，每种工作岗位劳动者数不足 3 名时，全部选定为抽样对象；劳动者数为 3 ~ 5 名时，抽样对象为 2 人；劳动者数为 6 ~ 10 名时，抽样对象为 3 人；劳动者数大于 10 名时，抽样对象为 4 人。

2. 噪声的评价

利用噪声原始物理量——声压对现场噪声进行分析，无法反映其对人的影响和危害，因此通常采用一定的评价参数对作业现场的噪声强度进行评价。噪声评价涉及主观和客观两方面。不同类型的噪声有各自不同的物理特性；噪声控制的目的主要包括保护人体健康，保证语言信息传递，保证机加工精度和质量等。在评价噪声时要根据不同情况选用不同的噪声评价量，制定不同的噪声控制标准，对现场噪声进行科学、合理的评价。用于噪声评价的参量很多，其中较常用的主要包括响度、响度级和计权声级等。

1）等响曲线、响度和响度级

人耳对声音的感觉与声压（声级）和频率有关，对高频声音较敏感，对低频声音较迟钝。声压或声级表示声音物理上的强弱，并不代表人对声音的主观感觉。不同频率的声音，尽管其声级相同，但人耳对其的主观感觉是不同的。为了既能表示出声音客观上的大小，又能反映声音主观感觉上的强弱，人们使用了响度级的概念。其方法是利用目标声音与基准声音进行比较，把各个频率的纯音与一定响度的 1 kHz 纯音进行比较，当听者感觉两者为一样响时，把该频率的响度级标在图上，最后便可画出一条曲线，该线上各点的响亮程度都与 1 kHz 的声音相同，得到的曲线称为等响曲线，如图 4－2 所示。

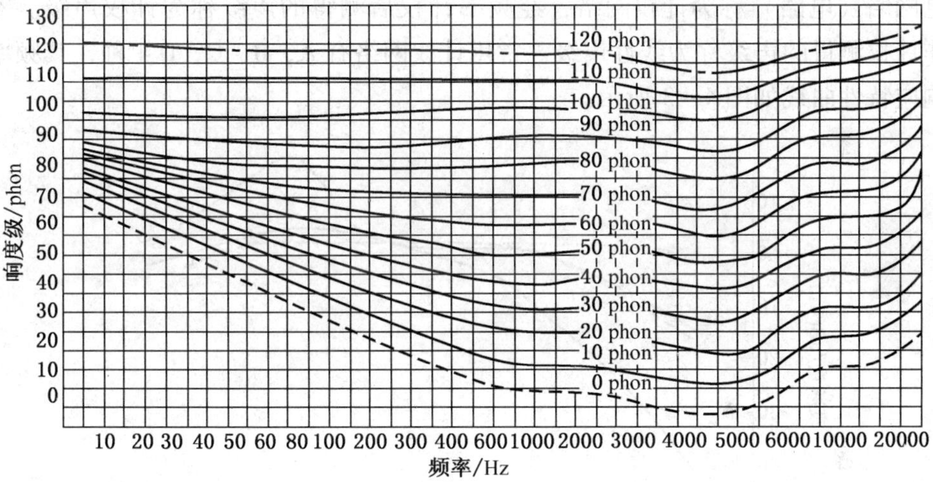

图 4－2　纯音等响曲线

把 1 kHz 纯音时声强的分贝数称为等响曲线的响度级（phon），等响曲线最下方的一条曲线（虚线）称为听阈曲线，即最小可听声场。由图 4－2 可以看出，人耳对高频，尤其是对 3～4 kHz 的声音最敏感，对低频声音则较迟钝。如响度级同为 40 phon，对于 3～4 kHz 的声音，声级约为 33 dB(A)；对1 kHz的声音，声级为 40 dB(A)；对 100 Hz 的声音，声级为 51 dB(A)；若频率低于 30 Hz，声级将升到 73 dB(A)。尽管其声级不同，但由于其均在40 phon的等响曲线上，听者感觉同样响。由此可见，人耳对声音的敏感程度因频率的不同而差别很大。响度级只能反映不同频率声音的等响感觉，不能表达一个声音比另一个响多少倍，而响度则是用来描述两个声音相差多少的主观感觉量，单位是sone。定义1 kHz纯音声级为40 dB(A）时的响度为1 sone。研究表明，响度级与响度并不成正比关系，即响度级增加一倍，声音的响度增加不止一倍。测定发现,响度级每增加10 phon时,响度加倍(主观感觉声音大了1倍),即40 phon的响度为1 sone，50 phon的响度为2 sone，60 phon的响度为4 sone。

2）计权声级

噪声测量中，为了使声音的客观物理量与人耳听觉的主观感受近似一致，需要在测量仪器中对不同频率的客观声级人为地给予适当的增减，这种使仪器反映的读数与人的主观感觉性近似的方法称为频率计权。实现这种频率计权的电网络（电路）称为计权网络，经频率计权后测得的声级称为计权声级。不作计权测得的声级称为线性声级。常用计权网络有A、B、C、D 4种，其频率响应特性曲线如图4－3所示。

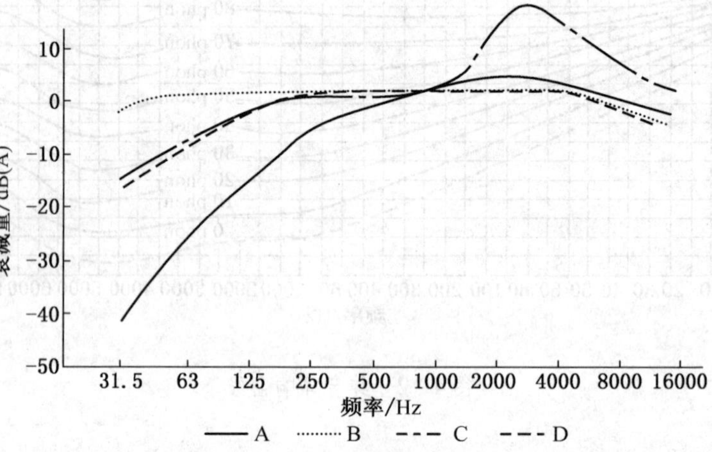

图4－3　频率计权特性曲线

这4条曲线是根据人耳对不同纯音的4种声级频率响应绘制的。A计权网络的频率曲线近似于响度为40 phon的等响曲线的倒置，A计权曲线是使用最为广泛的计权方式，因而A声级是目前应用最为广泛的噪声评价量，已成为国际标准化组织和绝大多数国家评价噪声的主要指标。多数环境、机器标准都采用A声级或以其为基准，但A声级对反映噪声的频率特性有一定的局限性。

3）等效声级

对稳态噪声常采用 A 声级进行评价。现场噪声很少能稳定地保持在同一个声级水平上，因此，对起伏变化的噪声常采用等效声级进行评价。即利用声能按时间平均的方法，求得某一段时间内随时间起伏变化的各个 A 声级的平均能量，用一个在相同时间内声能与之相等、连续稳定的 A 声级来表示该段时间内噪声的大小，称为等效连续 A 声级，记为 Leq，简称等效声级。它是以 A 声级为基础建立的，是对非稳态噪声的评价量，以 A 声级的稳态噪声代替实际变动噪声。

人们在夜间比白天对噪声更加敏感，故使用昼夜等效声级评价夜间噪声或某场所的昼夜连续噪声。昼夜等效声级是以上午 10：00 至次日早晨 7：00 的 9 h 内测得的 A 声级加 10 dB(A) 的权值，来表达夜间人们对声音的敏感度。

4）噪声评价数

为描述稳态噪声或环境噪声对人造成的听力损失、对语言的干扰程度及给人们带来的烦恼，国际标准化组织声学委员会（ISOTC43）公布了一组噪声评价曲线，即 NR 曲线或噪声评价（NR）数。噪声评价数是指 NR 曲线的号数，它是中心频率等于 1000 Hz 时倍频带声级的分贝数，它的噪声范围为 0 ~ 130 dB(A)，适用于中心频率为 31.5 ~8000 Hz 的 9 个倍频带。NR 曲线是在充分考虑高频噪声比低频噪声对人耳听力的影响、烦恼程度及对对话的干扰更为严重的前提下绘制的，在同一条 NR 曲线上，各倍频带的噪声级对人的影响被认为是相同的，如图 4 –4 所示。

NR 曲线的倍频带声级与 NR 数的关系可用下式表示：

$$NR = a + bL_p \qquad (4-6)$$

式中　a、b——常数，其数值见表 4 –5。

表 4 –5　式（4 –6）中常数 a、b 的值

中心频率/Hz	a/dB(A)	b/dB(A)	中心频率/Hz	a/dB(A)	b/dB(A)
31.5	55.4	0.681	1000	0	1.000
63	35.4	0.790	2000	–3.5	1.015
125	22.0	0.870	4000	–6.1	1.025
250	12.0	0.930	8000	–8.0	1.030
500	4.8	0.974			

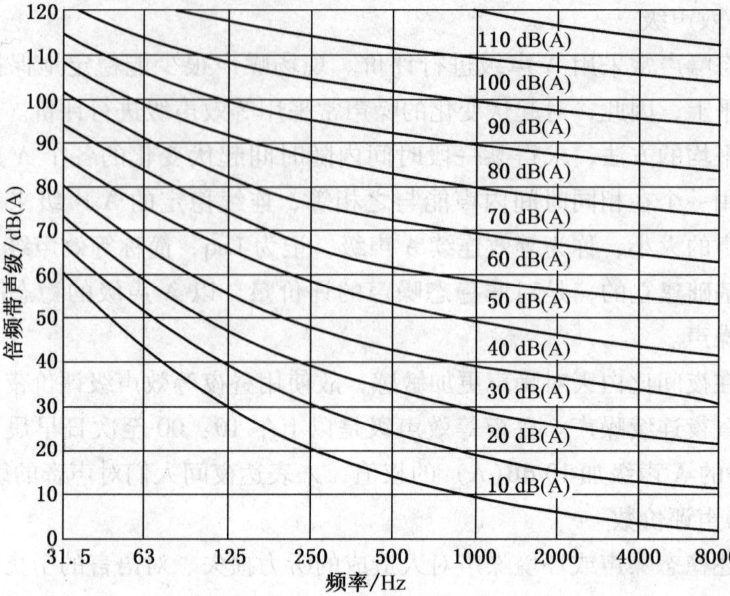

图 4-4　噪声评价数（NR 曲线）

使用 NR 曲线进行环境噪声评价的具体做法如下：首先取 8 个中心频率（63 Hz、125 Hz、250 Hz、500 Hz、1000 Hz、2000 Hz、4000 Hz、8000 Hz）进行倍频带声级测量，然后将频谱图标注在画有 NR 曲线的坐标图上。测得的频谱折线接触到的最高一条曲线的 NR 数就是被测对象的噪声评价数。人们发现，噪声评价数在反映频率特性上与 A 声级有很好的相关性。如果将任意一条 NR 曲线上的倍频带声级经 A 计权来计算它的 A 声级，可发现它们有如下近似关系：

$$NR \approx L_A - 5$$

该式说明用噪声评价数及 A 声级对现场噪声进行评价时，它们存在约 5 dB(A)的差值。

5）累积百分声级

累积百分声级又称统计声级，是指在测量时间内所有超过 L_n 声级所占百分比（$n\%$）的测量样本。如果在一段采样时间内测得了一组样本，其最低声级为 60 dB(A)，则其累积百分声级可表示为 $L_{100}=60$ dB(A)；如果有 10% 的时间测得的声级超过 65 dB(A)，则 $L_{10}=65$ dB(A)；如果有 50% 的时间测得的声级超过 70 dB(A)，则 $L_{50}=70$ dB(A)；如果有 90% 的时间测得的声级超过 80 dB(A)，则 L_{90} = 80 dB(A)。噪声测量统计中常用 L_{10}（或 L_5）表示规定时间内噪声的平均峰值，称为峰值声级；用 L_{50} 表示规定时间内的平均噪声值，称为中值或平均声级；用 L_{90}（或 L_{95}）表示规定时间内的背景噪声，称为本底声级。在累积百分声级和人们主观反映的相关性调查中，发现 L_{10} 用于评价起伏较大的噪声时相关性较好。

二、振动的监测与评价

（一）振动的监测

1. 振动监测仪器

振动监测常用仪器为振动计，又称测振仪。振动计一般由拾振器、放大器、衰减器、频率计权网络、频率限止电路、检波器和指示器等部分组成。

振动计的关键部件是拾振器。最常见的拾振器是电压式加速度计，其功能是将采集到的振动信号转换成与振动加速度成正比的电信号。由于环境振动与机械振动相比，具有振动强度小、频率低的特点，因此对加速度计的灵敏度要求较高。拾振器通常内设前置放大器，起变换信号阻抗和放大信号的作用。拾振器通常是一维的，但是振动计有三轴向的，测量值需要某轴向时，可根据放置方向的不同，分别用于测量垂直方向振级 VLz 和水平方向振级 VLx－y。振动计中的放大器用来将微弱的电信号进行放大，衰减器用来将过强的输入信号衰减到合适的程度再馈入放大器，使放大器处于正常工作状态，从而扩大振动计的量程。通常，振动计的测量范围为 60～140 dB(A)。频率计权网络是根据人体对振动的反应而设计的滤波路线，其传递函数与频率成一定的函数关系，使得能用单值测量和评价环境振动。振动计中一般包括垂直频率计权（用以测量垂直向振级）、水平频率计权（用以测量水平向振级），以及平直频率响应的加速度特征。为使振动计能对测量数据进行统计与分析处理，有的振动计在内部装有数据处理单元，或通过接口电路连接外部计算机，进行测量数据的统计及分析处理。

使用振动计测量现场振动前需对仪器进行校准，以使仪器在保持正常灵敏度的情况下工作。仪器传感器的灵敏度随时间发生变化，而仪器内部的电校准信号也会发生变化，因此必须对传感器和整机灵敏度进行定期校准，特别是使用前应进行校准。根据测量需要，传感器可选择垂直或水平方向放置，这时要选择相应的频率计权特性。测量振源强度时，应在同一位置测量背景振动，即测量振源停止振动时，由周围其他振源引起的地面振动。当背景振动值与振源振动实测值之差在 10 dB(A) 以上时，则测量值有效；当背景振动值与振源振动实测值之差小于 10 dB(A) 时，振源的实际振动值应进行修正。

2. 振动测量与监测

1）频率范围和传感器要求

测量的频率范围至少应为 5～1500 Hz，振动传感器必须体积小，质量轻，其横向灵敏度至少应比要测量轴向的低 20 dB(A)。对峰值很高的加速度信号，必须正确选择传感器。传感器的测量范围应能满足这类振动测量的要求。共振频率应当在 25 kHz 以上。最好是在振动表面和传感器之间插入一个经适当标定的具有线性传递函数的低通机械滤波器，以降低信号的高频分量（3000 Hz 以上分量）产生的峰值。

2）振动三轴向定位

振动的测量需描述振动方向。国际标准化组织关于振动方向按互相垂直的 3 个轴对全身振动和局部振动（手传振动）作了规定。对于手传振动，以手第三掌骨远端为中心，沿前臂长轴方向的振动为 Z 轴振动；沿与掌面平行，但与 Z 轴垂直的振动为 Y 轴振动；与掌面垂直的振动为 X 轴振动。对于全身振动，用以人体某一位置为中心的正交坐标系描述，头足方向为 Z 轴振动，胸背方向为 X 轴振动，左右方向为 Y 轴振动（图 4－5）。分别测量三轴向振动的频率计权加速度，取其中的最大值作为评价量。

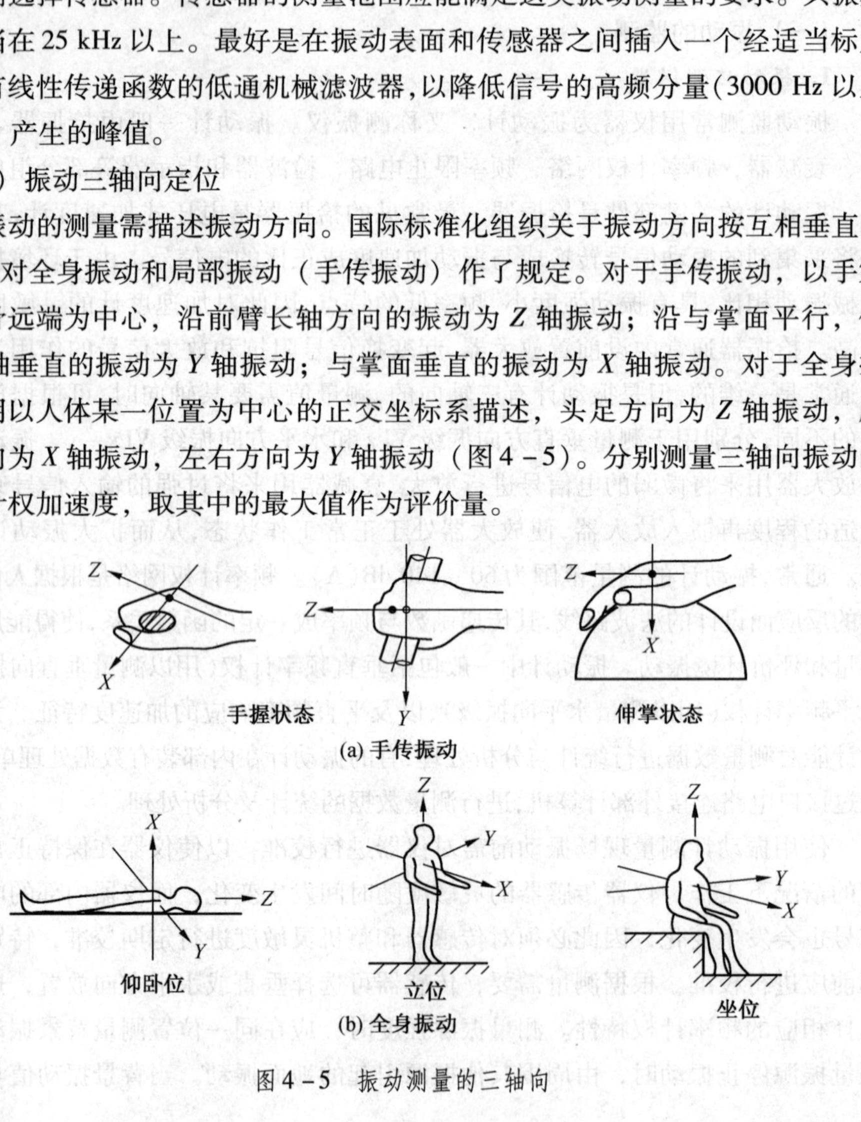

图 4－5　振动测量的三轴向

3）加速度计的固定

将加速度计按三轴向方位固定于所测振动工具的手柄或振动物体上，固定应尽可能牢固，手传振动的测量常用夹具安装加速度计。使用压电式加速度计测量高能量连续冲击式振动时，当瞬间加速度消失后，加速度计的输出不能返零位，出现“零漂”现象，可使低频区测量值偏大。此时可在振动体与加速度计之间加一个低通机械滤波器，以防止结果失真，并能保护加速度计。

3. 手传振动的测量

手传振动是指生产过程中使用气动或电动驱动的手持式振动工具或接触受振工件时，直接作用或传递到人手臂的机械振动或冲击。手传振动的测量采用日接振时间参数。日接振时间是指一个工作日中使用手持式振动工具或接触受振工件的累积接振时间，单位为h。

测量采用设有计权网络的手传振动专用测量仪，直接读取计权加速度或计权加速度级。测量仪器覆盖的频率范围至少为5～1500 Hz，振动传感器必须体积小、质量轻，选用压电式或电荷式加速度计，其横向灵敏度应小于10%，由指示器读取振动加速度或加速度级的均方根值。对振动信号进行1/1或1/3倍频程谱分析时，其滤波特性应符合GB/T 7861的相关规定。测量前应对仪器进行校准。测量时，应按生物力学坐标系分别测量3个轴向振动的频率计权加速度，并取三轴中有最大值方向的测量值作为被测工具或工件的手传振动值。测量时可直接读取计权加速度值（m/s^2）。如果只获得1/1或1/3倍频程各中心频带加速度均方根值，则应换算成频率计权加速度，并计算出对应的频率计权加速度。

（二）振动的评价

振动的不良影响与振动频率、强度和接振时间有关。振动频率在6～16 Hz之间时,危害与频率无关;振动频率在16～1500 Hz之间时,随频率的增加有害作用减少。目前,局部振动评价标准依据计权和接振时间确定,即以4 h等能量频率计权加速度作为人体接振强度的定量指标。频率计权根据频率对测定值进行修正,即根据不同频率振动对机体的效应,赋予各频带相应的计权系数。

1. 频率计权加速度有效值

如果振动测试仪器有计权网络部分，可直接读取频率计权加速度有效值。没有计权网络部分的仪器，需分别测量各频带的加速度，再按下式计算频率计权加速度有效值：

$$a_{hw} = \sqrt{\sum_{i=1}^{n} (K_i a_{hi})^2}$$

式中　a_{hw}——手传振动频率计权加速度有效值；

n——1/1 或 1/3 倍频程总频段数频带数；

K_i——1/1 或 1/3 倍频程第 i 频段相应的计权系数；

a_{hi}——1/1 或 1/3 倍频程第 i 频段加速度有效值。

2. 4 h 等能量频率计权加速度有效值

在日接振时间不足或超过 4 h 时，要将其换算为相当于接振 4 h 的频率计权振动加速度值，可用下式计算：

$$a_{hw(4)} = \sqrt{\frac{T}{4}} a_{hw(T)}$$

式中　$a_{hw(T)}$——频率计权振动加速度；

T——日接振时间，h/d。

三、高温的监测与评价

1. 高温的监测

对于高温作业，有两种不同的测定和评价方法：一种方法是使用通风干湿表进行测定，根据室内外温差对岗位进行评价；另一种方法是使用综合温度测试仪（WBGT 指数测定仪）进行测定，根据作业岗位的综合温度结合体力劳动指数或劳动作业时间进行岗位评价或分级。

标准《工作场所物理因素测量　高温》（GBZ/T 189.7—2007）规定使用 WBGT 指数测定仪测量高温。仪器的 WBGT 指数测量范围为 21～49 ℃，可用于直接测量。测量时需使用部分辅助设备，如三脚架、线缆、校正模块等。测量前应进行现场调查，调查内容包括：了解每年或工期内最热月份工作环境的温度变化幅度和规律；调查工作现场的面积、空间、作业和休息区域的划分，以及隔热设施、热源分布、作业方式等一般情况，并绘制简图；调查工作流程，包括生产工艺、加热温度、加热时间和生产方式等；调查工作人员的数量、工作路线、在工作地点停留时间、频度及持续时间等。仪器使用可参照使用说明书，并应接受培训。

测点的选择：工作场所无生产性热源时，可选择 3 个测点，取其平均值；存在生产性热源的工作场所，需选择 3～5 个测点，取其平均值。工作场所被隔离为不同热环境或通风环境时，每个区域内设置 2 个测点，取其平均值。选择测点位置时应包括温度最高和通风最差的工作地点。当作业为流动性时，在流动范围内取相对固定的工作地点分别进行测量，计算时间加权 WBGT 指数。测点高度立位作业为 1.5 m，坐位作业为 1.1 m。作业人员实际受热不均匀时，应分别测量头部、腹部和踝部的温度。高度：立位作业为 1.7 m、1.1 m、0.1 m，坐位作业为 1.1 m、0.6 m 和 0.1 m。

关于测量时间，对于常年从事高温作业的，应在夏季最热月份测量；对于不定期接触高温的作业，应在工期内最热月份测量；从事室外作业的，在最热月份晴天有太阳辐射时测量。作业环境热源稳定时，每天测 3 次，工作班开始后及结束前 0.5 h 分别测量 1 次，工作中测量 1 次，取平均值。如在规定时间内停产，测量时间可提前或推后。作业环境热源不稳定、生产工艺周期变化较大时，分别测量并计算时间加权平均 WBGT 指数。测量持续时间取决于测量仪器的反应时间。

测量时应注意，应在正常生产情况下进行测量，测量期间避免受到人为气流影响，WBGT 指数测定仪应固定在三脚架上；同时，应注意避免物体阻挡辐射热或者人为气流；测量时不要站立在靠近设备附近的地方；环境温度超过 60 ℃时，可使用遥测方式将主机与温度传感器分离。

2. 高温作业的评价

对于作业现场是否可判别为高温作业，标准即为当生产劳动过程中作业地点平均 WBGT 指数等于或大于 25 ℃时，即可将该作业定义为高温作业。对于高温作业的评价，一般可按照高温作业分级相关标准进行分析和评价。根据高温作业分级标准，可按工作地点 WBGT 指数和接触高温作业时间将高温作业分为 4 级，级别越高表示热强度越大。

第三节 毒物的监测与评价

一、氮氧化物的检测与监测

1. 矿井氮氧化物的检测

1）检测管法

按照《矿井空气中有害气体氮氧化物测定方法（检测管法）》（MT 279—

1994）的规定进行检测。

2）仪器直读法

采用便携式煤矿矿山用气体分析仪、便携式高级煤矿气体安全分析仪、移动式煤矿环境气体安全遥测系统进行现场检测。检测范围：（0～20）$\times 10^{-6}$。

3）气相色谱法

可到现场进行采样，用 SRI8610－0071－2 型便携式气相色谱仪进行现场分析，SRI8610 系列便携式气相色谱仪一次进样能够分析氮氧化物等多种气体，也可带回实验室进行气相色谱分析。

2. 矿井氮氧化物的监测

（1）监测点和时间的选择：应选择有代表性的作业地点，其中应包括空气中有害物质浓度最高、作业人员接触时间最长的作业地点。采样应在正常生产状态下进行。在不影响作业人员工作的情况下，采样点要尽可能靠近作业人员，空气收集器尽量接近作业人员工作时的呼吸带。

（2）氮氧化物至少每 3 个月监测 1 次。

二、碳氧化物的检测与监测

1. 矿井碳氧化物的检测

对于一氧化碳和二氧化碳的检测，一般应用一氧化碳和二氧化碳检定器，也可以采用便携式一氧化碳检测仪和便携式二氧化碳检测仪，由作业人员或管理者携带。由于便携式仪器方便携带，且可以声光报警，因此得到了广泛应用。

2. 矿井碳氧化物的监测

（1）矿井总回风巷或一翼回风流中二氧化碳浓度超过 0.75%，必须立即报告矿长和矿井技术负责人，查明原因，进行处理。

（2）采区回风巷、采掘工作面回风流中二氧化碳浓度超过 1.5% 时，必须停止工作，撤出人员，并立即报告矿长和矿井技术负责人，采取措施进行处理。

（3）停风区内二氧化碳浓度超过 1.5% 时，必须制定排除二氧化碳的安全措施，控制风流，使排出的风流在同全风压风流混合处的二氧化碳浓度都不得超过 1.5%，回风系统内必须停电撤人。只有经过检查证实恢复通风的巷道风流中二氧化碳浓度不超过 1.5% 时，方可人工恢复局部通风机供风巷道中电气设备的供电。

（4）碳氧化物至少每 3 个月监测 1 次。

三、硫化氢的检测与监测

硫化氢气体的检测和监测可采用实验室分析和现场监测。前者是在作业场所采集空气，然后送实验室进行分析，这种方法的测定结果较准确，但是费时，操作较复杂。现场硫化氢气体的检测和监测可有硫化氢监测仪和快速化学分析方法，这两种方法能满足现场快速检测的需要，目前应用较多。硫化氢应至少每月监测 1 次，煤层有自燃倾向的，根据需要随时监测。

1. 固定式连续监测仪

固定式连续监测仪可以连续一天 24 h 探测硫化氢气体，并具有报警功能。

2. 便携式监测仪

常用的便携式硫化氢监测仪有硫化氢库伦监测仪和硫化氢气敏电极监测仪。这两种仪器体积小，便于移动，携带方便，灵敏度较高，适用于现场对硫化氢检测的需要。

3. 快速化学分析方法

常用的有醋酸铅检测管法和醋酸铅指示纸法。醋酸铅检测管法的原理如下：当空气通过检测管时,空气中的硫化氢能与吸附在硅胶上的醋酸铅迅速反应,生成褐色的硫化铅,根据颜色的变化来定量确定硫化氢的含量。醋酸铅指示纸法的原理与检测管法相同,含有醋酸铅的指示纸与硫化氢作用产生褐色的硫化铅沉积在指示纸上,把指示纸的颜色与标准比色板相比较,确定硫化氢的浓度。这两种方法经济便宜,操作方便,对定量和定性分析效果均较好,但是它们的选择性和准确度有限,测量的精度低于采用实验室分析方法和监测仪得到的结果。

四、煤矿作业场所主要化学毒物浓度限值

煤矿采掘工作面的进风流中，氧气浓度不低于 20%，有害气体的浓度不超过表 4－6 的规定。

表 4－6　煤矿作业场所主要化学毒物浓度限值　　%

化学毒物名称	最高允许浓度	化学毒物名称	最高允许浓度
一氧化碳（CO）	0.0024	二氧化碳（CO_2）	0.5
氧化氮 [换算成二氧化氮（NO_2）]	0.00025	硫化氢（H_2S）	0.00066

第五章 职业病危害防治措施

第一节 粉尘危害的防治措施

一、粉尘的控制

据报道，我国作业场所存在有毒有害粉尘的企业超过1600万家，受到职业病危害的人数超过2亿。我国职业病目录中有132种职业病，其中有13种尘肺，这包括矽肺、煤工尘肺、石墨尘肺、炭黑尘肺、石棉肺、滑石尘肺、水泥尘肺、云母尘肺、陶工尘肺、铝尘肺、电焊工尘肺、铸工尘肺和其他类尘肺。在全部报告职业病例中，尘肺病约占90%。粉尘虽是对工人健康危害十分严重的职业性有害因素，但粉尘毕竟是人类生产活动所产生的，在一定意义上说是人为的有害因素。因此，依靠人类文明、认识的提高以及知识的增加和技术的发展，粉尘应该是可以预防和控制的。

（一）粉尘危害控制的原则

目前，粉尘对人造成的危害，特别是尘肺病尚无特异性治疗方法，因此预防粉尘危害，加强对粉尘作业的劳动防护管理十分重要。粉尘作业的劳动防护管理应遵守三级防护原则。

1. 一级防护

只要认真做好一级防护，切实采取措施，把粉尘浓度降低到国家卫生标准以下，就可以降低粉尘所致疾病的发病率。做好一级预防，领导重视、依法治理是根本，工程防护是关键，卫生监督是保证。

1） 主要措施

一级预防的主要措施如下：综合防尘，即改革生产工艺、生产设备，尽量将手工操作变为机械化、自动化、密闭化、遥控化操作；尽可能采用不含或含游离二氧化硅低的材料代替含游离二氧化硅高的材料；在工艺要求许可的条件下，尽可能采用湿法作业；使用个人防尘用品，做好个人防护。

2）定期检测

对作业环境的粉尘浓度实施定期检测，使作业环境的粉尘浓度在国家标准规定的允许范围之内。

3）健康体检

根据国家有关规定，对工人进行就业前的职业健康体检，对患有职业禁忌证、未成年人、女职工，不得安排其从事禁忌范围的工作。

4）宣传教育

普及防尘的基本知识。

5）加强维护

对除尘系统必须加强维护和管理，使除尘系统处于完好、有效状态。

2. 二级防护

二级防护的主要措施如下：建立专人负责的防尘机构，制定防尘规划和各项规章制度；对新从事护尘作业的职工，必须进行健康检查；对在职的从事接尘作业的职工，必须定期进行健康检查，发现不宜从事接尘工作的职工要及时调离。

3. 三级防护

三级防护的主要措施如下：对已确诊为尘肺的职工，应及时调离原工作岗位，安排合理的治疗或疗养，患者的社会保险待遇应按国家有关规定办理。

（二）煤矿粉尘治理的工程防护措施

要达到防止粉尘产生、降低粉尘浓度的目的，工程防护是关键。工程防护要从把好设计关开始，真正做到“三同时”，即卫生防护措施和生产工艺同时设计、同时施工、同时投入使用，对已有的生产设备和生产工艺，要依靠设备革新和工艺改革减少粉尘的产生。八字方针是综合治理粉尘的宝贵经验。

（1）宣：指宣传教育，按照党的方针、政策进行宣传。既要宣传尘肺的基本知识及粉尘的危害性，也要宣传尘肺是可以预防的，使群众充分认识到搞好防尘和预防尘肺是关系到广大接尘作业工人健康和促进生产的大事。加强组织领导和发动群众是做好防尘工作的关键措施。

（2）革：指生产工艺和生产设备的技术革新。这是消除粉尘危害的根本途径。

(3) 水：指湿式作业。这是防止粉尘飞扬的有效措施。很多厂矿已经广泛采用了湿式作业，并积累了不少经验。

(4) 密：指把粉尘的发生源密闭起来。凡产生粉尘的设备应尽量密闭起来，密闭设备应和局部抽出式机械风结合在一起。

(5) 风：指利用风来达到除尘的目的。一般矿井要有自然通风系统，使含尘空气按设计的路线自然排出。也可采用机械通风，如压入式局部通风就是利用风机将新鲜空气沿风筒压入工作面，使含尘空气沿巷道排出。

(6) 护：指个人防护和增强体质。个人防护的目的是防止粉尘进入呼吸道。

(7) 管：指加强技术管理，建立必要的防尘制度和防尘设备维修管理制度等。

(8) 查：指对接尘作业工人的健康检查，对生产环境的定期测尘及督促检查。

煤矿作业场所空气中飘浮的粉尘，由于重力作用逐渐向下沉降，沉积在工作面的底板、巷道壁、机电设备的表面。粉尘在这种沉积状态下，并不能直接被吸入呼吸道对人体造成危害，但由于生产中机械运转、局部通风、人员走动、爆破等原因，会使已沉积的粉尘再次飞扬形成二次扬尘，增加作业场所空气中的粉尘浓度，加重对人体的危害性。如果遇到瓦斯或煤尘爆炸，爆炸产生的冲击波会使沉积的煤尘扬起，扬起的煤尘参与爆炸，使瓦斯或煤尘爆炸产生更严重的后果。煤矿工人长期吸入过量的呼吸性粉尘导致的尘肺居全国各类职业病之首，目前我国煤矿主要采取以水、风为主的综合工程防尘技术。

1. 矿井防尘供水系统

矿井防尘供水系统是煤矿粉尘治理的重要基础设施，矿井必须建立完善的防尘供水系统。防尘供水管路除了敷设到采掘工作面，还应当敷设到所有能产生粉尘和沉积粉尘的地点。如主要运输巷、带式输送机斜井与平巷、上山与下山、采区运输巷与回风巷、采煤工作面运输巷与回风巷、掘进巷道、煤仓放煤口、溜煤眼放煤口、卸载点等地点，每隔 50 ~ 60 m 都应安设支管和阀门，以供冲洗巷道等使用。我国大多数煤矿粉尘属于疏水性粉尘，可使用降尘剂提高降尘效果。为避免二次污染，要求降尘剂应当无毒、无腐蚀、不污染环境。

为此《煤矿作业场所职业病危害防治规定》第三十八条要求：

（1）井工煤矿必须建立防尘洒水系统。永久性防尘水池容量不得小于 200 m^3，且贮水量不得小于井下连续 2 h 的用水量，备用水池贮水量不得小于永久性防尘水池的 50%。

（2）防尘管路应当敷设到所有能产生粉尘和沉积粉尘的地点，没有防尘供水管路的采掘工作面不得生产。静压供水管路管径应当满足矿井防尘用水量的要求，强度应当满足静压水压力的要求。

（3）防尘用水水质悬浮物的含量不得超过 30 mg/L，粒径不大于 0. 3 mm，水的 pH 值应当在 6 ~9 范围内，水的碳酸盐硬度不超过 3 mmol/L。使用降尘剂时，降尘剂应当无毒、无腐蚀、不污染环境。

2. 掘进井巷和硐室防尘措施

水炮泥是用盛水的塑料袋代替或部分代替炮泥充填于炮眼内，爆破时被汽化结成雾滴，采用水炮泥比单纯用土炮泥时的粉尘浓度降低 20% ~50%；湿式打眼较干式打眼的产尘量降低 94% ~98%。因此，必须使用水炮泥和湿式打眼。喷雾降尘过程是水雾粒与尘粒因凝结而沉降的过程。高压喷雾具有高效降尘等优点。研究表明，随着喷雾压力的提高，降尘效率也随之升高，当喷雾压力超过 12. 5 MPa 时，降尘效果提高并不明显。现场调研结果表明，喷雾压力达到 8 MPa 以上时采掘工作面的喷雾降尘效率可达 80% 以上，综合考虑经济和降尘效果，将最低喷雾压力定为 8 MPa。

为此《煤矿作业场所职业病危害防治规定》第三十九条要求：井工煤矿掘进井巷和硐室时，必须采用湿式钻眼，使用水炮泥，爆破前后冲洗井壁巷帮，爆破过程中采用高压喷雾（喷雾压力不低于 8 MPa）或者压气喷雾降尘、装岩（煤）洒水和净化风流等综合防尘措施。

3. 井工煤矿钻孔施工过程的防尘措施

煤矿井下钻孔施工过程一般使用湿式钻孔，但有些区域受地质条件限制难以采取湿式钻孔，只能采用干式钻孔。干式钻孔粉尘产生量大，必须采取除尘器除尘，结合当前钻孔除尘技术的现状，除尘器的呼吸性粉尘除尘效率不得低于 90%。

为此《煤矿作业场所职业病危害防治规定》第四十条要求：井工煤矿在煤、岩层中钻孔，应当采取湿式作业。煤（岩）与瓦斯突出煤层或者软煤层中难以采取湿式钻孔时，可以采取干式钻孔，但必须采取除尘器捕尘、除尘，除尘器的呼吸性粉尘除尘效率不得低于90%。

4. 煤矿炮采工作面综合防尘措施及技术参数

水炮泥是用盛水的塑料袋代替或部分代替炮泥充填于炮眼内，爆破时被汽化结成雾滴，采用水炮泥比单纯用土炮泥时的粉尘浓度降低20% ~50%；湿式打眼较干式打眼的产尘量降低94% ~98%。因此，必须使用水炮泥和湿式打眼。喷雾降尘过程是水雾粒与尘粒因凝结而沉降的过程。高压喷雾具有高效降尘等优点。研究表明，随着喷雾压力的提高，降尘效率也随之升高，当喷雾压力超过12.5 MPa时，降尘效果提高并不明显。现场调研结果表明，喷雾压力达到8 MPa以上时采掘工作面的喷雾降尘效率可达80%以上，综合考虑经济和降尘效果，将最低喷雾压力定为8 MPa。

为此《煤矿作业场所职业病危害防治规定》第四十一条要求：井工煤矿炮采工作面应当采取湿式钻眼，使用水炮泥，爆破前后应当冲洗煤壁，爆破时应当采用高压喷雾（喷雾压力不低于8 MPa）或者压气喷雾降尘，出煤时应当洒水降尘。

5. 机采工作面综合防尘措施

机采工作面是煤矿井下主要产尘点之一，产尘工序包括采煤机割煤、液压支架降柱移架、破碎机破煤及放顶煤等。为抑制采煤工作面产生的粉尘，改善劳动条件，要求采煤机必须安装内外喷雾装置，割煤时必须喷雾降尘，液压支架必须安装自动喷雾降尘装置，破碎机必须安装防尘罩，并加装喷雾装置或者除尘器等。由于目前国内采煤机内喷雾使用寿命短，降尘效果得不到保证，为了进一步提高采煤工作面降尘效果，还要求内喷雾装置不能正常使用时，外喷雾压力不得低于8 MPa。放顶煤时煤尘随落煤逸出，产尘强度大，低压喷雾不能控制粉尘扩散，因此，规定放顶煤采煤工作面的放煤口必须安装高压喷雾装置（喷雾压力不低于8 MPa）或者采取压气喷雾降尘。采煤工作面防尘措施的降尘效率必须符合《煤矿井下粉尘综合防治技术规范》（AQ 1020—2006）的要求。建议煤矿企业在采购采煤机时应充分考虑内喷雾防尘性能。

为此《煤矿作业场所职业病危害防治规定》第四十二条要求：井工煤矿采煤机作业时，必须使用内、外喷雾装置。内喷雾压力不得低于2 MPa，外喷雾压力不得低于4 MPa。内喷雾装置不能正常使用时，外喷雾压力不得低于8 MPa，否则采煤机必须停机。液压支架必须安装自动喷雾降尘装置，实现降柱、移架同步喷雾。破碎机必须安装防尘罩，并加装喷雾装置或者除尘器。放顶煤采煤工作面的放煤口，必须安装高压喷雾装置（喷雾压力不低于 8 MPa）或者采取压气喷雾降尘。

6. 机掘工作面综合防尘措施

机掘工作面是煤矿井下尘肺病患病率最高的作业点。由于掘进工作面为独头，污风（或称乏风）必会经过人员作业段，采用单一降尘措施难以将工作面粉尘浓度降低到规定要求。因此规定掘进机截割时应当使用内、外喷雾装置和控尘装置、除尘器等构成的综合防尘系统。但根据现场调研情况，目前国内掘进机内喷雾使用寿命短，降尘效果得不到保证，为了进一步提高机掘工作面的降尘效果，还要求内喷雾装置不能正常使用时，外喷雾压力不得低于8 MPa。目前国内在综掘工作面防尘系统以“注、控、抽、喷”为主要技术途径，形成了“快速注水、涡流控尘、抽尘净化、喷雾降尘”的综合防尘措施，可使机掘工作面呼吸性粉尘浓度降低 80% ~95%。

为此《煤矿作业场所职业病危害防治规定》第四十三条要求：井工煤矿掘进机作业时，应当使用内、外喷雾装置和控尘装置、除尘器等构成的综合防尘系统。掘进机内喷雾压力不得低于 2 MPa，外喷雾压力不得低于 4 MPa。内喷雾装置不能正常使用时，外喷雾压力不得低于 8 MPa；除尘器的呼吸性粉尘除尘效率不得低于 90%。

7. 采煤工作面回风巷、掘进工作面回风侧风流净化措施

为了防止采掘工作面产生的粉尘随风流向其他作业地点扩散，要求采煤工作面回风巷、掘进工作面回风侧应当分别安设风流净化水幕。目前，风流净化水幕分为手动控制和自动控制两种，手动控制容易造成管理人员疏忽而忘记开关水幕，不能有效净化风流。因此，要求必须采取自动控制水幕，为了提高风流净化效果，要求至少安设 2 道自动控制风流净化水幕。

为此《煤矿作业场所职业病危害防治规定》第四十四条要求：井工煤矿的采煤工作面回风巷、掘进工作面回风侧应当分别安设至少 2 道自动控制风流净化水幕。

8. 煤仓放煤口、溜煤眼放煤口及地面带式输送机走廊防尘措施

煤转运过程中在煤仓放煤口、溜煤眼放煤口及地面带式输送机走廊等地点会产生大量粉尘。为了防止粉尘扩散，宜对这些产尘点进行密闭，并安设喷雾装置或者除尘器。煤仓放煤口、溜煤眼放煤口因粉尘产生量较大，当采用喷雾降尘时，必须采用高压喷雾以提高降尘效率。

为此《煤矿作业场所职业病危害防治规定》第四十五条要求：煤矿井下煤仓放煤口、溜煤眼放煤口以及地面带式输送机走廊必须安设喷雾装置或者除尘器，作业时进行喷雾降尘或者用除尘器除尘。煤仓放煤口、溜煤眼放煤口采用喷雾降尘时，喷雾压力不得低于 8 MPa。

9. 采掘工作面煤层注水主动抑尘措施

煤层注水是将压力水注入煤层裂隙和孔隙之中湿润煤体，使其强度和脆性减弱、塑性增加，开采时就能减少煤尘的产生量。同时，在开采过程中，存在于煤体孔隙和裂隙内的水还可以使 5 μm 以下的煤尘结团为较大的尘粒而失去悬浮能力，从而减少浮尘的产生量。这是减少煤尘产生量的根本措施，也是综合防尘的治本措施。据测定，由于煤层性质和注水条件不同，煤层注水可使粉尘产生量减少 50% ~90% 。因此，要求井工煤矿的所有可注性煤层必须进行煤层注水。煤层注水可注性测试按照《煤层注水可注性鉴定方法》(MT/T 1023—2006) 进行。煤矿企业必须对每个煤层进行可注性测试，并有测试结果。

为此《煤矿作业场所职业病危害防治规定》第四十六条要求：井工煤矿的所有煤层必须进行煤层注水可注性测试。对于可注水煤层必须进行煤层注水。煤层注水过程中应当对注水流量、注水量及压力等参数进行监测和控制，单孔注水总量应当使该钻孔预湿煤体的平均水分含量增量不得低于 1.5% ，封孔深度应当保证注水过程中煤壁及钻孔不漏水、不跑水。在厚煤层分层开采时，在确保安全前提下，应当采取在上一分层的采空区内灌水，对下一分层的煤体进行湿润。

10. 锚喷工作面综合防尘措施

锚喷工作面尘源点主要有钻孔、喷浆。湿式钻孔是将压力水送入孔底，使粉尘变成煤浆流出，抑制煤尘的生成与飞扬，较干式钻孔时的粉尘产生量可降低 94% ~98% 。因此，井工煤矿打锚杆眼应当实施湿式钻孔。

喷浆工艺分为干喷、潮喷和湿喷。干喷粉尘产生量大，国家安全监管总局、国家煤矿安监局《关于发布禁止井工煤矿使用的设备及工艺目录（第三批）的通知》(安监总煤装〔2011〕17 号）已将干式喷浆机列为禁止使用设备目录。湿喷可以从根本上解决锚喷作业的粉尘问题，但目前应用较少，国内仍以潮喷为主，潮喷过程中喷射机上料口、排气口和喷浆点产尘量较大。因此，规定喷射混凝土时应当采用潮喷或者湿喷工艺，采用潮喷工艺时喷射机、喷浆点应当配备捕尘、除尘装置。为防止粉尘扩散，距离锚喷作业点下风向100 m内，应当设置2道以上自动控制风流净化水幕。

为此《煤矿作业场所职业病危害防治规定》第四十七条要求：井工煤矿打锚杆眼应当实施湿式钻孔，喷射混凝土时应当采用潮喷或者湿喷工艺，喷射机、喷浆点应当配备捕尘、除尘装置，距离锚喷作业点下风向 100 m 内，应当设置 2 道以上自动控制风流净化水幕。

11. 煤矿转载点、装煤点和运输巷道防尘措施

转载点是转运系统的主要产尘点，应当采用自动喷雾降尘或者密闭尘源除尘器抽尘净化等措施。当转载点落差过大时，物料下落冲击产生粉尘较大，且不易控制。因此，要求转载点落差超过 0.5 m 时要安装溜槽或者导向板。装煤点处产生的粉尘会随风流扩散，对下风侧人员造成危害。因此，要求装煤点下风侧 20 m 内，必须至少设置一道自动控制风流净化水幕。

为此《煤矿作业场所职业病危害防治规定》第四十八条要求：井工煤矿转载点应当采用自动喷雾降尘（喷雾压力应当大于 0.7 MPa）或者密闭尘源除尘器抽尘净化等措施。转载点落差超过 0.5 m，必须安装溜槽或者导向板。装煤点下风侧 20 m 内，必须设置一道自动控制风流净化水幕。运输巷道内应当设置自动控制风流净化水幕。

12. 露天煤矿各生产工序粉尘综合防治措施

露天煤矿在穿孔和钻眼、破碎、铲装、汽车运输、汽车卸载等生产过程中都会产生大量粉尘，因此，对露天煤矿防尘供水水源，钻孔、破碎、挖掘等作业场所提出了具体要求，如应设置有专门稳定可靠供水水源的加水站（池），加强对穿孔机、挖掘机、汽车等司机操作室的防护等。

为此《煤矿作业场所职业病危害防治规定》第四十九条要求：露天煤矿粉尘防治应当符合下列要求：

（1）设置有专门稳定可靠供水水源的加水站（池），加水能力满足洒水降尘所需的最大供给量。

（2）采取湿式钻孔；不能实现湿式钻孔时，设置有效的孔口捕尘装置。

（3）破碎作业时，密闭作业区域并采用喷雾降尘或者除尘器除尘。

（4）加强对穿孔机、挖掘机、汽车等司机操作室的防护。

（5）挖掘机装车前，对煤（岩）洒水，卸煤（岩）时喷雾降尘。

(6) 对运输路面经常清理浮尘、洒水，加强维护，保持路面平整。

13. 洗选煤厂原煤准备过程各工序防尘措施

洗选煤厂的给煤、破碎、筛分、转载等是原煤准备过程主要产尘源，产尘点固定、产尘量大，宜密闭尘源，并采取喷雾降尘或者除尘器除尘。

为此《煤矿作业场所职业病危害防治规定》第五十条要求：洗选煤厂原煤准备（给煤、破碎、筛分、转载）过程中宜密闭尘源，并采取喷雾降尘或者除尘器除尘。

14. 储煤场厂区粉尘综合防治措施

储煤场由于物料流动、现场装卸作业、风力扰动等原因，会产生大量粉尘，为了防止粉尘扩散，提出储煤场厂区应定期洒水抑尘、四周设抑尘网，装卸煤炭时应采取喷雾降尘等措施。

为此《煤矿作业场所职业病危害防治规定》第五十一条要求：储煤场厂区应当定期洒水抑尘，储煤场四周应当设抑尘网，装卸煤炭应当喷雾降尘或者洒水车降尘，煤炭外运时应当采取密闭措施。

二、尘肺病的诊断、治疗与康复

（一）尘肺病的诊断与劳动能力鉴定

1. 尘肺病诊断的根据

尘肺病诊断的根据是“可靠的生产性粉尘接触史和现场劳动卫生学调查资料”，这是尘肺病诊断的基础，也是尘肺病诊断的前提。尘肺病是在个体累积暴露剂量达到一定水平以上后发生的，换句话说，个体累积暴露剂量较低，则不会发生尘肺病。累积暴露剂量是由工人接尘作业的时间及作业场所粉尘的浓度和分散度决定的。也就是说，接尘作业时间和作业场所粉尘浓度是判断一个人有没有发生尘肺病可能性的根据。

2. 尘肺病诊断原则

《职业性尘肺病的诊断》(GBZ 70—2015) 规定：根据可靠的生产性矿物性粉尘接触史，以技术质量合格的 X 射线高千伏或数字化摄影（DR）后前位胸片表现为主要依据，结合工作场所职业卫生学、尘肺流行病学调查资料和职业健康监护资料，参考临床表现和实验室检查，排除其他类似肺部疾病后，对照尘肺病诊断标准片，方可诊断。劳动者临床表现和实验室检查符合尘肺病的特征，没有证据否定其与接触粉尘之间必然联系的，应当诊断为尘肺病。

3. 尘肺病的诊断分期

《职业性尘肺病的诊断》(GBZ 70—2015)将尘肺分为尘肺壹期、尘肺贰期、尘肺叁期。

4. 诊断要点说明

生产性矿物性粉尘接触史是诊断尘肺病的基本条件，包括工作单位、工种、不同时间段接触生产性粉尘的起止时间、接触粉尘的名称等。对于经安全生产监督管理部门督促，用人单位仍不提供工作场所粉尘检测结果、职业健康监护档案等资料或者提供资料不全的，应当结合劳动者的临床表现、辅助检查结果和劳动者的职业史、粉尘接触史，并参考劳动者自述、安全生产监督管理部门提供的日常监督检查信息等，作出诊断结论。

X射线后前位胸片表现是诊断的主要依据。尘肺病X射线胸片的影像学改变是一个渐变的过程，动态系列胸片能系统地观察病变演变过程，更准确地判定小阴影的性质，为诊断提供更为可靠的依据。因此，原则上两张以上间隔时间超过半年的动态胸片方可作出确诊。但特殊情况下，有可靠的生产性无机粉尘接触史和职业卫生学调查资料支持，有典型的尘肺病X射线胸片表现，并有明确的临床资料可排除其他疾病，亦可考虑作出诊断。

工作场所职业卫生学调查内容主要包括接触粉尘的性质、粉尘中游离二氧化硅含量、粉尘分散度、粉尘浓度的检测和监测结果，工作场所防尘降尘设施、个体防护情况等，以判断接触程度和累计接触量。尘肺流行病学调查资料主要是指该企业既往尘肺病发病和患病情况。

尘肺病患者虽可有不同程度的呼吸系统症状和体征及某些实验室检查的异常，但均不具有特异性，因此只能作为尘肺病诊断的参考。临床检查和实验室检查的重点是进行鉴别诊断，以排除X射线胸片表现与尘肺病相类似的其他肺部疾病。

5. 尘肺病人的劳动能力鉴定

尘肺病人的劳动能力鉴定是劳动鉴定委员会按照《劳动能力鉴定　职工工伤与职业病致残等级》(GB/T 16180—2014)，对尘肺病人的伤残等级进行鉴定。伤残一至四级为全部丧失劳动能力，五至六级为大部分丧失劳动能力，七至十级为部分丧失劳动能力。尘肺病人的待遇和安置以评定的伤残等级为主要依据。

1）鉴定依据

根据《劳动能力鉴定　职工工伤与职业病致残等级》（GB/T 16180—2014）规定，尘肺病人伤残等级鉴定的依据如下：

（1）尘肺病分期。《职业性尘肺病的诊断》（GBZ 70—2015）将尘肺分为尘肺壹期、尘肺贰期、尘肺叁期。

（2）肺功能损伤分级。通过测定用力呼吸肺活量、用力呼吸肺活量 1 s 值、最大通气量、用力呼吸肺活量 1s 值占用力呼吸肺活量比例、肺残气量占肺通气总量百分比、氧分压等指标，将肺功能分为正常、轻度损伤、中度损伤和重度损伤。

（3）呼吸功能分级。Ⅰ级：与同年龄健康者在平地一同步行无气短，但登山或上楼时呈气短；Ⅱ级：平路步行 1000 m 无气短，但不能与同年龄健康者保持同样速度，平路快步行走呈现气短，登山或上楼时气短明显；Ⅲ级：平路步行 100 m 即有气短；Ⅳ级：稍活动，如穿衣、谈话即气短。

（4）是否合并活动性肺结核。

2）尘肺病的伤残等级

一级：肺功能重度损伤和呼吸困难Ⅳ级，需终生依赖机械通气。

二级：肺功能重度损伤及（或）重度低氧血症；尘肺叁期伴肺功能中度损伤及（或）中度低氧血症；尘肺贰期伴肺功能重度损伤及（或）重度低氧血症［$P_{O_2}<5.3$ kPa(40 mmHg)］；尘肺叁期伴活动性肺结核。

三级：尘肺叁期；尘肺贰期伴肺功能中度损伤及（或）中度低氧血症；尘肺贰期合并活动性肺结核。

四级：尘肺贰期；尘肺壹期伴肺功能中度损伤及（或）中度低氧血症；尘肺壹期伴活动性肺结核。

五级：肺功能中度损伤。

六级：尘肺壹期伴肺功能轻度损伤及（或）轻度低氧血。

七级：尘肺壹期，肺功能正常。

（二）尘肺病的治疗

1. 治疗原则

尘肺病患者应及时脱离粉尘作业，并根据病情需要进行综合治疗，积极预防和治疗肺结核及其他并发症，减轻临床症状、延缓病情进展、延长患者寿命、提高生活质量。

2. 尘肺病的抗纤维化治疗

尘肺病纤维化不可逆决定了尘肺本身能不能治愈。尘肺的基本病理改变为肺脏以胶原纤维为主要成分的硅结节形成，而且是进行性加重性改变。随着尘肺的发展，硅结节可增大、融合而形成大块纤维化组织。由于尘肺的发展必然会累及支气管、肺血管、胸膜、心脏等脏器，从而造成一系列继发性病变。尘肺弥漫性纤维化可引起局部肺泡萎陷而临近肺泡代偿性气肿。尘肺引起的支气管改变早期为尘源性支气管炎，以后支气管管壁纤维化或纤维化组织牵拉使支气管发生扭曲变形、狭窄、痉挛，造成阻塞性通气功能障碍，出现肺气肿。肺泡壁与肺泡血管壁纤维增生可影响弥散功能，影响氧气的吸入和二氧化碳的呼出。肺血管内膜纤维增生，使肺血管变窄、闭塞，肺动脉高压造成肺源性心脏病。肺血管闭塞使肺组织局部供血不良，易促使尘肺融合及局部坏死。上述病变必然会引起尘肺患者心、肺功能不全。

至今大多数学者认为胶原纤维是不可逆转的。尘肺病变中的大块纤维化组织、硬化性肺不张、胸膜增厚、肺气肿、血管狭窄和闭塞、右心室肥大、肺心病等也不可逆转。而尘肺的有些继发性病变如肺部炎症、支气管功能性痉挛、局部肺膨胀不全、低氧血症引起的反射性肺动脉收缩而加重的肺动脉高压及合并肺结核均可以逆转。

20 世纪 50 年代末 60 年代初我国尘肺病高发，由于大量尘肺病人出现，且病情均十分严重，对尘肺病人采取临床治疗成为迫切的任务。最初阶段，临床治疗主要是对症治疗，并采取保健措施，如定期疗养，做呼吸体操，饮用酸奶，服用维生素等。为了满足临床病人治疗的需要，全国大部分地区开展了治疗尘肺药物的筛选研究，主要是根据中医辨证施治的理念，以生津润肺和软坚散结、标本兼治为原则，开展了中医治疗尘肺的药物筛选，曾筛选过 3000 多种中草药。随着抗纤维化研究的进展，开展了以抗纤维化治疗为目的的大量研究，包括各地自行开展的研究工作和国家组织的科技攻关研究，主要试用的药物有克矽平、汉防已甲素、磷酸哌喹、羟基磷酸哌喹、柠檬酸铝。

1）克矽平

克矽平是高分子氮氧化物，其作用机制是在矽尘破坏巨噬细胞的过程中起保护作用，具有阻止和延缓尘肺发展的作用，可用于治疗和预防。用法：每 1 kg体重每周 30 mg，肌肉注射，或以 4% 浓度的克矽平水溶液 8 ~ 10 mL，每日雾化吸入 1 次，3 个月为 1 个疗程，间隔 1 ~ 2 个月后，复治 2 ~ 4 疗程，以后每年复治2个疗程。药物副作用：少数患者可有一过性转氨酶升高。本品雾化吸入副作用甚少。

2）汉防己甲素

汉防己甲素是从中药汉防己科千金藤中提取的一种生物碱，它能使尘肺内胶原合成量减少。用法：每日口服200～300 mg，服6天，停1天，连用12周为1个疗程。用药后患者临床症状改善，X射线胸片有好转。对急性尘肺疗效较好。药物副作用：主要为食欲减退、血转氨酶升高、心率减慢等。

3）磷酸哌喹、羟基磷酸哌喹

实验研究发现，磷酸哌喹和羟基磷酸哌喹能抑制肺泡巨噬细胞的分化成熟，降低其吞噬功能；稳定溶酶体膜，抑制巨噬细胞膜脂类过氧化反应，保护巨噬细胞；抑制纤维细胞形成胶原；对尘肺发病过程中的免疫反应有抑制作用。该类药物毒性小，适合长期口服，易于推广。药物副作用：由于对免疫系统有一定的抑制作用，有结核病史者禁用。

4）矽肺宁

矽肺宁具有活血散结、止咳平喘的功效，既能拮抗矽尘毒性，又能保护细胞膜，具有一定的抗溶血作用；保护肺泡巨噬细胞膜，提高肺泡巨噬细胞ATP含量，可使肺泡巨噬细胞免受粉尘破坏，有缓解尘肺病变进展的作用。该药还有抗炎、抗感染作用，能增强机体免疫功能。

5）黄根片

黄根为茜草科三角瓣花属植物，主要作用成分是以有机铝为主的多种金属元素形成的聚合物。作用机理为铝在二氧化硅表面形成难溶性的硅酸铝，使之对巨噬细胞丧失毒性作用，从而起到拮抗石英细胞毒效应、保护巨噬细胞、抑制石英的致纤维化作用。

大量动物实验的研究显示，这些药物有一定预防和延缓纤维化进展的作用。临床研究亦报告有延缓纤维化进展的作用。但是，各种治疗尘肺病纤维化药物的临床治疗效果都不太理想，既不能阻止病情发展，也不能使尘肺消散。因此，到目前为止，国内外大多数学者认为尘肺仍无特殊治疗办法，尘肺是可防不可治愈的，尘肺病的治疗重点应放在合并症的治疗上。

3. 大容量肺灌洗

大容量肺灌洗是针对尘肺病人始终存在的粉尘性和巨噬细胞性肺泡炎而采取的治疗措施。病人在工作场所吸入的大量粉尘，大部分通过咳嗽、咯痰排出体外，但仍有一部分长期滞留在细支气管与肺泡内，不断被肺泡巨噬细胞吞噬，肺灌洗能排出病人肺泡内沉积的煤硅粉尘和大量的尘细胞及呼吸道分泌物。通过灌洗不仅可以明显改善症状，而且有利于遏制病情发展，延缓病期升级。对 X 射线胸片尚未出现病变的接尘工人及可疑尘肺工人进行肺灌洗可以防止其发病或推迟其发病时间。

1）大容量肺灌洗的方法

大容量肺灌洗是针对病人始终存在于肺部的粉尘和炎性细胞而采取的治疗措施，不但能清除肺泡内的粉尘、巨噬细胞及致炎症、致纤维化因子等，而且还可以改善症状及肺功能。肺灌洗不仅能有效排除肺泡内沉积的二氧化硅粉尘和吞尘巨噬细胞，而且也能很好地排除肺间质内沉积的尚未包裹的二氧化硅粉尘和吞尘巨噬细胞，是一种祛除病因的疗法，是其他方法所不能替代的。

大容量肺灌洗的基本方法是，病人在静脉复合麻醉的情况下，将双腔支气管导管置于病人气管与支气管内，一侧肺以纯氧通气，另一侧肺灌洗液反复灌洗。一般每次灌入洗液 1 ~ 2 L，共灌洗 10 ~ 14 次，每侧肺需 15 ~ 22 L 不等，历时约 1 h，直到灌洗回收液由黑色混浊变为无色澄清为止。

2）适合大容量肺灌洗的病人

（1）各期各类尘肺病人，包括矽肺、煤工尘肺、煤矽肺、水泥尘肺、电焊工尘肺等无机尘肺，壹、贰、叁期无合并活动性肺结核，肺大泡，严重肺气肿，气管、支气管畸形及严重心脏病，高血压，血液病病人，年龄一般在 65 岁以下。

（2）重症或难治的下呼吸道感染者，如难治的喘息性支气管炎、支气管扩张症患者。

（3）吸入放射性粉尘的病人。

3）不适合大容量肺灌洗的病人

（1）严重气管及支气管畸形，致使双腔支气管导管不能就位者。

（2）合并活动性肺结核者。

（3）胸膜下有直径大于 2 cm 的肺大泡者。

（4）重度肺气肿者。

（5）重度肺功能低下者。

（6）合并心、脑、肝、肾等主要脏器严重疾病或功能障碍者。

（7）凝血机能障碍者。

(8) 恶性肿瘤或免疫机能低下者。

4) 大容量肺灌洗治疗后的效果

(1) 改善症状。肺灌洗术后，当时病人即可感到呼吸通畅，胸闷、胸痛、气短好转或消失，3 年随访疗效巩固。

(2) 体质、体力恢复。45 例 3 年随访，体力明显增加 32 例（占 71.1%），体重平均增加 2.18 kg。91.1% 的病人感冒、上呼吸道感染的次数减少。

(3) 清除粉尘总量。每侧肺平均为 3000 ~ 5000 mg，其中游离二氧化硅为 70 ~ 200 mg。

(4) 气道阻力减小，弥散功能明显改善，动脉血氧分压有所提高。

5) 大容量肺灌洗的安全性

截至 2015 年底，全国已完成超过 15000 例的大容量肺灌洗治疗，临床效果较好且安全。术中和术后的并发症发生率在 3% 以内，随着技术的熟练及措施的完善，并发症将日益减少。实践证明，大容量肺灌洗是一项安全有效的新技术。

6) 大容量肺灌洗治疗后应注意的事项

(1) 尘肺病人进行大容量肺灌洗后原则上不能再接尘。

(2) 未定期的接尘工人进行大容量肺灌洗后如接尘，应在 3 ~ 5 年后再次灌洗。

(3) 为巩固疗效，减少刺激，增强免疫力，应禁烟酒。

(4) 进行大容量肺灌洗后一周内应注意休息，保暖，预防感冒。

(5) 有条件者应在进行大容量肺灌洗后半年至一年在当地拍胸片及对肺功能进行复查。

4. 尘肺合并症的治疗

尘肺病常见的合并症有肺结核、肺心病、气道和肺部的感染、气胸、呼吸衰竭。

1) 肺结核

(1) 尘肺病人易患肺结核的原因。

① 由于尘肺患者肺组织中沉积着足量的难溶性矽尘，破坏了一批又一批的巨噬细胞，使巨噬细胞数量减少。肺组织中的巨噬细胞就像肺脏的卫士一样，数量减少影响了它们吞噬、消化、灭菌的能力。

② 由于巨噬细胞大量破坏，同时也影响了结核免疫的效应细胞，使入侵的结核菌不能及时被吞噬而繁殖生长，继续播散。

③ 由于结核免疫的效应细胞受到破坏，失去了消化、加工、处理和传递抗原信息的能力，使下一步的免疫反应难以启动。

④ 由于尘肺患者外周血中T淋巴细胞数量减少、功能下降，影响了结核免疫的效应细胞，干扰了其淋巴因子的释放，使巨噬细胞不易激活，再次降低了巨噬细胞灭菌的能力。

总之，尘肺患者易感染结核是由于尘肺患者肺脏内沉积的矽尘破坏了结核的细胞免疫功能，致使结核获得性免疫难以建立，因而矽尘作业工人和尘肺患者是结核病的易感者。

（2）肺结核是尘肺病人的最大健康威胁。在尘肺的合并症中，以肺结核最为常见，对尘肺病人的健康威胁也最大。它的特点是尘肺越发展，并发肺结核的概率也越大。根据一般统计，壹期尘肺并发肺结核的概率为10%～20%，贰期尘肺并发肺结核的概率为20%～40%，叁期尘肺并发肺结核的概率高达40%～70%。另外，并发肺结核后可使尘肺本身的病变加速发展。尘肺并发肺结核后，由于病人的免疫力和抵抗力降低，肺部出现纤维化，故抗结核药物的治疗效果比起单纯的肺结核病来说效果要差。因此，必须及早和坚持长期系统地服药治疗，并应在医师的指导和观察下合理用药。

（3）预防尘肺病人并发肺结核。

① 对于有大量粉尘的矿山、工厂来说，要经常开展防痨知识的宣传教育，搞好环境卫生和饮食卫生。定期体检是早期发现传染源的有效措施，发现有传染危险的开放性结核病人，应进行呼吸道隔离，并给予积极治疗。尘肺病人禁止与开放性结核病人和尘肺结核病人密切接触，更不应同住一个病室或房间，以免交叉感染。尘肺病人应不断提高健康水平，增强身体的抵抗力。

② 凡属粉尘作业的厂矿，必须严格执行国家关于不能录用各种肺结核病人从事接尘作业的规定。这样做既使得结核病人免于得尘肺病，也消除了粉尘作业环境中的结核传染源。

（4）尘肺结核的治疗特点。

① 矽尘对肺脏的损害使其防御能力降低，导致尘肺与结核病互相加重，使彼此迅速发展。被活化的肺巨噬细胞大量地吞噬矽尘粒子而迅速崩解和死亡后，释放出致纤维化因子，致使肺的纤维化加重。试验和人体的研究证明，在

有矽尘存在时，结核菌的繁殖较快，又由于矽尘长期而不断地作用于肺巨噬细胞，致使肺巨噬细胞不断而大量地崩解和死亡，因此对结核菌的吞噬能力相应地降低，从而使结核病灶处于活动、发展状态，威胁病人生命。

② 患尘肺时，肺小动脉的增生改变、纤维病变及块状纤维化部位的血循环改变，可能影响局部抗结核药物的浓度，以及病人常有不合理化疗和耐药菌产生等均会影响疗效。尘肺的治疗一般用药量较大，用药时间较长，有人主张终生用药。尘肺患者可定期服用一定量的抗结核药物，以预防尘肺并发结核。

2）肺源性心脏病

(1) 肺源性心脏病的概念。在人体内，主管呼吸的肺和主管血液循环的心脏是邻居，它们之间有非常密切的关系。因此，心脏有病时往往会影响到肺，而肺有病时同样也会影响到心脏。尘肺，特别是晚期尘肺病人，由于肺部广泛纤维化和肺气肿，从而大大增加了心脏的负担。久而久之，心脏由于负担过重，就会发生衰竭，产生心脏病。由于肺部的病变使心脏发生衰竭称为肺源性心脏病。得了肺源性心脏病，如果发生心力衰竭时，病人往往有明显的心跳和气短，咳嗽咯痰加重，嘴唇、指甲明显青紫，肝脏肿大，以及两下肢浮肿等。这时应及时通过医师进行积极的诊治。

(2) 尘肺肺心病急性发作期的治疗。

① 给氧。患者一般应在医生指导下进行低浓度吸氧治疗。

② 控制感染。采用静脉输液的方法给予强有力的抗生素。

③ 纠正酸碱平衡失调和电解质紊乱，维持体内环境平衡。

④ 保持气道通畅，稀释痰液，促进痰液排出。

⑤ 合理使用利尿剂，防止过分脱水导致痰液黏稠，加重通气障碍。

⑥ 强心剂的应用。在抗感染、利尿的基础上，使用少量强心剂。

⑦ 激素的应用。在积极使用抗生素的基础上，酌情使用激素。

⑧ 慎重使用镇静剂。有二氧化碳潴留时禁止使用镇静剂。

3）肺部感染

尘肺病人机体抵抗力低下，气道和肺部感染在尘肺并发症中的发病率是最高的。同时，肺部感染也是导致尘肺肺心病由稳定期演变成急性加重期、呼吸衰竭程度加重的重要因素，是导致尘肺患者死亡的重要原因之一。

(1) 尘肺肺部感染的特点。

① 呼吸困难、咳嗽咯痰、发作性气喘，俗称呼吸道综合征。它时轻时重，

但呼吸困难持续存在（除有心脏病的因素），并呈现渐进性加重的特点。当呼吸困难，在短时间内加重，且随病情发展咳嗽咯痰增多，痰的性质发生改变（如由白痰变为黄痰或绿痰）时，表示肺存在感染。

② 尘肺肺心病和呼吸衰竭患者在常规治疗的情况下，若心肺功能恶化，表示肺部存在感染。

③ 尘肺肺部感染还会促使尘肺发展、并发症加重。

④ 尘肺肺部感染后，抗生素的疗效差，易发生真菌感染，使感染发展为难治型感染。

（2）尘肺患者气道和肺部感染使用抗生素过程中存在的问题。

① 经验性或臆断性用药太多，投药前送检痰标本作微生物学检查过少。

② 适应证过宽或失控，把抗生素用作退热药、病人点名要药等，无适应证的目的不明确的预防性用药较多。

③ 药种选择失当，选用广谱抗菌药物偏多而依据很不充分。超前使用高级别抗生素，细菌耐药性增强，出现真菌肺部感染，使气道和肺部感染发展为难治型感染。

④ 用药方法不当，如联用药种类过多或不合理、更换频繁、剂量偏小或偏大，疗程过长或过短等。

尘肺患者要在医生的指导下使用抗生素。一般的上呼吸道感染，病毒感染的可能性大，不要盲目使用抗生素，即使发生肺部感染，也要结合本人的抗生素使用史从基础抗生素用起。尘肺患者在发生肺部感染时，不要一味追求“高价位、强有力”的新型抗生素，为自己未来可能反复发生的肺部感染预留用药空间。

4）尘肺并发气胸

尘肺病人，尤其是晚期尘肺者，由于肺部存在严重的纤维化，以及肺气肿和肺大泡，常常容易发生气胸。例如，尘肺肺气肿、肺大泡病人在便秘时屏气排便、提重物、猛一用力或剧烈咳嗽，就可能使气肿的肺泡或大泡发生破裂，导致空气从肺内进入胸腔（正常情况下胸腔是负压、密闭的，与外界不相通），这时由于有大量气体进入胸腔而产生气胸。气胸是一种严重的尘肺并发症，因抢救不及时可能危及生命。因此，尘肺病人如突然发生急剧的呼吸困难、胸痛，伴有心慌、出汗、血压下降、面色苍白等情况，应高度警惕有无气胸的可能性，需立即请医师诊治。

尘肺患者气胸发病时，最突出的症状是胸痛、剧咳、气促，由于贰、叁期尘肺及尘肺结核患者肺功能低下，即使气胸压缩范围不大，亦可导致缺氧、呼吸困难，口唇和指、趾末端绀紫，严重者绀紫明显、面色苍黄、大汗淋漓、脉搏微弱、血压下降、神志不清，甚至呈休克状态。

5）尘肺合并呼吸衰竭

（1）呼吸衰竭的诊断。尘肺合并的呼吸衰竭都为慢性呼吸衰竭，或是慢性呼吸衰竭急性加重。尘肺呼吸衰竭时，呼吸困难加重，口唇和指、趾末端绀紫，结合血气改变，诊断容易。动脉血气分析是最直观的诊断指标，其判定标准如下：在平原，静息条件下呼吸室内的空气，动脉血氧分压小于 60 mmHg、二氧化碳分压大于 50 mmHg 即为呼吸衰竭。

（2）尘肺呼吸衰竭的治疗。①保持呼吸道通畅；②低浓度持续氧疗；③积极进行抗感染治疗；④增加通气量，给予呼吸兴奋剂和机械通气治疗；⑤纠正酸碱平衡失调、电解质紊乱；⑥营养支持治疗。

尘肺患者本身有营养不足的表现，发生呼吸衰竭后会因摄入热量不足、呼吸加快、呼吸做功增加、发热等因素影响，使能量消耗进一步增加，长此以往，多数患者存在营养不良，机体免疫功能降低，感染不易控制。同时，尘肺患者发生呼吸衰竭后，呼吸肌无力和疲劳，以致发生呼吸泵功能衰竭，使抢救失败或病程延长。故抢救时应常规鼻饲高蛋白、高脂肪、低碳水化合物，以及含多种维生素和微量元素的饮食。

5. 尘肺病的预防保健

1）生活保健

在饮食上，尘肺患者以老年人居多，应食用营养丰富且易消化的食物，老年尘肺患者有喜欢热食、流食的特点。在睡眠上，若夜间居室过于密闭，空气不流通，空气中氧含量下降，可加重尘肺患者夜间睡眠时的呼吸困难，所以居室要有适当的空气流通。尘肺病人大多有低氧血症，由于夜间迷走神经兴奋，呼吸减慢，通气功能比白天下降，加重了低氧血症。对住院尘肺患者，医护人员应指导他们吸入低浓度氧入睡，这对保护心、肺、脑都是有好处的。另外，还可以组织尘肺患者做一些力所能及的运动，病情比较轻的患者可以练习太极拳；病情比较重的患者在医护人员的指导下学会腹式呼吸，这对改善呼吸困难非常有益处。

2）预防感冒

由于尘肺病人免疫力低下，对细菌和病毒等外来微生物的抵抗力降低，每逢天气寒冷或急剧变化时，往往容易发生感冒或呼吸道感染，即使早期尘肺病人，也比一般健康人容易发生感冒。晚期尘肺患者，可能因洗头、换衣服而引起感冒。因此，对晚期尘肺患者，特别是高龄晚期尘肺患者，更应该呵护备至。尘肺患者合并感冒后，气短和咳嗽显著加重，痰量增多，咯出白色黏痰或黄色脓黏痰，体温也可升高。经常发生感冒和呼吸道感染对尘肺有不利影响，并可降低肺的通气功能。为了防止感冒和呼吸道感染的发生，尘肺患者平时起居应当注意保暖，一早一晚或气温下降时应适时添加衣物，尤其应注意颈部的保暖，因为颈部气管前的人体组织最薄弱，冷空气刺激会导致局部免疫功能降低，更容易引发感冒。同时，尘肺患者应适当锻炼身体和增加营养，以增强体质，避免与患有感冒的病人接触。另外，尘肺病人在感冒初期就应该积极服用治疗感冒的药物，如感冒清热冲剂、银黄颗粒等药物，使其尽快治愈感冒。

3）戒烟

众所周知，吸烟对健康的损害十分严重。每天吸烟 25 支以上者，患肺癌的可能性要比不吸烟的人高 20 倍。大量调查资料表明，吸烟同样能加重从事粉尘作业工人的健康危害。现在已经证明吸烟的煤矿工人患尘肺和肺气肿的概率明显超过不吸烟的煤矿工人；不吸烟的煤矿工人即使患了尘肺，对肺功能的影响也比吸烟的工人患尘肺时轻得多。吸烟和粉尘也有协同作用，有吸烟嗜好的工人，呼吸系统疾病的发病率要比不吸烟的工人高 3 ~ 5 倍。另外，据国外资料证明，吸烟的铀矿工人和接触石棉的工人患肺部肿瘤的可能性较同工种不吸烟的工人要高出几十倍。接尘作业工人吸烟与接尘引起慢性支气管炎有相加作用。有人分析吸烟会加重尘肺肺心病，停止吸烟就可减慢肺功能衰退。因此，说服尘肺患者改掉吸烟的不良习惯，对改善预后是十分重要的。

4）尘肺肺部感染的预防保健

尘肺患者应养成早晚刷牙的习惯，尤其是睡前应仔细刷牙、清洁口腔。因为大量研究证实，夜间睡眠时，口腔的分泌物可以误吸到下呼吸道，口腔分泌物中的细菌可以成为肺部感染细菌的来源。同时，还要积极治疗上呼吸道慢性病灶，如龋齿、化脓性扁桃体炎、鼻窦炎、牙槽溢脓等。口腔和胸部、腹部手术前应注意保持口腔清洁，术中注意清除口腔和上呼吸道中的血块与分泌物，鼓励患者咳嗽，及时排出呼吸道异物，保持呼吸道引流通畅。昏迷患者更要注意口腔清洁，发生肺部感染时应及时使用抗生素治疗。

5）尘肺结核的化学药物预防

尘肺易合并肺结核已成定论，尘肺合并肺结核后两者相互促进，使病变加重，导致结核病不易治愈，尘肺纤维化加速发展。随着尘肺患者工作、生活环境的改善，医疗条件的提高，我国的尘肺患者已经向高龄化发展，尘肺患者如果不合并肺结核，往往能够达到一般人群的平均寿命。但是，尘肺患者一旦合并结核，尘肺病变进展，肺功能急剧恶化，死亡年龄减小，死亡率增高。20 世纪 60 年代以来，国内外对尘肺患者的化学药物预防是有效的，发展中国家虽尚难将药物预防作为结核控制的技术政策普遍推广，但不排除对特殊人群采取此办法。

6. 尘肺病的康复

1）呼吸锻炼

尘肺慢阻肺患者呼吸浅，若有膈肌疲劳可出现胸腹矛盾呼吸，这些呼吸模式异常可降低呼吸效率。腹式呼吸、缩唇呼吸和我国传统医学中的气功锻炼可以改善尘肺慢阻肺患者的呼吸模式，提高呼吸效率。

（1）腹式呼吸。

目的：协调膈肌和腹肌在呼吸运动中的活动，尽可能减少肋间肌和辅助呼吸肌的活动。尘肺慢阻肺患者由于膈肌下移、收缩效率降低，以及气道阻力增加和胸肺活动幅度降低，即使在安静时，呼吸常常以上胸廓活动为主，这种以胸廓活动为主的呼吸浅而快，肺的通气量下降。通过腹式呼吸锻炼，使膈肌和腹肌协调运动，呼气时腹肌收缩，膈肌舒张，膈肌随腹腔内压升高而上抬，增加呼气量；吸气时膈肌收缩下降，腹肌舒张，增加吸气量。尽量使肋间肌、辅助呼吸保持舒张休息状态，减少能量消耗。

锻炼方法：根据病情，锻炼时可取卧位、半卧位或坐位。初学时以半卧位较为容易。取卧位或半卧位时，两膝下可垫小枕，使腿半曲，从而使腹肌舒张。将左、右手分别按放在上腹部和前胸部，以便于检测胸腹呼吸运动情况。全身肌肉放松经鼻吸气，从口呼气，呼吸要缓、细、匀。吸气时可见上腹部鼓起，呼气时内收。患者通过手感了解胸腹活动是否符合要求，并注意纠正。锻炼初期医护人员应在场，先做示范指导，每日两次，每次 10 ~ 15 min。熟练后增加次数和时间，并取坐位或立位随时进行锻炼，力求养成腹式呼吸习惯。

（2）缩唇呼吸。

目的：尘肺肺气肿患者，由于气道阻力增加，呼气时胸内压上升，小气道内压力低于胸内压，使管腔受挤压而变窄陷闭，引起肺泡气滞留和呼气量减少。缩唇呼气可增加呼气阻力，减少呼吸道内压力递减梯度，使等压点移向中央气道，小气道保持较大的腔内压，防止呼气时小气道陷闭，以利于肺泡气排出，促进肺泡换气，改善缺氧和二氧化碳潴留。

锻炼方法：呼气时缩唇程度由病人自行选择调整。缩唇口形太小，呼气阻力过大，呼气费力，呼气时间延长，呼出气量可能减少，患者也难以忍受；缩唇口形太大，则不能达到防止小气道闭陷的目的。缩唇大小和呼气流量以能使距离口唇 15 ~ 20 mm 处蜡烛火焰随气流倾斜，不致熄灭为适度。缩唇呼吸可与腹式呼吸结合起来锻炼。

(3) 全身性呼吸体操锻炼。

在练习腹式呼吸的基础上，结合扩胸、弯腰、下蹲等体操动作，可起到进一步改善肺功能和增强体质的作用。

2）气功

气功（如松静内养功）要求调身、调心和调息。调身要求全身放松；调心要求摒弃杂念，摆脱焦虑、抑郁的情绪；调息要求腹式呼吸，深、长、细、匀。气功对肺功能恢复和心理康复有一定作用。

3）音乐疗法

舒缓的音乐可以通过对大脑边缘系统的影响，起到调节心境、稳定情绪、放松全身的作用。音乐与其他松弛疗法联合使用，可起到协同作用。当代美国沉思乐是最常用的松弛音乐。它使用 3 ~ 7 种音调，旋律一步步地发展，节拍与呼吸频率一致，温和、圆润、轻柔、飘逸，没有急速的节奏变化。

第二节　物理因素危害的防治措施

一、噪声危害的防治措施

（一）噪声的控制

1. 煤矿噪声的控制原则

(1) 消除、控制噪声源。这是噪声危害控制最积极、最彻底、最有效的根本措施。通过改进机械设备的结构原理、改变加工工艺方法，提高机器的精密度，减少摩擦和撞击，提高装配质量以实现对声源的控制，使强噪声变为弱噪声。

(2) 控制噪声的传播。在噪声传播过程中，采用吸声、隔声、消声、减振的材料和装置阻断和屏蔽噪声的传播，或使声波传播的能量随距离而衰减。

(3) 个体防护。生产现场的噪声如果因为各种原因强度不能得到有效控制，工人需在高噪声条件下工作时，佩戴个体防护用品是保护听觉器官的有效措施，其隔声效果可达 30 ~ 40 dB(A)。因此应根据噪声的不同频率特性，选择适宜的防护用具。在佩戴防噪声耳具的同时，实行轮流工作制，尽可能减少工人在噪声环境中的工作时间也是防止噪声危害的重要措施之一。

2. 煤炭生产主要环节的噪声控制方法

1) 通风系统噪声的控制

(1) 电机噪声控制。

① 安装全封闭固定隔声罩。隔声罩采用钢板与吸声材料复合结构，罩壁设置进、出风消声器及观察窗，用低噪声风机强制通风散热。该方案的特点是隔声效果好，不影响电机正常运行，但占用固定场地，不便于电机检修，投资过高。

② 安装局部固定隔声罩。电机轴向靠墙一端敞开，敞开一侧对应墙面上作局部吸声处理，吸收部分混响声。该方案的特点是不影响风机运行，利于电机通风散热，便于检修，但降噪效果稍差，投资较高。

③ 安装固定式隔声屏。在距离电机较近的一侧墙面上铺设足够大面积的吸声材料，其余三侧建一适当高度的 U 形隔声屏，隔声屏做成“遮檐式”。该方案的特点是不影响风机运行，利于电机通风散热，便于检修，工程投资低，但占用固定场地，隔声效果较差。

④ 安装组合式隔声屏。在电机上方设吸声吊顶，与风机相连一侧安装固定隔声屏，其余三侧设置活动式隔声屏，隔声屏下面安装万向轮。该方案的特点是使用灵活，不占用固定场地，拼装单元组装方便，不影响电机运行，投资一般，但降噪声效果稍差。

⑤ 将电机房进行隔声处理。对于室内混响不强的机房，安装空间吸声体，对门窗做简单隔声处理；对于室内混响较强的机房，安装空间吸声体，加装隔声门、隔声窗。该方案的特点是隔声效果明显，能彻底消除机房噪声对环境的影响，但施工难度大，工程投资过高。

(2) 风机噪声控制。

① 风机及扩散筒安装软质可折叠式隔声罩。将吸声材料制成被状，朝向声源侧采用粗麻布，背向声源侧采用防雨帆布或人造皮革，中间填充吸声材料，覆盖于机壳和扩散筒表面。该方案的特点是省工省料，能满足降噪要求，但不便于检修，使用寿命短。

② 风机房与扩散筒分别设置隔声间。机房安装隔声门窗，扩散筒周围砌筑砖墙，顶部采用活动式钢筋预制板覆盖，并作密封处理，构成封闭式隔声间。该方案的特点是降噪效果显著，检修方便，施工简单，但土建工程量大，投资过高。

③ 对风机房作隔声处理。安装隔声门窗，扩散筒安装钢板与吸声材料复合结构的隔声罩。该方案的特点是降噪效果好，检修方便，但投资过高。

④ 风机房设置空间吸声体。扩散筒两侧设置砖混结构隔声屏。该方案的特点是施工简单，投资省，但降噪效果差。

（3）风道空气动力性噪声控制。

① 保留原有风道，拆除两扩散器之间的隔墙，改为共用扩散器，增加扩散器高度，在扩散器加高段内安装消声构件。该方案的特点是不影响正常通风，在消声片消声的基础上提升了噪声扩散高度，消声效果好，能满足降噪要求，但需要对基础进行加固，土建工程量较大，增加了施工难度，工程投资高。

② 拆除两扩散器之间原有的隔墙及前端的侧墙，封住原有的向上的气流出口，形成共用风道，并将其延长，新建扩散器设计成流线型，在延长段内部设置吸声构件。该方案的特点是能满足大消声量的要求，通风阻力小，施工简单，但厂区内需要有足够的空地供使用，土建工程量大，工程投资高。

③ 保留原有风道和扩散器，适当增加扩散器高度，在风道和扩散器内部分别设置吸声构件。该方案的特点是消声片安装的长度合理，结构布局合理，消声效果好，但需要在风道内施工，同时需要拆除两风道之间及两扩散器的原有隔墙，施工难度较大，气流通道截面积偏小，流速偏高，会增加通风阻力，产生气流再生噪声。

④ 将两风道独立延长，并扩大风道截面，新建两个独立的流线型扩散器，在扩大的风道内部安装消声结构。该方案的特点是全频带降噪效果明显，风速适当，不会显著增加通风阻力，对风机运行性能影响小，但土建工程量过大，工程投资过高。

⑤ 拆除原有扩散器之间的隔墙及周边侧墙，在原扩散器位置用吸声砖砌筑向周边放射状的扇形消声通道，在扇形通道周围砌筑一定高度的弧形围护结构，内部铺设吸声材料。该方案的特点是通风阻力小，施工简单，工程投资低，但降噪效果差。

2）巷道掘进噪声的控制

巷道掘进大都采用气动凿岩机，其噪声强度高达 120 dB(A) 以上，即使采用有效的排气消声器和机身本身隔声罩，工人仍需要佩戴听觉保护装置。巷道掘进噪声的控制措施包括以下几个方面。

（1）降低气动凿岩机本身的噪声。①改进消声罩，气动凿岩机产生的噪声为气体动力性噪声和机械噪声的复合噪声，具有非稳态脉冲噪声的特性，因此应将阻性消声器改为干涉性消声器；②大力推进液动凿岩机或凿岩台车，可有效降低声源发出的噪声。

（2）控制噪声传播。掘进工作面端头气动掘进机产生的噪声不仅直接传入人耳，而且通过岩壁的反射在空气中传播，在部分区域产生叠加效应，加之空气中含有大量岩尘，可增加空气相对密度，提高噪声的传播能力，因此应采取相应的技术措施来控制噪声传播。①按《煤矿安全规程》的规定，采用湿式打眼，降低空气中的岩尘；②在打眼前向工作面端头 3 ~ 5 m 内的围岩上喷射吸声材料来吸收声能。

3）采煤工作面噪声的控制

采煤工作面的主要噪声源是刮板输送机和采煤机，刮板输送机的噪声主要来源于传动齿轮箱，在输送机中部，噪声起源于中部槽接头处与刮板的碰撞。通常刮板输送机运煤时，碰撞大为缓解，空载时噪声随运行部件质量和速度的增加及中部槽结合的不正和不平的增加而增加。要想减弱噪声，刮板输送机应尽量避免空载运行，在保持一定运输能力的情况下，应选用最轻的链条和刮板，尤其是应选用双边链条。链速应与适当的给煤量保持最低程度的稳定性。

采煤机噪声是采矿机械防噪声最难以解决的问题之一。实验研究表明，噪声强度随截齿速度和截深增加而增加，而且与功率有关。长壁工作面的大型面冲击刃型截齿的噪声强度最小，在宽齿距、大截齿和滚筒转速慢的条件下，有助于采煤和降低噪声。

（1）控制噪声源。减少机械设备本身的振动是控制噪声源的根本措施，如选择低噪声的设备，在设计上要通过减小激发力、隔离或阻尼机械振动或改变零件的固有频率以避免产生共振，通过优化传动方式减少机械间的摩擦以控制噪声；在制造上要不断提高设备的加工精度和安装工艺水平控制噪声。加强维修保养，加强零部件保养，及时更换受损的零件，不让零部件松动以减少噪声。

（2）控制噪声传播。控制噪声源可有效降低噪声污染，在设备上安装隔声罩隔噪；在机器下面垫以减振的弹性材料以减振；将某些胶状材料刷到机器的表面上，增加材料的内摩擦，消耗机器板面的能量以减振。

4）选煤厂噪声的控制

（1）振动筛噪声的控制措施。振动筛振动是选煤厂主要的噪声源，所产生的噪声主要包括齿轮啮冲击噪声及筛箱板对齿轮啮冲击的振动响应引发的辐射噪声；筛子各结构及钢板的振动噪声；物料与物料的碰撞噪声及物料对筛板的冲击噪声。控制措施如下：

① 将冲孔钢筛板换成聚氨酯筛板或橡胶筛板。这两种筛板的弹性模量小，冲击噪声低。

② 在筛箱侧板、给料口、排料口、接料底盘内贴橡胶板。

③ 用柔性辐板齿轮代替钢齿轮，通过齿轮辐板上的橡胶弹性体传递扭矩，吸收齿轮啮入、啮出造成的振动噪声。

④ 用橡胶弹簧代替钢制弹簧。

⑤ 激振器体外加软式隔声罩。

⑥ 在筛机上方设悬吊吸声体，有效吸收振动筛的直达噪声，降低混响效果。

⑦ 加强筛机的维护工作，防止因个别部件松动而产生额外振动，尤其要定期更换筛板。

（2）跳汰机噪声的控制措施。跳汰机噪声主要是风阀排气产生的噪声。控制措施如下：

① 用数控风阀代替普通风阀。

② 将排气端盖改为隔声端盖，同时进行扩散消声。

③ 在风阀排气口安装立式消声器，并将所有消声器的出口汇总到同一条消声排气管道。

（3）鼓风机噪声的控制措施。鼓风机的噪声主要有气流噪声、电动机噪声和基础振动辐射的固体声，其中以气流噪声强度最高。控制措施如下：

① 在进、排气口安装消声器，将进气口的噪声能量转化为热能而消耗掉。

② 用隔声罩对鼓风机机壳、电机进行隔声设计。

（4）中部槽噪声的控制措施。中部槽噪声主要是物料落入中部槽时产生的冲击噪声、物料沿中部槽下滑时产生的碰撞噪声和摩擦噪声。控制措施如下：

① 在中部槽内壁贴上橡胶衬板。

② 在中部槽外壁表面涂敷阻尼涂料以减少钢板的振动。

③ 用硬质塑料中部槽代替钢制中部槽。

④ 在中部槽垂直段下部设置煤堆缓冲结构。

（5）真空泵噪声的控制措施。真空泵噪声主要包括泵体因泵壳内水环及转子冲击产生的振动噪声；真空泵排气口及消声罐受气体冲击产生的空气振动噪声；轴承及转子摩擦引起的机械性噪声和电机噪声。控制措施如下：

① 在真空泵两端轴承处、真空泵电机和汽水分离处加隔声罩，隔声罩内装吸声材料。

② 在排气口与汽水分离器支架加消声器用于衰减排气噪声。

5）露天煤矿噪声的控制

露天煤矿噪声主要来源于各种机械，因此及时对机械设备进行维护、检修，避免机械部件松动是减少噪声源的主要措施。另外，驾驶室的密闭、隔声也是避免驾驶员接触噪声的重要措施。

（二）噪声聋的诊断、治疗与康复

1. 噪声聋的诊断

1）诊断原则

根据连续3年以上职业性噪声作业史，出现渐近性听力下降、耳鸣等症状，纯音测听为感音神经性聋，结合职业健康监护资料和现场职业卫生学调查，进行综合分析，排除其他原因所致听觉损害，方可诊断。

2）诊断分级

符合双耳高频（3000 Hz、4000 Hz、6000 Hz）平均听阈大于或等于40 dB者，根据较好耳语频（500 Hz、1000 Hz、2000 Hz）和高频4000 Hz听阈加权值进行诊断和诊断分级：

轻度噪声聋：26 ~40 dB；

中度噪声聋：41 ~ 55 dB；

重度噪声聋：≥56 dB。

3）处理原则

（1）噪声聋患者均应调离噪声工作场所。

（2）对噪声敏感者（上岗前职业健康体检纯音听力检查各频率听力损失均≤25 dB，但噪声作业 1 年之内，高频段 3000 Hz、4000 Hz、6000 Hz 中任一耳、任一频率听阈≥65 dB）应调离噪声作业场所。

（3）对话障碍者可戴助听器。

（4）如需劳动能力鉴定，按《劳动能力鉴定　职工工伤与职业病致残等级》(GB/T 16180—2014）处理。

4）噪声聋的伤残等级

四级：双耳听力损失≥91 dB；

五级：双耳听力损失≥81 dB；

六级：双耳听力损失≥71 dB；

七级：双耳听力损失≥56 dB；

八级：双耳听力损失≥41 dB 或一耳≥91 dB；

九级：双耳听力损失≥31 dB 或一耳≥71 dB；

十级：双耳听力损失≥26 dB 或一耳≥56 dB。

5）爆震性耳聋

在某些特殊条件下，如进行爆破，由于防护不当或缺乏必要的防护设备，可因强烈爆炸所产生的冲击波造成急性听觉系统的外伤，引起听力丧失，称为爆震性耳聋。这种情况根据损伤程度不同可出现鼓膜破裂、听骨破坏、内耳组织出血等，还可伴有脑震荡。患者主诉为耳鸣、耳痛、恶心、呕吐、眩晕，听力检查严重障碍或完全丧失。经过治疗轻者听力可以部分或大部分恢复，严重的患者可致永久性耳聋。

2. 卫生保健

（1）合理使用防护用品。佩戴防噪耳塞，耳塞的隔声效果可达 30 ~ 40 dB(A)。

（2）就业前体检及定期体检。如有听觉器官疾病、中枢神经系统疾病、心血管疾病者不宜从事噪声作业。

（3）经常监测作业环境噪声强度，采取有效的控制措施。

二、高温危害的防治措施

根据环境温度及其与人体热平衡之间的关系，通常把 35 ℃以上的生活环境和 32 ℃以上的生产劳动环境称为高温环境。而在湿度较高（相对湿度在 80% 以上）的工作场所，温度在 30 ℃以上即被视为高温环境。

高温环境通常由自然热源（如阳光）和人工热源（如生产性热源）引起。生产性热源主要来自各种燃料的燃烧（如煤炭、石油、天然气、煤气等），有一部分来自机械的转动摩擦（如电动机、机床、电锯等），使机械能变成热能，还有一部分则来自自然的化学反应。所有这些工业环境问题又可因夏季的自然高温而加剧。

（一）高温的控制

长期高温作业对井下工人的工作效率、安全和健康有着极大的影响，因此必须采取相应的措施，以保证井下有适宜的作业环境，预防并控制与高温作业相关的疾病发生。

1. 技术措施

1）合理设计工艺流程

合理设计工艺流程，改进生产设备和操作方法，尽量实现机械化，降低劳动强度。

2）通风降温

可采取减少风阻，防止漏风，加大通风机能力，采用合理分风与辅助风路法，利用地温预冷井下入风风流，加强通风管理等措施。高温工作面的风量最低限应为800 ~ 1000 m^3/min。

3）采用合理的开拓方式降温

开拓方式不同，入风线路长度不同，则风流到达工作面的风温也不同。一般情况下，采用分区开拓方式可以缩短入风线路长度，从而降低风流到达工作面时的温升。

4）采用充填采矿法降温

充填采矿法可以减少采空区岩石散热的影响，同时采空区漏风量大大降低，而且充填物还可大量吸热，起到冷却井下空气的作用。

5）减少热源法降温

（1）采用隔热物质喷涂岩层，防止围岩传热，以及提高风速等方法控制岩层热。

（2）大型机电硐室采用独立风流，将设备散热直接排至总回风流中，降低工作面风流的初始温度。

6）移动式制冷机组降温

局部热害严重的工作面可采用移动式制冷机组进行局部降温。

7）空调降温

矿井空调降温是空调应用技术发展的一个新领域，当采用上述几种非空调降温措施仍无法达到所要求的作业环境标准温度时，应考虑使用空调制冷降温技术。它是目前国内外普遍采用的降温措施。其技术关键是制冷、输冷、传冷与排热，以及降温系统及其控制。

8）露天煤矿高温危害的控制技术措施

尽量实现机械化，控制高温、热辐射的产生和影响；调整作业时间，避开日照最强烈时作业；合理布置和疏散热源。

2. 保健措施

1）营养保健

（1）合理供应饮料。高温作业工人排汗量明显增加，其增加量与劳动强度成正比。排出的汗中含有大量盐分，大量排汗使机体内盐分丢失，因此高温作业工人在排汗量较大的情况下，及时补充适量的水分和盐分对维持身体健康十分必要。

及时补充与出汗量相等的水分和盐分，最好的办法是供给含盐饮料。一般每人每天应补水 3 ~5 L、盐 20 g 左右。在 8 h 工作日内出汗量少于 4 L 时，每天从食物中摄取 15 ~18 g 盐即可，不一定从饮料中补充。若出汗量超过 4 L，除从食物中摄取盐外，还需从饮料中适量补充盐分。饮料的含盐量以 0.15% ~0.2% 为宜，饮水方式以少量多次为宜。含盐饮料可选用盐开水、盐汽水及盐茶，不含盐饮料可选用白开水、茶水、柠檬酸水，或用酸梅糖浆、陈皮糖浆、山楂糖浆等配成饮料。饮料的配制、冷却、运输及供应均必须加强卫生管理、防止污染，饮料温度以 10 ℃左右为宜。

（2）加强营养。在高温环境下劳动时，能量和蛋白质消耗增加，维生素 B_1、B_2、C 和 A 的需要量增加，所以应进食高热量、高蛋白、高维生素的膳食，热能的供给应在中国营养学会 2000 年修订的膳食营养推荐摄入量的基础上，按环境温度每增加 1 ℃增加热量 0.5% 的标准供给。蛋白质以增加到总热量的14.5% ~15%为宜。多吃新鲜蔬菜和瓜果，注意补充维生素 B_1、B_2、C等水溶性维生素和钾、钙、镁等矿物质。

2）加强个人防护

高温作业工人的工作服应宽大、轻便且不妨碍操作，宜采用质地结实、耐热、导热系数小、透气性能好并能反射热辐射的织物。要根据不同作业的需要，配备工作帽、防护眼镜、面罩、手套、鞋帽、护腿等个体防护用品。对露天煤矿作业者应配备宽边草帽、遮阳帽或通风冷却帽等以防日晒。

3）加强医疗防护工作

对高温作业工人应进行上岗前和入暑前体检，有心血管疾病、持久性高血压、溃疡病、活动性肺结核、肺气肿、肝病、肾疾病、明显的内分泌疾病（甲状腺功能亢进）、过敏性皮肤瘢痕者不宜从事高温作业。

3. 组织实施

我国防暑降温已有较成熟的经验，关键在于加强领导，改善管理，严格遵照国家有关高温作业卫生标准、《高温作业分级》、《防暑降温措施管理办法》搞好防暑降温工作。根据地区气候特点，适当调整夏季高温作业劳动和休息制度。休息室应尽可能设置在远离热源处，必须有足够的降温设施和饮料。大型厂矿可专门设立具有空气调节系统的工人休息公寓，保证高温作业工人在夏季有充分的睡眠和休息，这对预防中暑有重要意义。

（二）中暑

中暑是在高温环境下，机体散热机制发生障碍而引起的一系列疾病。它是热带、亚热带，甚至温带地区夏季的常见病，它的发生与否主要取决于高温气象、抗高温设施及人体的热耐受能力。尽管随着社会科学技术的高速发展物质条件得到了极大改善，但人类还面临着“温室效应”和“热岛效应”所导致的异常高温气候，以及高温期间习惯于在恒温环境中生活、工作人群的热耐受能力下降等问题，每年世界范围内总有许多地区遭受不同程度的热浪袭击，导致大量人群发生中暑。

职业性中暑是在高温作业环境下，由于热平衡和（或）水盐代谢紊乱而引起的以中枢神经和（或）心血管障碍为主要表现的急性热致疾病。它是我国法定职业病之一。

我国属高温矿井较多的国家之一，煤矿工人长期在湿热的矿井下进行强体力劳动，由于生理饱和差很小，在井下风速不大时，汗液蒸发很慢，散热能力变低，易导致体内热蓄积或水、电解质平衡失调，从而诱发中暑。

1. 病因和发病机制

1）病因

正常人体温恒定在 37 ℃左右，是通过下丘脑体温调节中枢的作用，使产热与散热取得平衡的结果。当周围环境温度超过皮肤温度时，散热主要靠出汗及皮肤和肺泡表面的蒸发。人体还可由循环血流将深部组织的热量带至皮下组织，通过扩张的皮肤血管散热，因此经过皮肤血管的血流越多，散热就越多。如果产热大于散热或散热受阻，体内有过量热蓄积，即产生高热中暑。

职业中暑是在高温、高湿或高强辐射气象条件下发生的，以体温调节障碍为主的急性疾病。故环境温度过高、湿度大、风速小、劳动强度大、劳动时间过长是中暑的主要原因。

2）诱发因素

过度疲劳、未热适应、睡眠不足、年老、体弱、肥胖都易诱发中暑。与中暑有关的分析表明，酒精中毒、使用某些药物（如镇静剂、利尿剂等）、慢性疾病（如糖尿病、精神病、肥胖症、心脏病、阻塞性肺部疾病等）与中暑的发病有关。

3）发病机制

中暑的发病机制有 3 种：热射病（含日射病）、热痉挛和热衰竭。这种分类是相对的，临床上往往难以区分，常以单一类型出现，亦可多种类型并存，我国职业病名单中统称为中暑。

（1）热射病。热射病是中暑中最严重的一种，主要是由于人体在热环境下散热途径受阻，体温调节机制失调所致，即机体产热超过散热，致使体内蓄热所致。其特点是在高温环境下突然发病，体温可高达 40 ℃以上，开始时大量出汗，以后出现“无汗”，并伴有干热和意识障碍、嗜睡、昏迷等中枢神经系统症状。该种类型的中暑即使治疗及时，死亡率仍高达 20%。

（2）热痉挛。热痉挛是由于大量出汗，体内钾、钠过量丢失，水和电解质平衡失调所致。表现为明显的肌肉痉挛，伴有收缩痛。痉挛以四肢肌肉及腹肌等经常活动的肌肉较为多见，尤以腓肠肌为最；痉挛常呈对称性，时而发作，时而缓解。患者意识清醒，体温大多正常。

（3）热衰竭。热衰竭也称为热晕厥或热虚脱，是由于高热引起机体血管舒缩调节发生障碍，使外周血管扩张和大量失水造成循环血量减少，引起大脑供血不足而致晕厥。起病迅速，主要表现有头晕、头痛、心悸、出汗、恶心、呕吐、皮肤湿冷、面色苍白、血压短暂下降，继而晕厥，体温不高或稍高。通常休息片刻即可清醒，一般不引起循环衰竭。

2. 临床表现

中暑性疾病的主要临床表现为高热。由于体温调节机制失调，还会引起神经系统的一系列症状。当大量出汗，体内盐分丢失没能及时补充时，则引起电解质平衡紊乱，表现为肌肉痉挛、消化系统症状或肾脏损害；当过分高热时，还可引起外周血管扩张、颅内供血不足，表现为心血管功能障碍或突然晕厥。

3. 中暑的诊断原则

根据高温作业人员的职业史（主要指工作时的气象条件）及体温升高、肌肉痉挛或晕厥等主要临床表现，排除其他类似的疾病，可诊断为职业性中暑。

4. 诊断及分级标准

1）轻症中暑

轻症中暑除中暑先兆的症状加重外，出现面色潮红、大量出汗、脉搏快速等表现，体温升高至38.5 ℃以上。

2）重症中暑

重症中暑可分为热射病、热痉挛和热衰竭三种类型，也可出现混合型。

（1）热射病。热射病（包括日射病）亦称中暑性高热，其特点是在高温环境中突然发病，体温高达40 ℃以上，疾病早期大量出汗，继之“无汗”，可伴有皮肤干热及不同程度的意识障碍等。

（2）热痉挛。热痉挛主要表现为明显的肌肉痉挛，伴有收缩痛。好发于活动较多的四肢肌肉及腹肌等，尤以腓肠肌为最。常呈对称性，时而发作，时而缓解。患者意识清醒，体温一般正常。

（3）热衰竭。起病迅速，主要临床表现为头晕、头痛、多汗、口渴、恶心、呕吐，继而皮肤湿冷、血压下降、心律失常、轻度脱水，体温稍高或正常。

5. 中暑的治疗

从事高温作业，出现中暑症状时应积极救治。

1）先兆中暑

应暂时脱离高温现场，并密切观察。

2）轻症中暑

迅速脱离高温现场，到通风阴凉处休息；给予含盐清凉饮料并对症处理。

3）重症中暑

迅速予以物理降温和（或）药物降温；纠正水与电解质紊乱；对症治疗。

（1）热射病的治疗。迅速采取降低体温、维持循环呼吸功能的措施，纠正水、电解质平衡紊乱，必要时给予葡萄糖生理盐水静脉滴注。

（2）热痉挛的治疗。及时口服含盐清凉饮料，必要时给予葡萄糖生理盐水静脉滴注。

（3）热衰竭的治疗。使患者平卧，移至阴凉通风处，口服含盐清凉饮料，对症处理。静脉给予盐水可促进恢复，但通常无必要，升压药不必应用，尤其对心血管患者慎用，避免增加心脏负担，诱发心衰。

对中暑患者及时进行对症处理，一般很快恢复，不必调离原作业岗位。若因体弱不宜从事高温作业，或有其他就业禁忌证者，应调换工种。

三、振动危害的防治措施

（一）振动的控制

1. 控制振动源

改革工艺过程，采取技术革新，通过减隔振等措施，减轻或消除振动源的振动，是预防振动职业病危害的根本措施。例如，采用液压、焊接、粘接等工艺代替风动工具铆接工艺；设计自动或半自动的操作装置，减少手部和肢体直接接触振动的机会；工具的金属部件改用塑料或橡胶，减少因撞击而产生的振动；采用减振材料降低交通工具、作业平台等大型设备的振动。

2. 限制作业时间和振动强度

通过编制和实施振动作业的卫生标准，限制接触振动的强度和时间，可以有效保护作业者的健康，是预防振动危害的重要措施。《工作场所有害因素接触限值　第2部分：物理因素》（GBZ 2.2—2007）规定，工作场所手传振动职业接触限值，4 h等能量频率计权加速度不得超过5 m/s^2。

3. 改善作业环境，加强个人防护

加强作业过程或作业环境的防寒、保温措施，特别是在北方寒冷季节的室外作业，需有必要的防寒和保暖设施。振动工具的手柄温度如能保持在40 ℃

左右，则对预防振动性白指的发生和发作具有较好的效果。控制作业环境中的噪声、毒物，对防止振动职业病危害也有一定作用。合理配备和使用个体防护用品，如防振手套、减振座椅等，能够减轻振动危害。

4. 加强健康监护

按规定进行上岗前和定期健康体检，早期发现，及时处理患病个体。

（二）手臂振动病的诊断、治疗与处理原则

手臂振动病是长期从事手传振动作业而引起的以手部末梢循环和（或）手臂神经功能障碍为主的疾病，并能引起手臂骨关节、肌肉的损伤。其典型表现是振动性白指。

手臂振动病是我国法定职业病。振动病在我国分布相当广泛，煤矿凿岩工的振动性白指发生率一般为9.7%～17.7%。

1. 临床表现

1）症状

（1）手部症状和自主神经症状。早期手部症状以手麻、手胀、手僵等较为普遍，夜间手痛、手麻更为明显，往往影响睡眠。手部，特别是指端的感觉减退，手颤、无力和动作不灵活等功能障碍也较常见。自主神经症状表现为头痛、失眠、乏力、记忆力减退等。此外，还可以出现植物神经功能紊乱的表现。

（2）振动性白指。振动性白指表现为手遇冷后发白，一般是受冷后，患指出现麻、胀、痛，并由灰变苍白，由远端向近端发展，界限分明。可持续数分钟至数十分钟，再逐渐由苍白变潮红，最后恢复至常色。

2）体征

（1）神经系统检查。痛觉不敏感，前臂感觉和运动神经传导速度减慢及远端潜伏时延长，肌电图检查可见神经源性损害。

（2）指（趾）发白。手臂振动病的典型表现为振动性白指（又称职业性雷诺现象），其发作具有一过性和时间性的特点。白指的判定依据应以专业医务人员检查所见为主。如有必要，可以进行白指诱发试验，但是采用局部受冷的方法，诱发率比较低。白指常见的部位是食指、中指和无名指的远端指节，严重者可累及近端指节，以致全部手指变白，故有“死指”“死手”之称。足趾阵发性变白的病例也有报道。振动性白指是诊断手臂振动病的主要临床依据。

(3) 指关节变形、手部肌肉萎缩。指关节变形、手部肌肉萎缩等病变也可见到，多见于较重的病例。

2. 诊断原则和诊断分级

《职业性手臂振动病的诊断》(GBZ 7—2014) 对手臂振动病的诊断标准做了具体规定。

1) 诊断原则

根据一年以上连续从事手传振动作业的职业史，以手部末梢循环障碍、手臂神经功能障碍和（或）骨关节肌肉损伤为主的临床表现，结合末梢循环功能、神经－肌电图检查结果，参考作业环境的职业卫生学资料，综合分析，排除其他病因所致类似疾病，方可诊断。

2) 诊断分级

(1) 轻度手臂振动病。出现手麻、手胀、手痛、手掌多汗、手臂无力、手指关节疼痛，可有手指关节肿胀、变形，痛觉、振动觉减退等症状体征，可有手部指端冷水复温试验复温时间延长或复温率降低，并具有下列表现之一者：①白指发作未超出远端指节的范围；②手部神经－肌电图检查提示神经传导速度减慢或远端潜伏期延长。

(2) 中度手臂振动病。在轻度的基础上，具有下列表现之一者：①白指发作累及手指的远端指节和中间指节；②手部肌肉轻度萎缩，神经－肌电图检查提示周围神经源性损害。

(3) 重度手臂振动病。在中度的基础上，具有下列表现之一者：①白指发作累及多数手指的所有指节，甚至累及全手，严重者可出现指端坏疽；②出现手部肌肉明显萎缩或手部出现"鹰爪样"畸形，并严重影响手部功能。

振动性白指发作累及范围应以单侧手分别判断。"多数"手指系指三个及三个以上手指。以白指诊断分级时，如左手、右手不一致，应以较重侧的诊断分级为准，但应分别描述。

3. 治疗及处理原则

1) 治疗原则

根据病情进行综合性治疗。应用扩张血管及营养神经的中西医药物治疗，并可结合采用物理疗法、运动疗法等。

2) 治疗

该病目前尚无特效疗法，基本原则是根据病情进行综合治疗。应用扩张血管及营养神经的药物改善末梢循环，也可采用活血化瘀、舒筋活络类的中药治疗并结合物理疗法、运动疗法等，促使病情缓解，必要时进行外科治疗。患者应加强个人防护，注意手部和全身保暖，减少白指发作。

3）处理原则

如需作劳动能力鉴定，参照《劳动能力鉴定　职工工伤与职业病致残等级》(GB/T 16180—2014）的有关条文处理。

第三节　职业中毒的防治措施

一、氮氧化物危害的防治措施

（一）管理措施

（1）运用法律、经济、技术政策等手段控制氮氧化物的危害。可以通过制定严厉的法律和法规来关井并产，改变煤炭产能小而散的现状。

（2）对企业业主进行《职业病防治法》的培训，完善职业卫生管理制度，加强其落实力度。

（3）加强新工人上岗前的职业卫生和安全防护措施学习，定期对作业工人进行安全知识、职业卫生知识培训教育，增强工人的安全意识和自我防护意识。对劳动者进行岗前、岗中和离岗前的健康检查。

（4）加强个人防护，如根据需要戴好送风式防毒面具等。

（5）加强安全知识培训教育，所有爆破人员和井下作业人员必须熟悉爆破材料的特性和《煤矿安全规程》(2016 年版）的相应规定。

（6）严格遵守安全操作规程，定期检修设备。

（7）改善劳动环境，加强井下通风排毒措施，使井下空气中氮氧化物浓度控制在国家规定的最高允许浓度以下，矿井氧化氮（换算成 NO_2）最高允许浓度为 0.00025%（5 mg/m^3）。

（8）建立较完善的应急救援措施和体系，事故发生后，应迅速脱离中毒现场，使伤员及时得到救治，争取抢救时间。

（9）对层层转包的企业，应明确其责权问题，以防止职业病危害事故的发生，保护广大劳动者的健康。

（二）安全防护措施

（1）爆破作业必须编制爆破作业说明书，爆破工必须依照说明书进行作业。井上、井下接触爆破材料的人员，必须穿棉布或抗静电衣服，严禁穿化纤衣服。

（2）煤矿井下爆破作业，必须采用取得煤矿矿用产品安全标志的用于溜煤（矸）眼的煤矿许用炸药，或不低于该安全等级的煤矿许用炸药。煤矿许用炸药是用于有瓦斯矿井的一类炸药。煤矿常用的煤矿许用炸药有煤矿许用铵锑炸药、水胶炸药和乳化炸药。煤矿井下只能采用电能激发的电雷管。

（3）采掘工作面风量不足时严禁装药爆破。

（4）爆破必须严格执行“一炮三检制”（装药前、爆破前、爆破后检查瓦斯）和“三人连锁爆破制”（爆破工、班组长、瓦斯检查工连锁）。为尽量减少有毒烟气的形成，爆破作业应采取最大直径炮眼的炸药，已明显变质或损坏的炸药不得使用。每个炮眼必须充填足够的炮泥和水炮泥。严禁明火爆破和裸露爆破。

（5）井巷揭穿突出煤层和在突出煤层中进行采掘作业时，必须采取震动爆破、远距离爆破、避难硐室、反向风门、压风自救系统等安全防护措施。

（6）井下爆破后必须进行充分有效的通风，排除炮烟，浇水清除矿石（碴）中残留的氮氧化物。待工作面的炮烟被吹散，爆破工、瓦斯检查工和班组长必须首先巡视爆破地点。为防止中毒，爆破后，只有将炮烟吹散后才可以进入工作面，在发生火灾或有爆炸烟气侵袭时，必须佩戴自救器。

（三）诊断、治疗及处理原则

在煤炭生产过程中，由于工人在爆破及工作时未遵守操作规程，或缺乏防护知识，氮氧化物中毒事件时有发生。

1. 临床表现

氮氧化物中毒的症状因其种类不同、接触浓度和时间的不同而有所不同。接触高浓度氮氧化物会导致肺水肿，低浓度的二氧化氮对上呼吸道刺激性小，易进入呼吸道深部并逐渐与水分作用而对肺产生刺激和腐蚀，常引起肺水肿。

1）一氧化氮中毒

吸入低浓度一氧化氮几乎无毒性，可用于辅助治疗肺部疾病（如支气管哮喘、肺动脉高压和心血管疾病）。长期接触超剂量一氧化氮，可引起上呼吸道刺激症状。一氧化氮中毒多为短时间内吸入高浓度一氧化氮引起高铁血红蛋白血症，导致中枢神经损害，表现为头痛、头晕、乏力、皮肤青紫、血压下降、烦躁、惊厥、瘫痪等。

2）二氧化氮中毒

急性二氧化氮中毒的主要靶器官为呼吸系统，引起肺水肿为迟发性病变。故与氮氧化物有密切接触者应严密观察。

（1）急性中毒。

① 急性轻度中毒。发病一般较缓，常有潜伏期，然后突发病情恶化。一般在吸入氮氧化物 6～72 h 的潜伏期后出现胸闷、咳嗽、咯痰等，可伴有轻度头晕、头痛、无力、失眠、心悸、恶心、食欲减退、发热等症状。眼结膜及鼻咽部轻度充血，肺部可有散在的干啰音。实验室检查可见 X 射线胸片肺纹理增强或纹理边缘模糊，血气分析氧分压降低。

② 急性中度中毒。除上述症状外，可有呼吸困难、胸部紧迫感、咳嗽加剧、咯痰或咯血丝痰、轻度绀紫。两肺可闻及干啰音或散在湿啰音。X 射线胸片表现可见肺叶透光度降低、肺纹理增多、紊乱、模糊，呈网状或斑片状阴影，血气分析在吸氧情况下动脉氧分压大于 60 mmHg。

③ 急性重度中毒。肺水肿时可见呼吸窘迫、咳嗽加剧、咯出大量白色或粉红色泡沫痰、明显绀紫，两肺可闻及干、湿啰音；昏迷或窒息；急性呼吸窘迫综合征；并发较重程度的气胸或纵膈气肿；发生迟发性阻塞性毛细支气管炎时，可在吸入氮氧化物气体后无明显急性中毒症状或在肺水肿恢复期阶段两周左右，突然发生咳嗽、胸闷、进行性呼吸困难、明显绀紫。X 射线胸片出现大片阴影和两肺满布粟粒状阴影，血气分析在吸入高浓度氧时动脉氧分压小于 60 mmHg。

（2）慢性中毒。

长期接触低浓度的氮氧化物，可引起慢性咽炎、支气管炎，病程长者可发生肺气肿。少数病例在吸入氮氧化物气体后，可无明显急性中毒症状，而在两周后出现以上病变。

2. 诊断分级

诊断依据为《职业性急性氮氧化物中毒诊断标准》（GBZ 15—2002）。

1）诊断原则

根据短期内吸入较大量氮氧化物的职业史、呼吸系统损害的临床表现和胸部 X 射线征象，结合血气分析及现场劳动卫生学调查资料，综合分析，并排除其他原因所致的类似疾病，方可诊断。

2）刺激反应

出现胸闷、咳嗽等症状，肺部无阳性体征，胸部 X 射线检查无异常表现。

3）诊断及分级标准

（1）轻度中毒。出现胸闷、咳嗽等症状，肺部有散在干啰音。胸部 X 射线征象表现为肺纹理增强，可伴有边缘模糊，符合急性支气管炎或支气管周围炎。

（2）中度中毒。出现胸闷加重、咳嗽加剧、呼吸困难、咯痰或咯血丝痰等症状，体征有轻度发绀，两肺可闻及干、湿啰音。胸部 X 射线征象表现为肺叶透亮度降低，肺纹理增多、紊乱、模糊，呈网状阴影（符合间质性肺水肿）或斑片状阴影（边缘模糊，符合支气管肺炎）。

（3）重度中毒。具有下列表现之一者：

① 明显的呼吸困难，剧烈咳嗽，咯大量白色或粉红色泡沫痰，明显发绀；两肺满布湿啰音。胸部 X 射线征象表现为两肺叶有大小不等、边缘模糊的斑片状或云絮状阴影，有的可融合成片状阴影，符合肺泡性肺水肿。血气分析呈重度低氧血症。

② 急性呼吸窘迫综合征。

③ 并发较重程度的气胸或纵膈气肿。

④ 窒息。

3. 治疗原则

（1）现场处理。将病人迅速、安全脱离中毒现场，置于空气新鲜处，静卧，保暖，避免活动，立即吸氧，并给予对症治疗。

（2）密切观察。对刺激反应者，应观察 24 ~ 72 h，随时注意病情变化，并及时处理。观察期内应严格限制活动，卧床休息，保持安静并对症治疗。

（3）保持呼吸道通畅。解除气道痉挛，祛痰，如泡沫痰多时，可给予去泡沫剂（1% 二甲基硅油消泡气雾剂）或与激素、支气管解痉剂（特布他林、沙丁胺醇）气雾剂交替雾化吸入，必要时将气管切开。

（4）改善和维持通气功能。早期、足量、短程应用糖皮质激素，以改善血管壁通透性，减少液体渗出，增强机体应激能力，合理减少静脉补液量，使用脱水剂或利尿剂。减少肺循环量，促进液体吸收。

（5）合理氧疗。

(6) 防止肺水肿，预防控制肺部感染。

(7) 积极预防并发症。出现高铁血红蛋白血症可给予美兰分次静注，也可以给予大剂量维生素 C、葡萄糖等治疗，维持水、电解质、酸碱平衡。保持呼吸道通畅，剧烈咳嗽时给予镇咳，以免形成气胸或肺出血，窒息时可行气管切开。

(8) 其他处理。急性轻、中度中毒治愈后可恢复工作。重度中毒患者遗留慢性支气管炎、支气管扩张、肺纤维化或肺功能明显减退者，应调离刺激性气体作业岗位。如需作劳动能力鉴定，参照《劳动能力鉴定 职工工伤与职业病致残等级》(GB/T 16180—2014) 妥善处理，定期随访。

4. 预防措施

(1) 进行职业卫生知识培训，增强工人的安全意识和自我防护意识。作业者应遵守爆破操作规程，在爆破工作面的炮烟散尽之后方可进入工作场所。

(2) 建立完善的应急救援措施，事故发生后能使伤员得到及时救治，争取抢救时间。

(3) 建立健全职工职业健康监护档案，对作业者开展全面健康监护工作。从事氮氧化物作业工人应做上岗前职业健康检查，必检项目包括血常规、尿常规、心电图、血清 ALT、肺功能，选检项目包括肺弥散功能、胸部 X 射线检查。在岗期间职业健康检查每 2 年一次，必检项目包括血常规、尿常规、胸部 X 射线摄片、肺功能，选检项目包括肺弥散功能。

二、碳氧化物危害的防治措施

（一）控制措施

1. 加强通风

通过加强通风，将碳氧化物冲淡到《煤矿安全规程》规定的浓度以下。如果一氧化碳、二氧化碳的产生量比较大，可采用抽放措施。

2. 加强检查

应用各种仪器或煤矿安全集中监测系统监视井下各种有害气体（包括一氧化碳、二氧化碳）的动态，以便及时采取相应措施。

3. 警示危险

井下通风不良的区域或不通风的旧巷道内，往往积聚着大量有害气体，尤其是二氧化碳。因此，在不通风的旧巷道口要设栅栏，并挂上“禁止入内”的牌子。若要进入这些旧巷道必须先进行检查，当确认对人体无害时才能进入。

4. 喷雾洒水

当工作面有二氧化碳放出时，可使用喷雾洒水的办法使其溶于水中。

5. 急救措施

若有人由于缺氧窒息时，应立刻将窒息者移到空气新鲜的巷道或地面，并进行人工呼吸施行急救。

6. 个人防护

（1）进入高浓度一氧化碳的环境工作时，在通风的同时要戴好特制的一氧化碳防毒面具，两人同时工作，以便监护和互助。

（2）对于二氧化碳的防护与一氧化碳类似，包括环境通风；对于皮肤的防护，可戴保温手套，穿防护服；对于眼睛的防护，可佩戴安全护目镜或面罩。

（二）岩石与二氧化碳突出的防治

岩石与二氧化碳突出是煤炭生产的一种严重灾害。如何防治岩石与二氧化碳突出，是一个需要高度重视和研究解决的问题。

根据已发生岩石与二氧化碳突出事故的情况和特点，参照煤与瓦斯突出的防治经验，可以采取以下防治措施。

1. 加强地质工作和对二氧化碳的探测

（1）在煤田勘探和地质勘探工作中，必须在探测地质构造的同时探测瓦斯、二氧化碳等气体。

（2）在矿井瓦斯鉴定和平时井下瓦斯检查时，必须同时进行二氧化碳鉴定和检查。对有二氧化碳涌出的矿井，地质部门要探测、研究和分析二氧化碳的成因及来源的分布规律，技术部门要经常掌握其变化情况。

（3）对有二氧化碳（瓦斯）喷出或岩石（煤）与二氧化碳（瓦斯）突出危险的矿井，必须坚持“有疑必探，先探后掘”的原则，探清断层、褶曲的确切位置，探清二氧化碳压力和瓦斯区域，坚决禁止在地质不清、瓦斯压力不明的情况下掘进。

（4）凡发生过一次岩石与二氧化碳喷出或突出的矿井，均作为岩石与二氧化碳喷出或突出的矿井，并制订防治措施报省（区）煤炭局批准，并报省级煤矿安全监察机构备案。

2. 严密对岩石与二氧化碳突出预兆的监测和观察

（1）岩石与二氧化碳突出预兆：二氧化碳涌出时有“嘶嘶”声，底板积水冒泡，钻眼与炮眼喷雾；爆破后在巷道底板有一层雾状气体分布；二氧化碳浓度骤然增加；工作面空气温度降低，有凉、冷之感，嗅到碳酸气味；工作面工作人员感到发闷、头晕；巷道内有明显压力活动，如有片帮、底鼓或发生顶板岩石呈片状脱落及煤（岩）倾出等现象。如在施工中发现上述情况之一，必须进行认真分析，采取紧急防治措施。

（2）凡有岩石与二氧化碳突出的采掘工作面，必须设置专人经常检查二氧化碳浓度，采掘工作面回风流中瓦斯浓度超过1%或二氧化碳浓度超过1.5%时，必须停止工作，撤出人员，并立即报告矿长和矿井技术负责人，采取措施，进行处理。

（3）对在有突出危险的矿井和区域工作的每个职工都要进行安全思想和预防突出技术教育，人人懂得防治突出的基本知识、避灾路线；人人知道突出预兆，随时发现预兆；人人严格按照防治措施作业。

3. 打前探钻孔或排放钻孔

（1）凡遇有喷出或突出危险的岩层（或煤层）时，必须在掘进前打前探钻孔。钻孔孔径不小于75 mm，钻孔超前距不小于5 m，孔数不少于3个，钻孔方向要根据所探地质构造和二氧化碳高压区的分析情况确定。如发现危险性增大时，应增打排放钻孔，用以卸压和排放二氧化碳，否则不准掘进。

（2）在接近高压二氧化碳区域或断层、褶曲带及煤层时，要制定专门的防止喷出或突出的措施，没有采取可靠措施或经分析不安全时，不准进行揭穿掘进工作。

（3）在有岩石（煤）、二氧化碳（瓦斯）喷出和突出危险的区域内打钻时，必须制定打钻安全措施。

4. 实行二氧化碳抽放和减少地应力措施

（1）对于二氧化碳高压区，包括地质破碎带，可进行井下真空泵超前抽放，把抽出的二氧化碳用管子直接排到总回风巷内。

（2）在有二氧化碳喷出或突出危险的岩层（或煤层）内掘进巷道时，严禁两个掘进工作面同时相向对掘或与采煤工作面重叠相向前进。掘进工作面最好在采煤工作面之后一段距离掘进，以减少地应力和地应力集中。

5. 合理布置巷道和加强巷道支护

(1) 巷道应尽量避免布置在含有高压二氧化碳的岩层和地质构造复杂的破坏地带及地应力集中地带。巷道与高压瓦斯区边缘和突出危险煤层的法线距离不小于20 m。

(2) 在地质破坏带和松软岩层中掘进时，要特别加强巷道支护，采取短掘短砌、密集支护、前探支架等措施，以防严重冒顶引起突出。

6. 建立独立分区通风系统，严格控制风流

(1) 建立独立分区通风系统，将在喷出和突出区域内的掘进工作面回风直接引入总回风巷或分区回风巷内，严禁串联通风。

(2) 必须在掘进回风巷与其他采掘区和巷道有关联的地点设一对反向风门，以防二氧化碳喷出或突出蔓延。

(3) 加大有喷出或突出危险采掘工作面的风量。同时，风门和风机必须有专人看管，风机要有单独的供电系统。工作面停风时人员必须立即退至新鲜风流内。

7. 防止爆破掘进诱导突出造成危险

为防止正常爆破掘进诱导突出，可事先采取震动爆破的办法有准备地诱导突出。必须采用远距离爆破，根据突出危险性的大小规定撤退的距离和范围，爆破时所有人员（包括回风巷内人员）必须撤到指定安全地点。

8. 编制灾害预防和处理计划，落实自救措施

(1) 凡有喷出和突出危险的矿井都要编制灾害预防和处理计划，并组织干部、工程技术人员、工人学习和实际演习，二氧化碳突出时不要卧倒爬行。

(2) 在有喷出和突出危险区域的所有工作人员，必须携带隔离式自救器，并掌握使用方法及了解注意事项。

(3) 加强有二氧化碳突出危险矿井的组织管理。

（三）一氧化碳中毒的诊断、治疗和预防措施

一氧化碳为分布广泛的窒息性气体，在全国一氧化碳中毒重大事故中，煤矿开采约占15%。

1. 一氧化碳中毒的临床表现

1）急性中毒

急性一氧化碳中毒主要是因在生产或生活环境中，吸入过量一氧化碳引起组织缺氧所致。一氧化碳经呼吸道进入血液中与血红蛋白（Hb）结合造成组

织缺氧。短期内吸入高浓度一氧化碳可引起头痛、头晕、心悸、四肢无力、恶心、呕吐、意识模糊，重者昏迷。空气中一氧化碳浓度、人体血液中碳氧血红蛋白（COHb）浓度与相应的中毒症状密切相关，见表5-1。

表5-1 空气中一氧化碳浓度、人体血液中碳氧血红蛋白(COHb)浓度与相应的中毒症状

空气中一氧化碳浓度/（$mg \cdot m^{-3}$）	平均状态时碳氧血红蛋白(COHb)/%	中毒症状
58.5	7	轻度头痛
292.5	25	严重恶心、眩晕
582.5	45	恶心、呕吐，可能虚脱
1170.5	80	昏迷
11700.5	90	死亡

临床上根据急性发生的中枢神经损害的症状和体征，将中毒程度分为3级：

（1）轻度中毒。患者有剧烈的头痛、头晕、四肢无力、恶心、呕吐、嗜睡、意识模糊等症状。原有冠心病患者可出现心绞痛。血液中碳氧血红蛋白（COHb）浓度可高于10%。

（2）中度中毒。患者昏迷，对疼痛刺激可有反应，瞳孔对光反射和角膜反射可迟钝，腱反射减弱，呼吸、血液和脉搏可有改变。经治疗可恢复且无明显并发症。血液中碳氧血红蛋白（COHb）浓度可高于30%。

（3）重度中毒。患者出现深度昏迷，各种反射消失。患者可呈去大脑皮质状态：患者可以睁眼，但无意识，不语，不动，不主动进食或大小便，呼之不应，推之不动，肌力增强。常有脑水肿，伴有惊厥、呼吸抑制。可有休克和严重的心肌损害，出现椎体系或椎体外系损害体征，皮肤可出现大水疱和红肿，多见于昏迷时肢体受压迫的部位。该部位肌肉血液供给受压可导致压迫性肌肉坏死（横纹肌溶解症）。坏死肌肉释放的肌球蛋白可引起急性肾小管坏死和肾功能衰竭。血液中碳氧血红蛋白（COHb）浓度可高于50%。

2）急性一氧化碳中毒迟发性脑病（神经精神后发症）

急性一氧化碳中毒患者在意识障碍恢复后，经过2~60天的“假愈期”可出现下列临床表现之一：①精神、意识障碍，呈现痴呆状态、谵妄状态或去

大脑皮质状态；②椎体外系神经障碍，出现震颤麻痹综合征；③椎体外系神经损害，如偏瘫、病理反射阳性或小便失禁等；④大脑皮质局灶性癫痫。

3）慢性中毒

长期接触低浓度一氧化碳能否引起慢性中毒至今仍无定论。有些学者认为目前缺乏一氧化碳引起慢性中毒的依据，接触者除有碳氧血红蛋白（COHb）轻度增高外，很少有客观体征。但也有人认为，长期接触低浓度一氧化碳可引起神经系统症状，如头痛、头晕、耳鸣、无力、记忆力减退及睡眠障碍等。脑电图检查可出现慢波，神经行为学检查出现功能性减退，循环系统可有心悸、心律不齐，心电图显示缺血性图形和心脏传导阻滞改变。

4）辅助检查

（1）血液中碳氧血红蛋白（COHb）的测定。可采用简易测定方法，如加减法，取患者血液 1～2 滴，用蒸馏水 3～4 mL 稀释后，加 1% 氢氧化钠溶液 1～2滴，混匀。血液中碳氧血红蛋白（COHb）增多时，加碱后仍保持淡红色不变，正常血液则呈绿色。本试验在碳氧血红蛋白（COHb）浓度高达 50% 时才呈现阳性反应。

（2）脑电图检查。可见弥漫性低波幅慢波，与缺氧性脑病进展相平行。

（3）头部 CT 检查。脑水肿时可见脑部有病理性密度降低区。

2. 诊断分级

1）诊断原则

根据吸入较高浓度一氧化碳的暴露史和急性发生的中枢神经损害的症状和体征，结合血液中碳氧血红蛋白（COHb）的测定结果，现场卫生学调查及空气中一氧化碳浓度测定资料，并排除其他病因后，可诊断为急性一氧化碳中毒。

2）诊断和分级标准

（1）接触反应。出现头痛、头晕、心悸、恶心等症状，吸入新鲜空气后症状可消失者。

（2）轻度中毒。具有下列任何一项者：①出现剧烈头痛、头晕、四肢无力、恶心、呕吐；②轻度至中度意识障碍，但无昏迷者；③血液中碳氧血红蛋白（COHb）浓度高于 10% 。

（3）中度中毒。除有上述症状外，意识障碍表现为浅至中度昏迷，经抢救后恢复且无明显并发症者。血液中碳氧血红蛋白（COHb）浓度可高于

30%。

（4）重度中毒。具备以下任何一项者：①意识障碍程度达深度昏迷或去大脑皮质状态；②病人有意识障碍且并发脑水肿、休克或严重的心肌损害、肺水肿、呼吸衰竭、上消化道出血、脑局灶损害（如椎体系或锥体外系损害体征）之一者；③血液中碳氧血红蛋白（COHb）浓度高于50%。

（5）急性一氧化碳中毒迟发脑病（神经精神后发症）。急性一氧化碳中毒患者在意识障碍恢复后，经过2～60天的“假愈期”出现下列临床表现之一者：①精神、意识障碍，呈痴呆状态、谵妄状态或去大脑皮质状态；②椎体外系神经障碍，出现帕金森综合征的表现；③椎体系神经损害（如偏瘫、病理反射阳性或小便失禁等）；④大脑皮质局灶性功能障碍（如失语、失明等），或出现继发性癫痫。头部CT检查出现脑部有病理性密度降低区，脑电图检查可发现中度及高度异常。

3. *治疗*

迅速将病人转移到空气新鲜的地方，卧床休息，保暖，保持呼吸道通畅。

1）纠正缺氧

迅速纠正缺氧状态。吸入氧气可加速碳氧血红蛋白（COHb）解离，增加一氧化碳排出。吸入新鲜空气时，一氧化碳由碳氧血红蛋白（COHb）中释放出半量约需4 h；吸入纯氧时可缩短至30～40 min，吸入3个大气压的纯氧可缩短至20 min。高压氧舱治疗能增加血液中溶解氧，提高动脉血氧分压，使毛细血管内的氧容易向细胞内弥散，可迅速纠正组织缺氧。呼吸停止时，及早进行人工呼吸，或用呼吸机维持。危重病人可考虑血浆置换。

2）防治脑水肿

严重中毒后，脑水肿可在24～48 h发展到高峰。脱水疗法很重要，目前常用的方法是20%甘露醇静脉快速滴注，待2～3天后颅压增高现象好转，可减量，也可注射呋塞米脱水。三磷酸腺苷、肾上腺皮质激素（如地塞米松）也有助于缓解脑水肿。如有频繁抽搐，目前首选是地西泮10～20 mg静注，抽搐停止后再静滴苯妥英钠0.5～1 g，剂量可在4～6 h内重复应用。

3）治疗感染和控制高热

做咽、血、尿培养，选择广谱抗生素。高热会影响脑功能，可采用物理降温方法，如头部用冰帽，体表用冰袋，使体温保持在32 ℃左右。如降温过程中出现寒战或体温下降困难时，可用冬眠疗法。

4）促进脑细胞代谢

应用能量合剂，常选用三磷酸腺苷、辅酶A、细胞色素C和大量维生素C等。

5）防治并发症和后遗症

昏迷期间的护理工作非常重要。保持呼吸道通畅，必要时进行气管切开；定时翻身以防止褥疮和肺炎；注意营养，必要时鼻饲。急性一氧化碳中毒患者从昏迷中苏醒后，尽可能休息2周，以防神经系统和心脏后发症的发生。如有后发症，应给予相应治疗。

4. 处理原则

轻度中毒经治愈后仍可从事原工作；中度中毒者经治疗恢复后，应暂时脱离接触一氧化碳作业并定期复查，观察2个月如无迟发性脑病出现，仍可从事原工作；重度中毒及出现迟发脑病者，虽经治疗恢复，皆应调离一氧化碳作业；因重度中毒或迟发性脑病治疗半年仍遗留恢复不全的器质性神经损害时，应永远调离接触一氧化碳及其他神经性毒物的作业，视病情安排治疗和疗养。

5. 预防措施

1）健康检查

从事一氧化碳作业的工人应做上岗前职业健康检查，体格检查包括内科常规检查（重点检查心血管）和神经系统常规检查，实验室检查必检项目包括血常规、尿常规、心电图、血清ALT。从事一氧化碳作业的人员应每2年进行一次在岗职业健康检查，检查项目与上岗前检查相同。

2）职业禁忌证

各种中枢神经和周围神经器质性疾患、器质性心血管疾病。

3）健康教育

开展职业卫生和安全教育，普及自我保护知识和技能。这是防止一氧化碳职业中毒最有效、最简便的方法之一。

4）加强管理

（1）加强职业卫生和安全管理，杜绝非法开采矿山和小煤窑。

（2）加强密闭空间作业的职业卫生和安全管理，应在进入密闭空间作业前制定安全计划和应急计划，进行一氧化碳浓度检测，强制通风消除一氧化碳或使其浓度降低到允许条件，佩戴报警器和个体防护设施，并有专人在密闭空间外监护。

（3）加强检修期间作业的职业安全和卫生管理。检修本身表明工作流程有障碍，所以更应该小心防范，除了应配备必要的个体防护设施，还要制定应急措施。检修现场应设置一氧化碳气体报警仪器，一旦一氧化碳泄漏，及时报警，可使作业工人及时采取措施，防止一氧化碳中毒事故发生。

5）加强安全信息沟通

停止作业的地点及危险区挂警告牌或封闭。一些一氧化碳重大中毒事故往往是因未及时警示或传递信息而导致的。

6）救护人员要善于保护自己

虽然因事故现场抢救他人而中毒或死亡的比例远小于已中毒者，但有些事故案例值得深思。事故现场抢救更应注意佩戴好个体防护用品，做好个人防护，并严格按照中毒抢救应急预案进行救援。

三、硫化氢的防治措施

（一）硫化氢的性质

硫化氢是一种无色可燃性气体，有臭鸡蛋的特殊刺激性气味。比空气重，极易溶于水，因此易积聚在低洼积水处。硫化氢也可溶于醇类、石油溶剂和原油中。由于硫化氢可溶于水及油中，有时可随水或油流至远离发生源处而引起意外中毒事故。硫化氢在空气中易燃烧，能与大部分金属反应生成硫酸盐。

（二）硫化氢危害的控制措施

硫化氢与空气混合能形成爆炸性混合物，空气中硫化氢浓度为 4.3% ~ 45.5% 时有爆炸危险，遇明火、高热能引起燃烧爆炸。

1. 降低硫化氢浓度的措施

1）加强通风

良好的通风措施是降低井下有害气体浓度的主要措施之一，确保井下空气中硫化氢浓度不超过最高允许浓度 0.00066%（体积百分比），尤其是排除井下积水时，一定要加强通风。

2）改变采煤方法

改走向长壁采煤法为倾向短壁采煤法，从而形成负压通风系统，使乏风直接进入采空区。有条件的矿井改炮采为水力采煤，炮采或机采时增加喷水量，使硫化氢气体溶于水，降低其浓度。

2. 加强生产环境硫化氢浓度的监测

煤矿企业必须对硫化氢气体进行定期监测。可能接触硫化氢气体的作业工人应配备便携式硫化氢监测仪，进行毒物浓度检测；在硫化氢易积聚的区域，应安装硫化氢检测报警器。进入可疑作业场所前，应用硫化氢检气管监测硫化氢浓度。

井下探放老空巷道，当钻孔接近老空巷道，预计可能有有害气体涌出时，必须监测硫化氢气体的浓度，如超过最高允许浓度，必须立即停止钻进，切断电源，撤出人员。

排出井下积水及恢复被淹井巷道前，必须监测硫化氢浓度。排水过程中，有被水封住的硫化氢气体突然涌出的可能，必须制定安全措施。

3. 紧急脱险措施

如遇到臭鸡蛋气味的硫化氢应立刻组织人员撤离，撤离时可用湿毛巾等捂嘴避毒。因为地势低处危险性比高处大，下风向的硫化氢浓度高，因此应采取沿高处行走、向上风向撤离等措施。

4. 个人防护

作业人员应佩戴防毒口罩、安全护目镜、防毒面具和空气呼吸器，佩戴硫化氢报警设施。

5. 加强安全卫生信息沟通

井下通风不良的地区或不通风的旧巷道内，往往积聚大量的有害气体。因此，对井下的停止作业地点和危险区应挂警告牌或封闭。若要进入这些旧巷道时必须先进行检查，当确认对人体无害时才能进入。当停工区内硫化氢浓度超过最高允许浓度不能立即处理时，必须在 2 h 内封闭完毕。

6. 防止爆炸的措施

由于硫化氢极易燃烧，在作业区应严禁明火、火花和吸烟，应有防爆设备和无火花工具。

（三）硫化氢中毒的诊断、治疗和预防措施

我国硫化氢中毒问题一直很严重，占职业中毒的第二位，仅次于一氧化碳中毒。煤炭行业硫化氢中毒事件时有发生。

1. 临床表现

硫化氢中毒分为急性中毒和慢性中毒，以急性中毒较常见。

1）急性中毒

急性硫化氢中毒一般发病迅速，出现以脑和（或）呼吸系统损害为主的临床表现，也可伴有心脏等器官功能障碍。中毒者的临床表现随暴露浓度的不同而有明显差异。低浓度暴露时，眼和上呼吸道黏膜的刺激与腐蚀作用的表现较为明显；高浓度暴露时以中枢神经系统症状和严重窒息症状较为突出，严重者可发生“电击样”死亡，而眼和上呼吸道黏膜的刺激与腐蚀作用的表现常被掩盖而不突出。

（1）中枢神经系统损害。吸入低浓度硫化氢后可出现头痛、头晕、乏力、恶心、呕吐等症状。吸入高浓度硫化氢后，除出现以上症状外还表现为动作失调、烦躁不安、谵妄、抽搐、大小便失禁、惊厥、意识障碍，可迅速进入昏迷状态，甚至在数秒钟内猝死。

（2）眼部刺激。暴露低浓度硫化氢后出现眼灼热、刺痛、流泪、畏光、视物模糊或视力障碍、视物时有彩晕。检查可见眼结膜充血、水肿，角膜浅表糜烂或角膜点状上皮脱落。

（3）呼吸系统损害。暴露低浓度硫化氢后常表现为流涕、咽痒、咽痛、咽干、流涕、咳嗽、声音嘶哑等上呼吸道刺激症状。轻度中毒者可出现气短、胸闷，中度和重度中毒者出现胸闷气憋、呼吸困难、发绀、烦躁、咳嗽剧烈、咯大量粉红色泡沫样痰，甚至可自口、鼻大量涌出等肺水肿的表现，常伴有发热、心跳加速及意识障碍。严重者可发生喉头痉挛，常因呼吸中枢麻痹而致死。肺部可闻及干、湿啰音或肺实变体征，严重者两肺布满湿啰音。轻度中毒者肺部X射线胸片显示肺纹理增强，表现为急性气管、支气管炎，支气管周围炎。随着病情的发展，两肺纹理模糊，有广泛网状阴影或散在细粒状阴影，肺叶透亮度降低，显示间质性肺水肿；病情再发展可出现肺泡性肺水肿，两肺可见散在的大小不等的云絮状阴影，边缘不清，有时可融合成大片状阴影，或呈蝶状。

（4）“电击样”中毒。突然暴露极高浓度（浓度在1000 mg/m^3 以上）的硫化氢，可在中毒后数秒钟内突然昏迷、抽搐、呼吸和心跳迅速停止，也可立即或数分钟内昏迷，常因呼吸骤停而死亡。多数患者死亡前无先兆症状，少数可先出现呼吸深而快。死亡可在无警觉的情况下发生，当察觉到硫化氢气味时嗅觉可立即丧失，少数病例在昏迷前瞬间可闻到令人作呕的甜味。

（5）心肌损害。在硫化氢中毒病程中，部分患者表现为心悸、气急、胸闷或心绞痛样等症状。心肌酶谱检查可有不同程度异常。心电图出现ST段下移和T波低平或倒置、传导阻滞，个别表现为心肌梗死。

需要特别注意的是，绝大多数患者的肺水肿和心肌损害发生在中毒后24 h内，但少数患者可在恢复好转期甚至一周后才出现肺水肿和心肌损害，即“迟发性”损害。因此，对急性中毒者要较长时间进行心、肺功能的随访和检查，以便及早发现，积极救治。

2）慢性中毒

长期暴露于低浓度硫化氢可引起头痛、头晕、记忆力减退、乏力等神经衰弱综合征及多汗、手掌潮湿等自主神经功能紊乱症状，也可损害周围神经。脱离暴露硫化氢后，神经方面的损害仍可持续存在。慢性中毒也可引起眼和呼吸道慢性炎症，重者可致角膜糜烂或发生点状角膜炎，甚至发生视力障碍，脱离作业后可以恢复。

3）中毒预后

轻度、中度硫化氢中毒治疗后可很快恢复，一般不留后遗症。部分严重中毒患者治疗后，可留有一些后遗症，如头痛、头晕、疲倦、嗜睡、记忆力减退、紧张、焦虑、抑郁、视力听觉减退、四肢麻痹和运动失调等，头颅CT显示轻度脑萎缩。

2. 诊断分级

1）职业性急性硫化氢中毒的诊断原则

在职业活动中，短期内吸入较大量硫化氢气体后引起的以中枢神经系统、呼吸系统为主的多器官损害的全身性疾病称为职业性急性硫化氢中毒，它是我国的法定职业病。其诊断原则如下：

（1）职业接触史。诊断职业性急性硫化氢中毒必须有短期内吸入较大量硫化氢的职业接触史。患者的呼出气及衣服等散发难闻的臭鸡蛋气味可作为接触指标，患者在发病前闻到臭鸡蛋气味可作参考。

（2）临床表现。具有急性硫化氢中毒的临床表现，出现不同程度的以中枢神经系统和呼吸系统损害为主的临床表现。

（3）劳动卫生学调查。对作业或事故现场进行劳动卫生学调查，结合职业接触史和临床表现进行综合分析。

（4）鉴别诊断。和其他病因所引起的类似疾病相鉴别，如一氧化碳、二氧化碳等窒息性气体导致的急性中毒及脑血管意外和心肌梗死等疾病。

2）接触反应

接触硫化氢后出现眼刺痛、畏光、流泪、结膜充血、咽部灼热感、咳嗽等眼和上呼吸道刺激表现，或有头晕、乏力、恶心等神经系统症状，脱离接触后在短时间内消失。

3）诊断分级标准

根据《职业性急性硫化氢中毒诊断标准》(GBZ 31—2002)，职业性急性硫化氢中毒可分为轻度中毒、中度中毒、重度中毒3种类型。

(1) 轻度中毒。具有下列情况之一者：明显的头痛、头晕、乏力等症状并出现轻度至中度意识障碍，急性气管、支气管炎或支气管周围炎。

(2) 中度中毒。具有下列情况之一者：意识障碍表现为浅至中度昏迷，急性支气管肺炎。

(3) 重度中毒。具有下列情况之一者：意识障碍程度达深度昏迷或植物状态，肺水肿，猝死，多脏器衰竭。

3. 现场抢救和治疗措施

1）现场抢救

致死性硫化氢中毒多发生在现场，据资料分析约5%的病人到达医院时即已死亡，如中毒患者在现场得到及时抢救和治疗，尤其是在现场进行心肺复苏急救，一般可获救。因此，现场采取正确的急救措施对硫化氢中毒的恢复最为关键。需要特别注意的是，救护人员应首先做好自身应急防护，有条件者应立即佩戴好输氧或送风式防毒面具，无条件者也应该佩戴简易型防毒口罩，方可进入高浓度硫化氢区域抢救中毒者，千万不能盲目到现场救助。

(1) 迅速脱离中毒现场。迅速使患者脱离中毒现场，移至空气新鲜处，并立即脱去被污染的衣服，气温低时注意保暖。密切观察患者的呼吸和意识状态。

(2) 保持呼吸道通畅。及时清除口腔内异物，保持呼吸道通畅，对于通气不良、阻塞或呼吸衰竭危重患者必要时进行气管切开术。

(3) 进行心肺脑复苏术。对呼吸、心搏骤停者，应就地立即进行人工呼吸和胸外心脏按压等心肺脑复苏术。救助者应尽量采用人工呼吸器，避免采用口对口人工呼吸以防止救助者发生中毒（万不得已时应与病人间隔数层湿纱布）。

(4) 尽早供氧。供氧是改善急性硫化氢中毒患者机体缺氧的必要措施，可根据中毒程度及当时当地的救治条件选用不同的供氧方式。目前常用的供氧方式主要是鼻导管法，其次是面罩给氧。一般情况下可及时使用氧气袋、氧气瓶或氧立得等，对中度、重度中毒，有条件者应尽早使用高压氧治疗。

（5）眼部处理。眼部污染者，应立即用流动清水或生理盐水彻底冲洗。

2）治疗措施

（1）高压氧疗法。高压氧可有效改善机体缺氧状态，改善脑水肿，并可使细胞色素氧化酶恢复活性。凡昏迷者，应立即送高压氧舱治疗。高压氧压力为 2 ~2.5 个大气压，间断吸氧 2 ~3 次，每次吸氧 30 ~40 min，两次吸氧中间休息 10 min。10 ~20 次为一疗程，一般治疗 1 ~2 个疗程。

（2）积极防治肺水肿和脑水肿。防治各种并发症是抢救成功的关键。应早期、足量、短程应用糖皮质激素以预防肺水肿及脑水肿，可用地塞米松 10 ~30 mg加入葡萄糖液静脉滴注，每日 1 ~2 次。对肺水肿和脑水肿进行治疗时，地塞米松剂量可增大至 40 ~80 mg，加入葡萄糖液静脉滴注，每日 1 次。应控制液体入量，还可给予高渗脱水剂、利尿剂等。

（3）对症支持治疗。硫化氢中毒无特效解毒药，可使用谷胱甘肽、半胱氨酸或胱氨酸、细胞色素 C、维生素 C、三磷酸腺苷、辅酶 A 等药物，增强细胞氧化能力，加速机体解毒排毒。对频繁抽搐、躁动不安者使用安定或冬眠疗法。

（4）换血疗法和自血光量子疗法。换血疗法可补充新鲜血液，改善机体缺氧状态，并可清除失活的细胞色素氧化酶和游离的硫化氢，也可使细胞色素氧化酶和谷胱甘肽解离出来，并进一步被激活参与组织生物氧化过程，一般每日 1 次，10 次为一疗程。自血光量子疗法可迅速改善缺氧状态，减轻脑水肿，防止脑细胞损害。

（5）眼部治疗。对于眼部污染的患者，用流动清水或生理盐水彻底冲洗后，用复方核黄素滴眼液、贝复舒滴眼液、鱼肝油滴眼，促进角膜呼吸酶的恢复，改善眼组织的代谢机能，促进膜上皮再生，防止眼结膜粘连。局部用红霉素眼膏和氯霉素眼药水，每 2 h 1 次，或用醋酸可的松眼药水滴眼，每日数次，预防和控制感染。

3）后续处理措施

轻度中毒者治愈后恢复原工作；中度中毒者治疗恢复后，根据病情酌情给予休息，一般可恢复原工作；重度中毒者治愈后调离有毒有害作业，对留有神经系统损害等后遗症者，应安排休息和治疗。

4. 预防措施

1）开展职业卫生和安全教育

开展职业卫生和安全教育，普及自我保护知识和自救、互救技能，这是防止硫化氢职业中毒最有效、最简便的方法之一。通过培训务必使暴露者与救援者掌握下列知识：①熟知什么地方、什么时候可能暴露硫化氢；②不能只凭是否闻及臭鸡蛋味来判定工作场所有无硫化氢气体；③硫化氢的健康危害；④现场急救措施和自我防护措施。

2）迅速脱离现场

一旦出现眼、呼吸道刺激症状，或头晕、胸闷不适时应迅速脱离现场，可向上风口疏散。反应剧烈或骤然昏倒者应立即进行现场救治，并及时送往医院。

3）现场救援者的个人防护

现场救援者要注意保护自己的人身安全。救援者更要注意佩戴好个体防护用品，做好个人防护，并严格按照中毒抢救应急预案进行救援，切忌无防护入场救护。

4）职业健康监护

对暴露于硫化氢的人员应进行上岗前及每年1次的职业健康检查，并建立健康档案。凡查出明显的呼吸系统疾病、神经系统疾病、心血管疾病、肝脏疾病、肾脏疾病者，应脱离暴露硫化氢的作业。

第六章 职业健康监护与职业病诊断、鉴定及待遇

第一节　职业健康监护

一、职业健康监护有关概念

（1）职业健康监护：以预防为目的，根据劳动者的职业接触史，通过定期或不定期的医学健康检查和健康相关资料的收集，连续性地监测劳动者的健康状况，分析劳动者健康变化与所接触的职业病危害因素的关系，并及时将健康检查和资料分析结果报告给用人单位和劳动者本人，以便及时采取干预措施，保护劳动者健康。职业健康监护主要包括职业健康检查、离岗后健康检查、应急健康检查和职业健康监护档案管理等内容。

（2）职业健康检查：通过医学手段和方法，针对劳动者所接触的职业病危害因素可能产生的健康影响和健康损害进行临床医学检查，了解受检者健康状况，早期发现职业病、职业禁忌证以及可能的其他疾病和健康损害的医疗行为。职业健康检查是职业健康监护的重要内容和主要的资料来源。职业健康检查包括上岗前、在岗期间、离岗时的职业健康检查。

（3）职业禁忌证：劳动者从事特定职业或者接触特定职业病危害因素时，比一般职业人群更易于遭受职业病危害和罹患职业病或者可能导致原有自身疾病病情加重，或者在作业过程中诱发可能导致对他人生命健康构成危险的疾病的个人特殊生理或病理状态。

二、职业健康监护的目的

（1）早期发现职业病、职业健康损害和职业禁忌证。

（2）跟踪观察职业病及职业健康损害的发生、发展规律及分布情况。

（3）评价职业健康损害与作业环境中职业病危害因素的关系及危害程度。

（4）识别新的职业病危害因素和高危人群。

（5）进行目标干预，包括改善作业环境条件，改革生产工艺，采用有效的防护设施和个人职业病防护用品对职业病患者及疑似职业病和有职业禁忌人员的处理与安置等。

（6）评价预防和干预措施的效果。

（7）为制定或修订卫生政策和职业病防治对策服务。

三、职业健康监护的种类

职业健康监护主要包括职业健康检查、离岗后健康检查、应急健康检查和职业健康监护档案管理等内容。

1. 职业健康检查

职业健康检查分为上岗前职业健康检查、在岗期间职业健康检查和离岗时职业健康检查。

1）上岗前职业健康检查

上岗前职业健康检查的主要目的是发现有无职业禁忌证，建立接触职业病危害因素人员的基础健康档案。上岗前职业健康检查均为强制性职业健康检查，应在开始从事有害作业前完成。下列人员应进行上岗前职业健康检查：①拟从事接触职业病危害因素作业的新录用人员，包括转岗到该种作业岗位的人员；②拟从事有特殊健康要求的作业人员，如高处作业、电工作业、职业机动车驾驶作业等。

2）在岗期间职业健康检查

长期从事规定的需要开展健康监护的职业病危害因素作业的劳动者，应进行在岗期间的定期职业健康检查。定期职业健康检查的目的主要是早期发现职业病病人、疑似职业病病人或劳动者的其他健康异常改变；及时发现有职业禁忌的劳动者；通过动态观察劳动者群体的健康变化，评价工作场所职业病危害因素的控制效果。定期职业健康检查的周期应根据不同职业病危害因素的性质、工作场所有害因素的浓度或强度、目标疾病的潜伏期和防护措施等因素决定。

3）离岗时职业健康检查

劳动者在准备调离或脱离所从事的职业病危害作业或岗位前，应进行离岗时职业健康检查；主要目的是确定其在停止接触职业病危害因素时的健康状况。如最后一次在岗期间的职业健康检查是在离岗前的90 d内，可视为离岗时职业健康检查。

2. 离岗后健康检查

下列情况劳动者需进行离岗后的健康检查：①劳动者接触的职业病危害因素具有慢性健康影响，所致职业病或职业肿瘤常有较长的潜伏期，故脱离接触后仍有可能发生职业病；②离岗后健康检查时间的长短应根据有害因素致病的流行病学及临床特点、劳动者从事该作业的时间长短、工作场所有害因素的浓度等因素综合考虑确定。

3. 应急健康检查

（1）当发生急性职业病危害事故时，根据事故处理的要求，对遭受或者可能遭受急性职业病危害的劳动者，应及时组织健康检查。依据检查结果和现场劳动卫生学调查，确定危害因素，为急救和治疗提供依据，控制职业病危害继续蔓延和发展。应急健康检查应在事故发生后立即开始。

（2）从事可能产生职业性传染病作业的劳动者，在疫情流行期或近期密切接触传染源者，应及时开展应急健康检查，随时监测疫情动态。

四、职业健康检查结果的报告与评价

1. 职业健康检查报告的种类

职业健康检查机构应根据相关规定和与用人单位签订的职业健康检查委托协议书，按时向用人单位提交职业健康检查报告。职业健康检查报告分为总结报告、个体结论报告和职业健康监护评价报告三种。职业健康检查报告和评价应遵循法律严肃性、科学严谨性和客观公正性。

1）职业健康检查总结报告

体检总结报告是健康体检机构给委托单位（用人单位）的书面报告，是对本次体检的全面总结和一般分析，内容应包括：受检单位、职业健康检查种类、应检人数、受检人数、检查时间和地点，体检工作的实施情况，发现的疑似职业病、职业禁忌证、其他疾病的人数及汇总名单、处理建议等。个体体检结果可以一览表的形式列出花名册。

2）职业健康检查个体结论报告

每个受检对象的体检表应由主检医师审阅后填写体检结论并签名。体检发现有疑似职业病、职业禁忌证、需要复查者和有其他疾病的劳动者要出具体检结论报告，包括受检者姓名、性别、接触有害因素名称、检查异常所见、本次体检结论和建议等。个体体检结论报告应一式两份，一份给劳动者或受检者指定的人员，一份给用人单位。根据职业健康检查结果，对劳动者个体的体检结论可分为以下5种：

(1) 目前未见异常：本次职业健康检查各项检查指标均在正常范围内。

(2) 复查：检查时发现与目标疾病相关的单项或多项异常，需要复查确定者，应明确复查的内容和时间。

(3) 疑似职业病：检查发现疑似职业病或可能患有职业病，需要提交职业病诊断机构进一步明确诊断者。

(4) 职业禁忌证：检查发现有职业禁忌的患者，需写明具体疾病名称。

(5) 其他疾病或异常：除目标疾病之外的其他疾病或某些检查指标的异常。

3) 职业健康监护评价报告

职业健康监护评价报告是根据职业健康检查结果和收集到的历年工作场所监测资料及职业健康监护过程中收集到的相关资料，通过分析劳动者健康损害和职业病危害因素的关系，以及导致职业病危害的原因，预测健康损害的发展趋势，对用人单位劳动者的职业健康状况作出总体评价，并提出综合改进建议。职业健康检查机构可根据受检单位职业健康监护资料的实际情况及用人单位的委托要求，共同协商决定是否出具职业健康监护评价报告。

2. 职业健康检查结果的汇总和报告

职业健康检查机构应按统计年度汇总职业健康检查结果，并应向卫生行政部门报告，向作业场所职业卫生监督管理部门通报。

五、职业健康监护档案和管理档案

职业健康监护档案是健康监护全过程的客观记录资料，是系统地观察劳动者健康状况的变化，评价个体和群体健康损害的依据，其特征是资料的完整性、连续性。

1. 劳动者职业健康监护档案

主要包括以下内容：①劳动者职业史、既往史和职业病危害接触史；②职业健康检查结果及处理情况；③职业病诊疗等健康资料。

2. 用人单位职业健康监护档案

主要包括以下内容：①用人单位职业卫生管理组织的组成、职责；②职业健康监护制度和年度职业健康监护计划；③历次职业健康检查的文书，包括委托协议书、职业健康检查机构的健康检查总结报告和评价报告；④工作场所职业病危害因素监测结果；⑤职业病诊断证明书和职业病报告卡；⑥用人单位对职业病患者、患有职业禁忌证者、已出现职业相关健康损害劳动者的处理和安置记录；⑦用人单位在职业健康监护中提供的其他资料以及职业健康检查机构记录整理的相关资料；⑧卫生行政部门要求的其他资料。

3. 职业健康监护档案的管理

用人单位应当依法建立职业健康监护档案，并按规定妥善保存。劳动者或劳动者委托代理人有权查阅劳动者个人的职业健康监护档案，用人单位不得拒绝或者提供虚假档案材料。劳动者离开用人单位时，有权索取本人职业健康监护档案复印件，用人单位应当如实、无偿提供，并在所提供的复印件上签章。

职业健康监护档案应有专人管理，管理人员应保证档案只能用于保护劳动者健康的目的，并保证档案的保密性。

六、职业健康检查项目及体检周期

根据《职业健康监护技术规范》(GBZ 188—2014）的基本要求，按照《煤矿作业场所职业病危害防治规定》，与煤炭行业有关的职业健康检查内容如下。

1. 游离二氧化硅粉尘［结晶型二氧化硅粉尘，又称矽尘（游离二氧化硅含量≥10%的无机性粉尘）］

（1）上岗前检查项目：

① 症状询问：重点询问呼吸系统、心血管系统疾病史、吸烟史及咳嗽、咯痰、喘息、胸痛、呼吸困难、气短等症状。

② 体格检查：内科常规检查，重点检查呼吸系统、心血管系统。

③ 实验室和其他检查：必检项目包括血常规、尿常规、心电图、血清ALT、后前位X射线高千伏胸片或数字化摄影胸片（DR胸片）、肺功能。

（2）在岗期间和离岗时检查项目：

① 症状询问：重点询问咳嗽、咯痰、胸痛、呼吸困难（也可有喘息、咯血）等症状；

② 体格检查：内科常规检查，重点检查呼吸系统和心血管系统。

③ 实验室和其他检查:必检项目包括后前位 X 射线高千伏胸片或数字化摄影胸片(DR 胸片)、心电图、肺功能;选检项目包括血常规、尿常规、血清 ALT。

(3) 健康检查周期：1 年。

2. 煤尘

(1) 上岗前检查项目：

① 症状询问：重点询问呼吸系统、心血管系统疾病史、吸烟史及咳嗽、咯痰、喘息、胸痛、呼吸困难、气短等症状。

② 体格检查：内科常规检查，重点是呼吸系统、心血管系统。

③ 实验室和其他检查：必检项目包括血常规、尿常规、心电图、血清 ALT、后前位 X 射线高千伏胸片或数字化摄影胸片（DR 胸片）、肺功能。

(2) 在岗期间和离岗时检查项目：

① 症状询问：重点询问咳嗽、咳痰、胸痛、呼吸困难（也可有喘息、咯血）等症状。

② 体格检查：内科常规检查，重点是呼吸系统和心血管系统。

③ 实验室和其他检查:必检项目包括后前位 X 射线高千伏胸片或数字化摄影胸片(DR 胸片)、心电图、肺功能;选检项目包括血常规、尿常规、血清 ALT。

(3) 检查周期：2 年。

3. 水泥尘、电焊烟尘

(1) 上岗前检查项目：

① 症状询问：重点询问呼吸系统、心血管系统疾病史、吸烟史及咳嗽、咯痰、喘息、胸痛、呼吸困难、气短等症状。

② 体格检查：内科常规检查，重点检查呼吸系统、心血管系统。

③ 实验室和其他检查：必检项目包括血常规、尿常规、心电图、血清 ALT、后前位 X 射线高千伏胸片或数字化摄影胸片（DR 胸片）、肺功能。

(2) 在岗期间和离岗时检查项目：

① 症状询问：重点询问咳嗽、咯痰、胸痛、呼吸困难（也可有喘息、咯血）等症状。

② 体格检查：内科常规检查，重点检查呼吸系统和心血管系统。

③ 实验室和其他检查:必检项目包括后前位 X 射线高千伏胸片或数字化摄影胸片(DR 胸片)、心电图、肺功能;选检项目包括血常规、尿常规、血清 ALT。

(3) 检查周期：2 年。

4. 噪声

（1）上岗前检查项目：内科常规检查、耳科常规检查；实验室和其他检查必检项目包括血常规、尿常规、心电图、血清 ALT、纯音听阈测试，选检项目包括声导抗、耳声发射。

（2）在岗期间和离岗时检查项目：内科常规检查、耳科常规检查；实验室和其他检查必检项目包括纯音气导听阈测试、心电图，选检项目包括纯音骨导听阈测试、声导抗、耳声发射、听觉诱发电反应测听。

（3）检查周期：作业场所噪声 8 h 等效声级≥85 dB，1 年 1 次；作业场所噪声 8 h 等效声级≥80 dB，＜85 dB，2 年 1 次。

（4）噪声作业的职业禁忌证：①各种原因引起的永久性感音神经性听力损失（500 Hz、1000 Hz 和 2000 Hz 中任一频率的纯音气导听阈＞25 dB）；②高频段 3000 Hz、4000 Hz、6000 Hz 双耳平均听阈≥40 dB；③任一耳传导性耳聋，平均语频听力损失≥41 dB。

5. 高温

（1）上岗前检查项目：

① 症状询问：重点询问有无心血管系统、泌尿系统及神经系统症状等。

② 体格检查：内科常规检查，重点进行心血管系统检查。

③ 实验室和其他检查：必检项目包括血常规、尿常规、血清 ALT、心电图、血糖；对选检项目，如有甲亢病史可检查血清游离甲状腺素（FT4）、血清游离三碘甲腺原氨酸（FT3）、促甲状腺激素（TSH）。

（2）在岗期间检查项目：

① 症状询问：重点询问有无心血管系统、泌尿系统及神经系统症状等。

② 体格检查：内科常规检查，重点进行心血管系统检查。

③ 实验室和其他检查：必检项目包括血常规、尿常规、血清 ALT、心电图、血糖；对选检项目，如有甲亢病史可检查血清游离甲状腺素（FT4）、血清游离三碘甲腺原氨酸（FT3）、促甲状腺激素（TSH）。

（3）检查周期：1 年，应在每年高温季节到来之前进行。

（4）职业禁忌证：未控制的高血压；慢性肾炎；未控制的甲状腺功能亢进症；未控制的糖尿病；全身瘢痕面积≥20% 以上（工伤标准的八级）；癫痫。

6. 手传振动

（1）上岗前检查项目：

① 症状询问：有无周围神经、血管系统疾患，雷诺病的症状和病史，以及手部麻木、疼痛、感觉异常等症状；使用手传振动工具职业接触史等。

② 体格检查：内科常规检查重点检查手指、手掌有无肿胀、变白，指关节有无变形，指端感觉，压指试验有无异常等。

③ 实验室和其他检查：必检项目包括血常规、尿常规、血清 ALT、心电图；对选检项目，根据体检情况可选择性进行冷水复温试验、神经肌电图、指端振动觉、指端温度觉等试验。

（2）在岗期间检查项目：

① 症状询问：重点询问有无手指麻木、疼痛、遇寒冷手指变白及感觉异常等症状，以及振动作业接触史和有无个人防护等。

② 体格检查：重点检查手指、手掌有无肿胀、变白，指关节有无变形，压指试验有无异常等。

③ 实验室和其他检查：必检项目包括血常规；选检项目有冷水复温试验（有症状者）、神经肌电图、指端振动觉、指端温度觉等试验。

（3）检查周期：2 年。

（4）职业禁忌证：多发性周围神经病；雷诺病。

7. 氮氧化物

（1）上岗前检查项目：

① 症状询问：重点询问呼吸系统疾病史及相关症状。

② 体格检查：内科常规检查。

③ 实验室和其他检查：必检项目有血常规、尿常规、心电图、血清 ALT、肺功能、胸部 X 射线摄片；选检项目有肺弥散功能。

（2）在岗期间检查项目：

① 症状询问：重点询问呼吸系统疾病史及相关症状。

② 体格检查：内科常规检查。

③ 实验室和其他检查：必检项目有血常规、尿常规、心电图、血清 ALT、肺功能、胸部 X 射线摄片；选检项目有肺弥散功能。

（3）检查周期：1 年。

（4）职业禁忌证：慢性阻塞性肺病；支气管哮喘；慢性间质性肺病。

8. 一氧化碳

（1）上岗前检查项目：

① 症状询问：重点询问中枢神经病史及相关症状。

② 体格检查：内科常规检查、神经系统常规检查。

③ 实验室和其他检查：必检项目有血常规、尿常规、心电图、血清 ALT。

（2）在岗期间检查项目（推荐性）：

① 症状询问：重点询问中枢神经病史及相关症状。

② 体格检查：内科常规检查、神经系统常规检查。

③ 实验室和其他检查：必检项目有血常规、尿常规、心电图、血清 ALT。

（3）检查周期：3 年。

（4）职业禁忌证：中枢神经系统器质性疾病。

9. 硫化氢

（1）上岗前检查项目：

① 症状询问：重点询问中枢神经系统疾病等相关症状。

② 体格检查：内科常规检查、神经系统常规检查。

③ 实验室和其他检查：必检项目有血常规、尿常规、心电图、血清 ALT；选检项目有胸部 X 射线摄片。

（2）在岗期间检查项目（推荐性）：

① 症状询问：重点询问中枢神经系统疾病等相关症状。

② 体格检查：内科常规检查、神经系统常规检查。

③ 实验室和其他检查：必检项目有血常规、尿常规、心电图、血清 ALT；选检项目有胸部 X 射线摄片。

（3）检查周期：3 年。

（4）职业禁忌证：中枢神经系统器质性疾病。

第二节　职业病诊断、鉴定与待遇

一、职业病诊断

（一）职业病诊断机构选择及需要提交的资料

1. 诊断机构选择

劳动者可以选择用人单位所在地、本人户籍所在地或者经常居住地的职业病诊断机构进行职业病诊断。

2. 职业病诊断需要提交的资料

（1）劳动者职业史和职业病危害接触史（包括在岗时间、工种、岗位、接触的职业病危害因素名称等）。

（2）劳动者职业健康检查结果。

（3）工作场所职业病危害因素检测结果。

（4）职业性放射性疾病诊断还需要个人剂量监测档案等资料。

（5）与诊断有关的其他资料。

上述资料主要由用人单位和劳动者提供，也可由有关机构和职业卫生监管部门提供。劳动者进行职业病诊断时，当事人对劳动关系、工种、工作岗位或者在岗时间等职业史、职业病危害接触史有争议的，可向用人单位所在地劳动人事争议仲裁委员会申请仲裁。其他资料，如劳动者不掌握，由职业病诊断机构书面通知用人单位提供。用人单位未在规定时间内提供的，职业病诊断机构可以依法提请安全生产监督管理部门督促用人单位提供。劳动者对用人单位提供的工作场所职业病危害因素检测结果等资料有异议，或者因劳动者的用人单位解散、破产，无用人单位提供上述资料的，职业病诊断机构应当依法提请用人单位所在地安全生产监督管理部门进行调查。

（二）职业病诊断机构和诊断医师的条件

1. 职业病诊断机构条件

职业病诊断应当由省级卫生行政部门批准的医疗卫生机构承担。从事职业病诊断的医疗卫生机构应当具备下列条件：

（1）持有《医疗机构执业许可证》。

（2）具有相应的诊疗科目及与开展职业病诊断相适应的职业病诊断医师等相关医疗卫生技术人员。

（3）具有与开展职业病诊断相适应的场所和仪器、设备。

（4）具有健全的职业病诊断质量管理制度。

2. 职业病诊断医师条件

从事职业病诊断的医师应当具备下列条件，并取得省级卫生行政部门颁发的职业病诊断资格证书：

（1）具有医师执业证书。

（2）具有中级以上卫生专业技术职务任职资格。

（3）熟悉职业病防治法律法规和职业病诊断标准。

（4）从事职业病诊断、鉴定相关工作三年以上。

（5）按规定参加职业病诊断医师相应专业的培训，并考核合格。

职业病诊断医师应当依法在其资质范围内从事职业病诊断工作，不得从事超出其资质范围的职业病诊断工作。

（三）职业病诊断程序及档案

1. 职业病诊断程序

（1）职业病诊断机构在进行职业病诊断时，应当组织三名以上单数职业病诊断医师进行集体诊断。职业病诊断医师应当独立分析、判断并提出诊断意见，任何单位和个人无权干预。

（2）职业病诊断机构在进行职业病诊断时，诊断医师对诊断结论有意见分歧的，应当根据半数以上诊断医师的一致意见形成诊断结论，对不同意见应当如实记录。参加诊断的职业病诊断医师不得弃权。

（3）职业病诊断机构可以根据诊断需要，聘请其他单位职业病诊断医师参加诊断。必要时，可以邀请相关专业专家提供咨询意见。

（4）职业病诊断机构作出职业病诊断结论后，应当出具职业病诊断证明书。

2. 职业病诊断证明书

职业病诊断证明书应当包括以下内容：

（1）劳动者、用人单位基本信息。

（2）诊断结论。确诊为职业病的，应当载明职业病的名称、程度（期别）、处理意见。

（3）诊断时间。

职业病诊断证明书应当由参加诊断的医师共同签署，并经职业病诊断机构审核盖章。职业病诊断证明书一式三份，劳动者、用人单位各一份，诊断机构存档一份。

3. 职业病诊断档案

职业病诊断机构应当建立职业病诊断档案并永久保存，档案应当包括：

（1）职业病诊断证明书。

（2）职业病诊断过程记录，包括参加诊断的人员、时间、地点、讨论内容及诊断结论。

（3）用人单位、劳动者和相关部门、机构提交的有关资料。

（4）临床检查与实验室检验等资料。

（5）与诊断有关的其他资料。

4. 职业病病人或者疑似职业病病人报告

（1）职业病诊断机构发现职业病病人或者疑似职业病病人时，应当及时向所在地卫生行政部门和安全生产监督管理部门报告。

（2）确诊为职业病的，职业病诊断机构可以根据需要，向相关监管部门、用人单位提出专业建议。

职业病报告是职业病统计的基础性工作之一，用人单位和医疗卫生机构及时报告职业病，有利于职业卫生监督管理部门准确掌握职业病发病情况，有针对性地制定防治措施，保障劳动者健康权益。医疗卫生机构将确诊的职业病告知用人单位并向安全生产监督管理部门通报，有利于加强作业场所监管，从源头预防职业病；用人单位将确诊的职业病告知劳动保障部门，有利于落实劳动者工伤保险待遇，保障劳动者的健康及其相关权益。

二、职业病鉴定

法律规定，当事人如果对职业病诊断结果或职业病鉴定结论有异议，可以在接到职业病诊断证明书之日起三十日内，向职业病诊断机构所在地设区的市级卫生行政部门申请鉴定。当事人对设区的市级职业病鉴定结论不服的，可以在接到鉴定书之日起十五日内，向原鉴定组织所在地省级卫生行政部门申请再次鉴定。职业病鉴定实行两级鉴定制，省级职业病鉴定结论为最终鉴定。

（一）职业病鉴定所需材料

职业病鉴定需要以下资料：

（1）职业病鉴定申请书。

（2）职业病诊断证明书，申请省级鉴定的还应当提交市级职业病鉴定书。

（3）卫生行政部门要求提供的其他有关资料。

申请职业病鉴定的当事人应该提供职业病鉴定申请书和职业病诊断证明书（已作首次鉴定的需要提供鉴定书）。职业病鉴定办事机构根据需要可以向原职业病诊断机构或者首次职业病鉴定的办事机构调阅有关的诊断、鉴定材料，也可以向有关单位调取与职业病诊断、鉴定有关的材料。

（二）职业病诊断与鉴定的原则

一是职业病诊断应当按照《职业病防治法》《职业病诊断与鉴定管理办法》有关规定和国家职业病诊断标准，依据劳动者的职业史、职业病危害接触史和工作场所职业病危害因素情况、临床表现以及辅助检查结果等，进行综合分析，由三名以上单数职业病诊断医师进行集体诊断，作出诊断结论。诊断机构独立行使诊断权，并对诊断结论负责。

二是当事人对诊断结论不服，可依法向职业病诊断机构所在地设区的市级卫生行政部门申请鉴定；对设区的市级职业病鉴定结论不服的，可依法向省级卫生行政部门申请再次鉴定。省级鉴定结论为最终鉴定，即一次诊断、两级鉴定。

（三）劳动者在职业病诊断与鉴定过程中享有的权利

（1）选择诊断机构就诊的权利。劳动者可以选择用人单位所在地、本人户籍所在地或者经常居住地的职业病诊断机构进行职业病诊断，进一步扩大了劳动者选择职业病诊断机构的范围。劳动者依法要求进行职业病诊断的，职业病诊断机构应当接诊。

（2）知情权。职业病诊断、鉴定机构应当告知劳动者职业病诊断、鉴定所需材料和程序，并及时告知劳动者诊断、鉴定结果。

（3）申请劳动仲裁的权利。职业病诊断、鉴定过程中，在确认劳动者职业史、职业病危害接触史时，当事人对劳动关系、工种、工作岗位或者在岗时间有争议的，可以依法向用人单位所在地的劳动人事争议仲裁委员会申请仲裁。

（4）异议申诉权利。劳动者对用人单位提供的工作场所职业病危害因素检测结果等资料有异议的，职业病诊断机构应当提请用人单位所在地安全生产监督管理部门进行调查和判定。

（5）选择鉴定专家权。劳动者可以自己或者委托职业病鉴定办事机构从专家库中按照专业类别随机抽取鉴定专家。

（6）隐私受保护权。职业病诊断机构及其相关工作人员应当尊重、关心、爱护劳动者，保护劳动者的隐私。

（四）有关部门和机构在职业病诊断与鉴定中的责任

职业病诊断与鉴定工作涉及的机构和部门较多。除诊断、鉴定机构外，诊断与鉴定工作过程还涉及安全生产监督管理部门和劳动人事争议仲裁委员会等机构和组织，需要各个部门的支持和配合。

在督促用人单位履行职业病诊断的举证义务时，需要安全生产监督管理部门督促用人单位提交已掌握的诊断与鉴定所需材料。此外，在协助取证方面诊断机构也需要安全生产监督管理部门的支持和配合（如提请安全生产监督管理部门组织对工作场所进行现场调查）。

劳动者与用人单位对职业病诊断所需的证据材料存在异议时，需要由安全生产监督管理部门和劳动人事争议仲裁委员会进行判定或裁定。一是劳动者对用人单位提供的工作场所职业病危害因素检测结果等资料有异议，或者因劳动者的用人单位解散、破产，无用人单位提供上述资料的，职业病诊断机构应当提请安全生产监督管理部门进行调查和判定。二是当事人对劳动关系、工种、工作岗位或在岗时间有争议的，由当事人向劳动人事争议仲裁委员会申请仲裁。三是劳动者和有关机构也应当提供与职业病诊断、鉴定有关的资料。劳动者进行首次鉴定时，原诊断机构要提供职业病诊断时的有关材料；进行再次鉴定时，首次鉴定的办事机构要提供首次鉴定时的有关材料。

三、职业病相关待遇

职业病属于工伤的范畴，是工伤之一，因此享受工伤待遇。职业病患者可以享受医疗待遇（全额报销医疗费、住院伙食补助费、护理费、停工留薪期工资、配置辅助器具、康复性治疗）、一次性伤残补助金、伤残津贴、就业医疗补助金、护理费等。通常情况下，职业病职工各项补助待遇可以一次性享受，也可逐年领取至退休。

（一）患有职业病的职工可以享受的医疗待遇

医疗待遇包括：①全额报销医药费；②住院伙食补助费，职工住院治疗，由所在单位按照本单位因公出差伙食补助标准的70%发给住院伙食费；③配置辅助器具；④在停工留薪期内，原工资待遇不变，由所在单位按月支付；⑤护理费，生活护理费按照生活完全不能自理、生活大部分不能自理或生活部分不能自理3个不同等级支付，其标准分别为统筹地区上年度职工月平均工资的50%、40%或30%及一次性伤残补助金、伤残津贴或医疗、就业补助金待遇。

（二）伤残待遇

职工发生职业病，经治疗伤情相对稳定后存在残疾、影响劳动能力的，应当进行劳动能力鉴定。劳动能力鉴定是指劳动功能障碍程度和生活自理障碍程度的鉴定（即伤残鉴定）。劳动功能障碍分为 10 个伤残等级，最重的为一级，最轻的为十级。生活自理障碍分为 3 个等级：生活完全不能自理、生活大部分不能自理和生活部分不能自理。不同伤残度的职业病患者享受的工伤待遇也不同。

1. 一至四级伤残待遇

职工因职业病致残被鉴定为一至四级伤残的，保留劳动关系，退出工作岗位，享受以下待遇。

（1）从工伤保险基金按伤残等级支付一次性伤残补助金，标准如下：一级伤残为 24 个月的本人工资（本人工资是指患职业病前 12 个月平均缴费工资，本人工资高于统筹地区职工平均工资 300% 的，按照统筹地区职工平均工资的 300% 计算；本人工资低于统筹地区职工平均工资 60% 的，按照统筹地区职工平均工资的 60% 计算），二级伤残为 22 个月的本人工资，三级伤残为 20 个月的本人工资，四级伤残为 18 个月的本人工资。

（2）从工伤保险基金按月支付伤残津贴，标准如下：一级伤残为本人工资的 90%，二级伤残为本人工资的 85%，三级伤残为本人工资的 80%，四级伤残为本人工资的 75%。伤残津贴实际金额低于当地最低工资标准的，由工伤保险基金补足差额。

（3）患有职业病职工达到退休年龄并办理退休手续后，停发伤残津贴，享受基本养老保险待遇。基本养老保险待遇低于伤残津贴的，由工伤保险基金补足差额。

在领取伤残津贴期间，用人单位和职工个人以伤残津贴为基数，按规定缴纳基本养老保险费和基本医疗保险费，扣除个人缴纳的基本养老保险费和基本医疗保险费后，伤残津贴实际金额低于当地最低工资标准的，由工伤保险基金补足差额。

2. 五级和六级伤残待遇

职工因职业病致残被鉴定为五级、六级伤残的，享受以下待遇：

（1）从工伤保险基金按伤残等级支付一次性伤残补助金，标准如下：五级伤残为 16 个月的本人工资，六级伤残为 14 个月的本人工资。

（2）保留与用人单位的劳动关系，由用人单位安排适当工作。难以安排工作的，由用人单位按月发给伤残津贴，标准如下：五级伤残为本人工资的

70%，六级伤残为本人工资的60%，并由用人单位按照规定为其缴纳应缴纳的各项社会保险费。伤残津贴实际金额低于当地最低工资标准的，由用人单位补充差额。

职工因职业病致残被鉴定为五级、六级伤残的，经本人提出，该职工可与用人单位解除或终止劳动关系，由用人单位支付一次性工伤医疗补助金和伤残就业补助金，停发伤残津贴。一次性工伤医疗补助金的标准：五级伤残为统筹地区上年度职工月平均工资的18倍，六级伤残为16倍；一次性伤残就业补助金的标准：五级伤残为统筹地区上年度职工月平均工资的34倍，六级伤残为28倍。

3. 七至十级伤残待遇

（1）从工伤保险基金按伤残等级支付一次性伤残补助金，标准如下：七级伤残为12个月的本人工资，八级伤残为10个月的本人工资，九级伤残为8个月的本人工资，十级伤残为6个月的本人工资。

（2）劳动合同期满终止或职工提出解除劳动合同的，由用人单位支付一次性工伤医疗补助金和伤残就业补助金。一次性工伤医疗补助金的标准：七级伤残为统筹地区上年度职工月平均工资的14倍，八级伤残为12倍，九级伤残为10倍，十级伤残为8倍；一次性伤残就业补助金的标准：七级伤残为统筹地区上年度职工月平均工资的20倍，八级伤残为16倍，九级伤残为12倍，十级伤残为8倍。

（3）鉴定为五至十级伤残的职业病职工因合同期满与用人单位终止劳动关系或由职工提出解除劳动关系时，距法定退休年龄不足5年、4年以上（含4年）的，一次性工伤医疗补助金全额支付，伤残就业补助金按全额的80%支付。以此类推，距法定退休年龄相差年数每减少1年伤残就业补助金递减20%，距法定退休年龄不足1年的，按10%支付。

（三）职工因职业病死亡可享受的待遇

（1）丧葬补助金按当地上年度职工月平均工资的6倍计发。

（2）按规定可以享受供养直系亲属定期抚恤金的，其配偶每月按照当地上年度职工月平均工资的40%发给，其他供养直系亲属每人每月按照30%发给，孤寡老人或孤儿每人每月在上述标准的基础上增发10%，抚恤金总金额不得超过死者本人工资。

第七章 国外职业卫生管理体制及国际劳工组织公约简介

一、美国

1. 法律依据

1970年，美国颁布了《职业安全卫生法》(1970年)，并于1977年在总结以前有关煤矿和其他矿山安全与健康工作的基础上，又将《金属和非金属安全法》(1966年）和《煤矿安全与健康法》(1969年）合并修改为《矿山安全卫生法》，形成了美国有关职业安全卫生领域的基本法律框架。

2. 监管机构设置及职能

为保证《职业安全卫生法》和《矿山安全卫生法》的有效实施，美国劳工部相继在1971年和1978年专门成立了职业安全与健康监管局（OSHA）和矿山安全与健康监管局（MSHA），作为职业安全和健康的监督执法机构。此外，还设立有职业安全与健康复审委员会（OSHRC）、国家职业安全和卫生研究所（NIOSH）以及负责职业卫生统计有关工作的劳工统计局（BLS），如图7－1所示。

职业安全与健康监管局（OSHA）于1974年成立，是联邦政府监察管理机构，隶属于美国劳工部。OSHA设置1个局长办公室和9个业务司局。职业安全与健康监管局（OSHA）下设有10个地区职业安全与健康管理办事处和85个小区办事处。OSHA共有监督员2200余名，负责美国300万工作场所、1.3亿劳动者的职业安全健康问题。除联邦职业安全与健康监管局（OSHA）外，各州也都有自己的OSHA，企业一般建有一个专门委员会负责职业安全与健康相关工作。

职业安全与健康监管局（OSHA）的主要职责包括：制定和强制执行职业安全与健康法律、法规和相关政策；监督、检查职业安全与健康法律、法规的

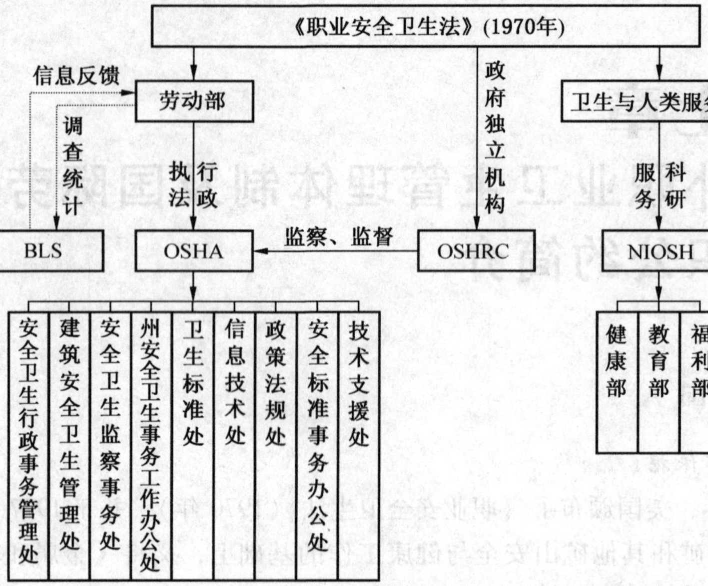

图7-1　美国主要职业安全与健康管理机构组织示意图

实施情况；监督州职业安全与健康项目的执行情况，要求雇主保存与工作有关的事故、伤病记录；就雇员对工作场所、工作环境等方面存在问题的投诉进行调查；对发生在工作场所的事故进行调查处理；监督、检查工作场所、工作环境方面存在的危及人身安全与健康方面的问题；编制联邦职业安全与健康活动年度报告；起草与颁布职业安全与健康监察标准；组织与实施职业安全与健康技术培训、教育、宣传、推广活动等。

美国矿山安全与健康监管局（MSHA）的主要职责是对全国矿山（包括煤矿、金属和非金属矿）进行安全和健康监察。其下设2个核心业务部门和6个综合司室，对全国矿山实施垂直的安全与健康监察职能。矿山安全与健康监管局（MSHA）在煤矿安全与健康监察司、金属与非金属矿安全与健康监察司之下设有地区监察办事处。其中，设有11个煤矿地区办事处，55个现场办公室；6个金属与非金属矿地区监察办事处，50个现场办公室。

职业安全与健康复审委员会（OSHRC）是独立于劳工部之外，美国政府行政部门的一个独立机构。其成员由参议院同意，经总统任命。该委员会负责裁决政府、雇主、工人代表间有关职业安全与健康方面的不同意见，对美国职业安全与健康监管局（OSHA）的工作进行检查、监督。

国家职业安全和卫生研究所（NIOSH）是卫生与人类服务部疾病控制中心（CDC）的一个部门。其职责是制定或者研究建议（供 OSHA 制定标准用）、鉴定和评定工作场所的危险性及在测量技术和控制工艺等方面开展研究等一系列活动和提供专业教育、宣传职业安全卫生方面的信息资料。

3. 职业卫生与职业病现状

《职业安全卫生法》(1970 年）实施以来，美国工作场所职业伤害与疾病整体呈明显下降趋势，工作场所发生的工伤和职业病事故、职业病发病率等都得到了有效控制。美国私营企业工作场所发生的非致命性工伤与职业病百人发病率从 1973 年的 11.0 下降到 2014 年的 3.2，下降了 70.9%。2003—2014 年美国私营企业非致命性工伤与职业病发病率趋势如图 7－2 所示。

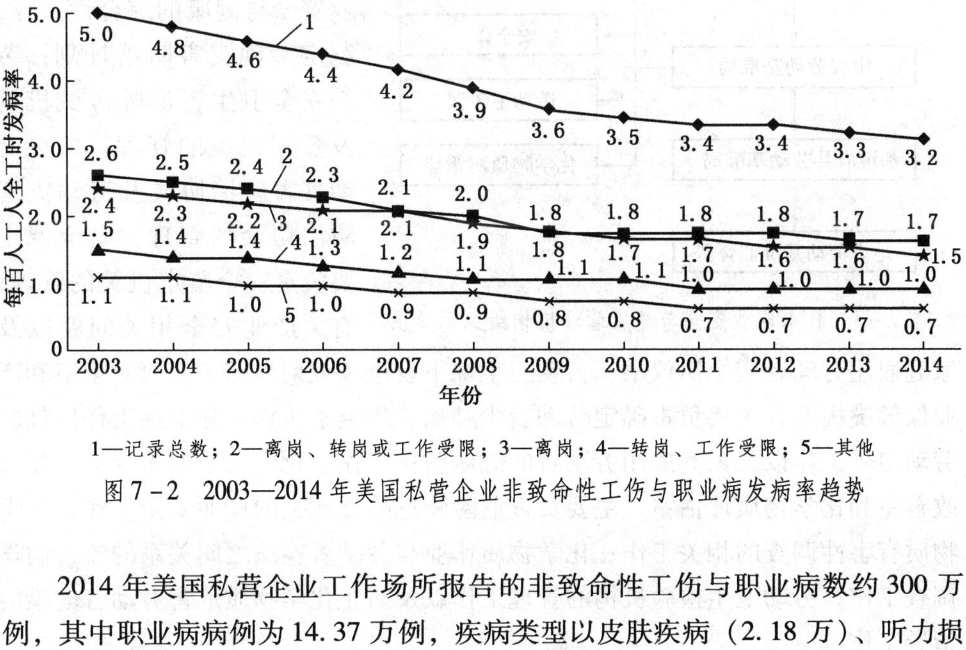

1—记录总数；2—离岗、转岗或工作受限；3—离岗；4—转岗、工作受限；5—其他

图 7－2　2003—2014 年美国私营企业非致命性工伤与职业病发病率趋势

2014 年美国私营企业工作场所报告的非致命性工伤与职业病数约 300 万例，其中职业病病例为 14.37 万例，疾病类型以皮肤疾病（2.18 万）、听力损失（1.82 万）和呼吸系统疾病（1.21 万）为主。

二、日本

1. 法律依据

日本在《工厂法》(1905 年）及《矿业法》(1911 年）的基础上，相继颁布了

《劳动基准法》(1947 年)、《劳动灾害防治团体法》(1964 年)、《劳动安全卫生法》(1972 年)及《作业环境测定法》(1975 年)等一系列职业安全卫生法律法规,形成了一套以《劳动安全卫生法》为中心法规标准的体系。

2. 监管机构设置及职能

2001 年,日本将劳工部(劳动省)与健康和福利部(厚生省)合并,成立厚生劳动省负责一切与工人安全、健康有关的事务,包括制定标准、管理规章、行政监察、工伤保险和中介机构的管理等。

厚生劳动省下设 11 个局和 8 个部,其中中央劳动基准局(工业安全健康部)具体负责劳动安全卫生工作,该部内设政策法规课、安全课、劳动卫生课和化学物质对策课,如图 7-3 所示。

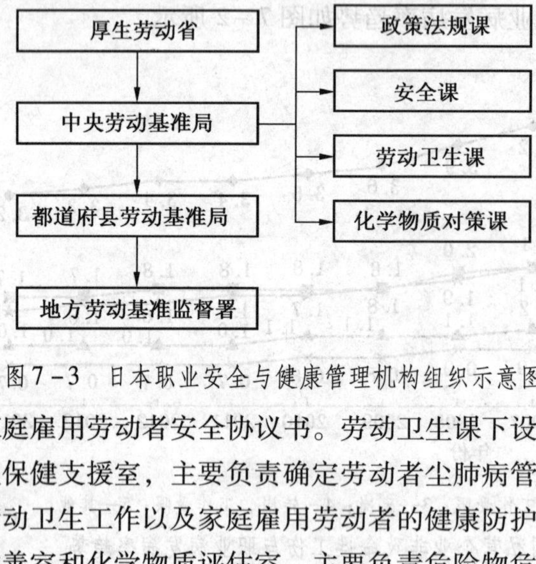

图 7-3 日本职业安全与健康管理机构组织示意图

政策法规课主要负责职业安全与健康的综合性工作,制定劳动灾害防治计划;劳动安全卫生咨询师考试机构及登记机关的管理;中央劳动灾害防治协会及劳动灾害防治协会的管理。安全课主要负责安全鉴定机关的管理;有关产业安全相关问题以及家庭雇用劳动者安全协议书。劳动卫生课下设电离放射线劳工健康对策室和产业保健支援室,主要负责确定劳动者尘肺病管理类别工作;除上述工作以外的劳动卫生工作以及家庭雇用劳动者的健康防护工作。化学物质对策课下设环境改善室和化学物质评估室,主要负责危险物危险性相关的产业安全工作;化学物质有害性调查的相关工作;化学物质作业与劳动者疾病之间关系的流行病学调查工作;劳动卫生检验机构的管理工作以及防止化学物质危害劳动者健康的指导工作。

日本实行从中央到基层的垂直管理体制,即中央(国家)、地方(都道府县)、基层(监督署)三级监管体制。日本的 47 个都道府县都设有直属于中央的劳动基准局,负责各都道府县劳动基准的实施。321 个劳动基准监督署直接进行劳动安全卫生监督。地方基准局及劳动基准监督署均为厚生劳动省的派出机构,由厚生劳动省垂直领导。其职责分工是:

（1）厚生劳动省负责全国职业安全卫生信息的统计分析，职业安全卫生法规的制修订以及制定防止劳动灾害五年规划和对重点工作内容的指导与释疑等。

（2）都道府县劳动基准局负责收集与分析所辖区域的安全卫生信息，有关企业申报等事务的行政审查和许可，制定适用于本区域实际状况的防止劳动灾害推进计划以及对地方劳动基准监督署进行指导与检查。

（3）地方劳动基准监督署负责对辖区内企业职业安全卫生守法情况进行监督和指导，包括根据上级的监督指导方针并结合基层的行业特点制定年度监督计划，按照年度监督计划对企业进行监督指导，处理企业提出的申请和报告，处理工人的申诉和咨询，进行事故调查和统计，支付工人的事故赔偿保险费以及向上级监管机构汇报对企业实施监督的情况等。

为了保障相关安全卫生法规的制定及其行政监管工作的高效实施，日本共有 3752 名监督官，其中厚生劳动省 40 名，都道府县劳动基准局 819 名，地方劳动基准监督署 2893 名。所有监督官都按照统一的条件选拔，并利用全国统一的文科和理科两种考试录取。

3. 职业卫生与职业病现状

自 20 世纪 80 年代以来，日本职业病患病人数呈下降趋势。1989 年职业病发病人数为 12464 例，2015 年为 7368 例，下降了 40.9%，如图 7－4 所示。患职业病人员主要集中在制造业和建筑业，患病类型主要是因受伤而引发的疾病（主要是腰痛）。例如 2015 年为 5339 例（腰痛为 4521 例），占所有职业病的 72.46%，尘肺及其并发症仅 251 例。

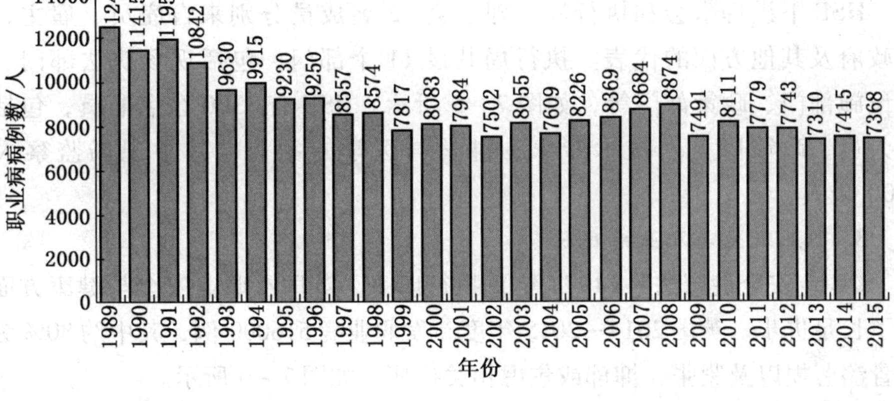

图 7－4　1989—2015 年日本职业病发病情况

三、英国

1. 法律依据

英国是最早实现工业化的国家，1802 年颁布了职业安全健康规章的雏形——《学徒工的健康和道德法》。1833—1867 年，英国颁布了 7 个工厂法及《矿山法》等多部法律法规。1974 年，在总结以往有关生产安全与健康法律法规的基础上，英国陆续颁布了《职业安全与健康法》，后又陆续颁布了相关条例，并多次进行了修订。2008 年，英国颁布了《安全健康处罚法》。《职业安全与健康法》和《安全健康处罚法》是当前英国职业安全与健康监管的主要法律依据。

2. 监管机构设置及职能

英国的职业安全健康工作主要由英国就业与退休部所属的非政府公共机构——安全健康执行局（HSE）负责。根据《职业安全与健康法》，英国于 1974 年成立了安全健康委员会（HSC）和安全健康执行局（HSE），2008 年 HSC 和 HSE 合并，统称 HSE。

HSE 负责全国健康安全监察执行工作，承担全国重大事故（危害重大的场所监管）预防。主要职能包括：政策制定，健康与安全监察，事故调查，提出改善健康安全条件的建议，提升健康安全工作的影响力，执行健康安全法律法规，提供健康安全技术支持与法医鉴定等。地方政府承担 HSE 负责监督的行业领域外的安全健康工作，主要包括危险性较小的作业场所的安全健康工作，如办公室、商店、旅馆、餐馆及幼儿园等。

HSE 下设理事会和执行局，理事会 12 名成员分别来自雇员、雇主、地方政府及其他方面的代表。执行局共设 11 个部门，包括现场执法部门、危险设施部门、政策部门等，如图 7－5 所示。HSE 有 3300 余名职员，包括监察人员、政策顾问、技术专家、科学与医学专家等，其中现场监察人员 1300 余人。

3. 职业卫生与职业病现状

《职业安全健康法》（1974 年）执行以来，英国在职业安全与健康方面取得了长足进步。英国 2014—2015 年度新发职业病 516000 例，其中约 80% 为肌肉骨骼劳损以及紧张、抑郁或焦虑相关疾病，如图 7－6 所示。

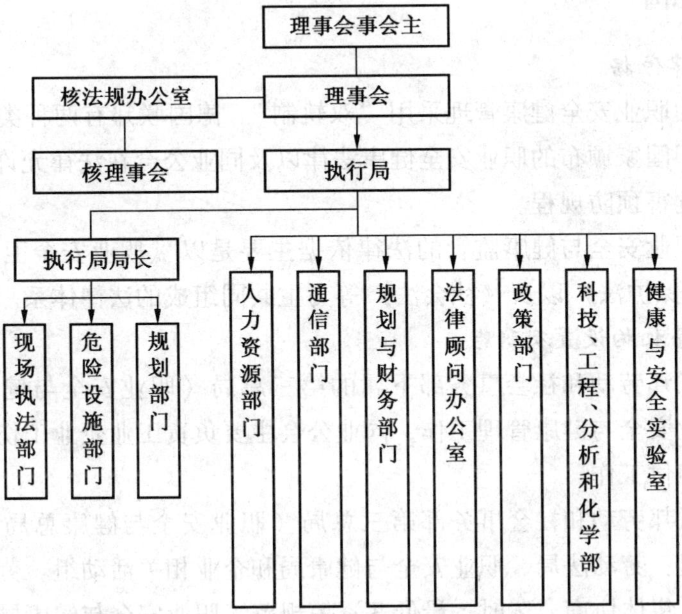

图7－5　英国职业安全与健康管理机构组织示意图

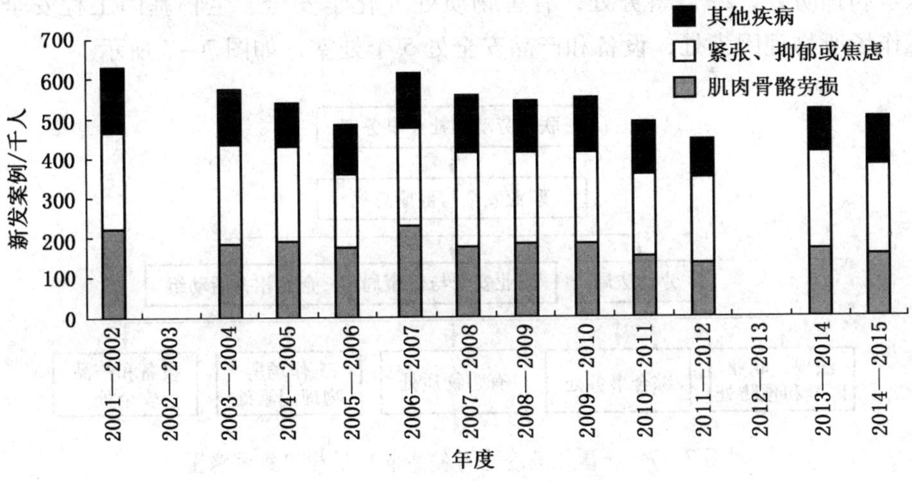

图7－6　英国新发工作相关疾病情况

四、德国

1. 法律依据

德国的职业安全健康管理采用“双轨制”。德国联邦有两种类型的劳动保护法规，即国家颁布的职业安全健康法律以及同业公会在法律允许范围内颁布的职业病危害预防规程。

德国职业安全与健康监管的法律依据主要是以《职业安全卫生法》(1974年)、《劳动保护法》以及《社会法》等为主共同组成的法律体系。

2. 监管机构设置及职能

德国联邦劳动和社会事务部下属的第三总局（职业安全与健康总局）负责主管职业安全与健康管理工作，同业公会主要负责工业企业工伤者的事故预防和保险赔付工作。

德国联邦劳动和社会事务部第三总局（职业安全与健康总局）设有两个局和一个组：劳动法局、职业安全与健康局和企业相关活动组。劳动法局主管劳务合同、集体协商、工时、最低薪资等规范。职业安全与健康局主管职业安全健康法规与业务，包括《社会法》第七章规范的职业病预防、职业医学等业务，并监管所属研究机构，行使监察权。职业安全与健康局下设法规、职业医学和预防处，综合事务处，有害物质处（化学安全、生物基因工程安全），工作场所物理因素处，设备和产品安全处5个处室，如图7-7所示。

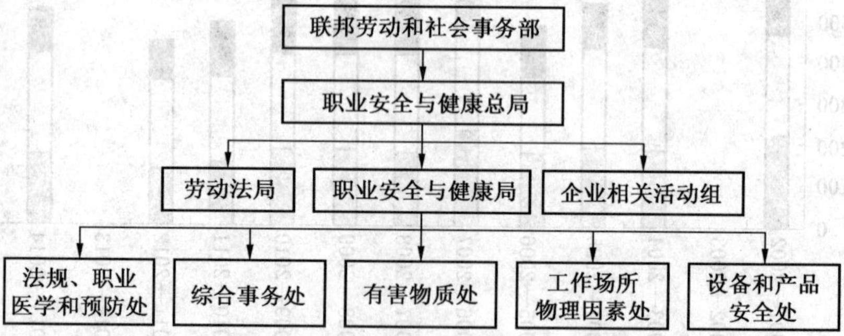

图7-7　德国职业安全与健康管理机构组织示意图

3. 职业卫生与职业病现状

德国的职业安全与健康多年来一直处于良好状态。1999—2008 年职业病发生情况总体呈下降趋势。2008 年确诊职业病病例数为 12972 例，比 1999 年下降了 30.4%。但 2009 年后确诊职业病病例数有所上升，如图 7-8 所示。2015 年新确诊职业病病例中，职业性噪声聋（6216 例）、石棉沉滞症（1995 例）、紫外照射导致的皮肤癌（1485 例）病例较多，分别占新确诊职业病病例的 37.0%、11.9%、8.8%。

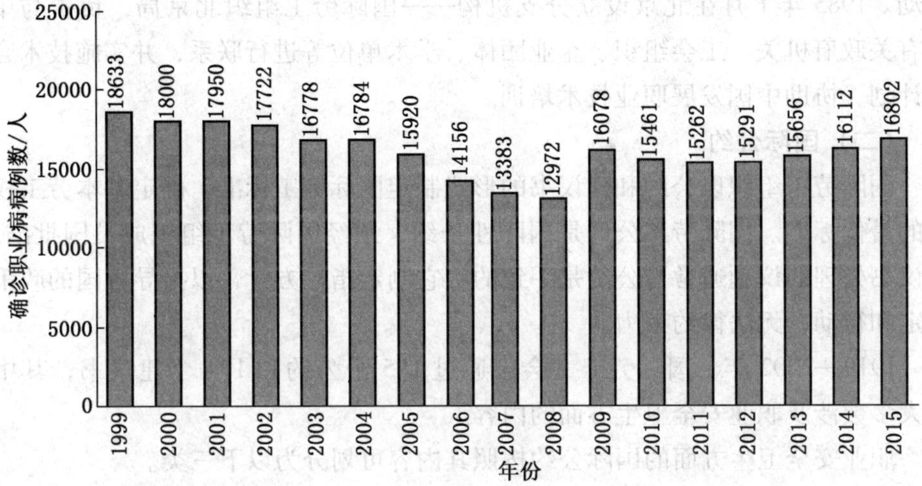

图 7-8　1999—2015 年德国确诊职业病情况

五、国际劳工组织及国际劳工组织公约

（一）国际劳工组织

1919 年，根据《凡尔赛和约》，成立了国际劳工组织（International Labor Organization，ILO），作为国际联盟的附属机构。1946 年 12 月 14 日，国际劳工组织成为联合国的一个专门机构。

国际劳工组织的宗旨是：促进充分就业和提高生活水平；促进劳资双方合作；扩大社会保障措施；保护工人生活与健康；主张通过劳工立法来改善劳工状况，进而获得世界持久和平，建立社会正义。

国际劳工组织实行“三方代表”原则，即各成员国代表团由政府 2 人，劳动者、雇主代表各 1 人组成，三方都参加各类会议和机构，独立表决，工人和雇主代表作为与政府平等的伙伴参与组织活动。

国际劳工大会是国际劳工组织的最高权力机构，每年6月份在日内瓦举行一次会议；闭会期间理事会指导组织工作，国际劳工局是其常设秘书处。主要活动有从事国际劳工立法，制定公约和建议书以及技术援助和技术合作。

中国是国际劳工组织创始国之一。1971年理事会根据联大决议，通过了恢复中国合法权利的决议。1983年6月，中国正式恢复了在国际劳工组织的活动。1985年1月在北京设立分支机构——国际劳工组织北京局，负责与中国有关政府机关、工会组织、企业团体、学术单位等进行联系，并实施技术合作计划，协助中国发展职业技术培训。

（二）国际公约

国际劳工组织以公约和建议书的形式制定国际劳工标准，确定基本劳工权益的最低标准。国际劳工公约是国际性条约，须经国际劳工组织成员国批准。建议书处理的议题通常与公约是一致的，它制定指导方针，以指导各国的政策制定和行动，无法律约束力。

1919—2002年，国际劳工大会已通过185个公约和194个建议书，其中绝大多数涉及职业安全卫生方面的内容。

职业安全卫生方面的国际公约按照其内容可划分为以下三类。

1. 第一类公约

第一类公约用来指导成员国为了达到安全健康的工作环境，保证工人的福利与尊严制定方针和措施，包括对危险机械设备安全使用程序的正确监督。其主要包括如下几个公约：

《职业安全卫生公约》(1981，No. 155)，该公约要求批准本公约的成员国制定、实施并定期评审国家职业安全卫生和工作环境方针，实现在合理可行的范围内把工作环境中存在的危险因素减少到最低限度，预防源于工作、与工作相关或在工作过程中可能发生的事故和对健康的危害。方针必须考虑工作环境中各种要素的协调管理，要素之间的关系，培训、交流与合作，以及工人及其代表遵照方针，按照规定的措施要求采取恰当的行动获取保护。No. 164建议书是对该公约的补充。

《职业卫生设施公约》(1985，No. 161)，主要内容是关于使用具有必要的预防功能的设施和负责向雇主、工人、员工代表就履行工作中的安全与健康以及使工作适合于人员的能力方面提供咨询服务。该公约要求批准本公约的成员国制定、实施并定期评审国家职业卫生设施的方针，方针要着眼于为所有经济活动部门的工人不断地改进和完善这样的设施。No. 171 建议书是对该公约的补充。

《重大工业事故预防公约》(1993，No. 174)，主要目的是预防包括危险物质在内的重大工业事故和限制该类事故后果。批准该公约的成员国有责任制定、实施并定期评审国家控制重大事故风险，保护工人、公众和环境的方针。实施该方针的国家标准的细则必须符合本公约条款的要求。No. 181 建议书是对该公约的补充。

2. 第二类公约

第二类公约针对特殊试剂（白铅、辐射、苯、石棉和化学品）、职业癌症、机械搬运、工作环境中的特殊危险而提供保护。其主要包括如下几个公约：

《石棉公约》(1986，No. 162)，应用于在工作过程中接触石棉的所有活动。批准该公约的成员国有责任为预防、控制和保护工人免受由于接触石棉所导致的健康危害而规定必须采取的措施。No. 172 建议书是该公约的补充。

《苯公约》(1971，No. 136)，要求批准该公约的成员国采取措施，取代、禁止或控制苯在工作场所中的使用。No. 144 建议书是对该公约的补充。

《职业性癌症公约》(1974，No. 139)，责成批准该公约的成员国定期地确定致癌物并对其暴露浓度加以限制。对这些致癌物，批准该公约的成员国必须规定为保护暴露于这些物质中的工人应采取的措施，保存适宜的记录，为工人提供医疗检查并进行必要的评估，掌握工人的暴露程度和健康状态。No. 147 建议书是对该公约的补充。

《辐射保护公约》(1960，No. 115)，要求批准该公约的成员国采取一切适宜的措施有效地防止离子辐射对工人构成的安全和健康威胁。此类措施必须包括将工人的暴露限定在最低水平，收集必要的数据，确定最大容许辐射暴露剂量，告知工人所面临的辐射危险，提供适宜的医疗监测。No. 114 建议书是对该公约的补充。

《作业场所安全使用化学品公约》(1990，No. 170)，要求批准该公约的成员国按照本国条件和惯例并在协商最具代表性的雇主组织和工人组织的基础上制定、实施和定期评审一个工作中安全使用化学品的方针。该方针应明确诸如标签和标识，供应商和雇主的责任，化学品的转移，暴露、操作控制，废弃，信息和培训，工人的职责，工人及其代表的权利以及出口国的责任。No. 177

建议书是对该公约的补充。

《机械防护公约》(1963，No. 119)，建立了保护工人免受工作场所机械运行所带来的伤害风险的标准。该标准涉及机械销售、租用、运输等环节及在这些环节中的风险。No. 118 建议书是对该公约的补充。

《（航运包装）标识重量公约》(1929，No. 27)，要求准备航运的任何大于或等于 1 t 的包装或物体必须标明其毛重。

《最大重量公约》(1967，No. 127)，责成批准该公约的成员国对单人一次人工搬运的重量作出上限规定。任何工人都不能被强求或容许从事人工搬运这样的重物，即由于其重量的原因，可能危及该搬运工人的安全与健康。No. 128 建议书是对该公约的补充。

《工作环境（空气污染、噪声、振动）公约》(1977，No. 148)，要求批准该公约的成员国规定应采取的措施，预防、控制和保护工作环境中空气污染、噪声和振动所带来的职业病危害。措施的开发必须考虑该公约的要求。No. 156 建议书是对该公约的补充。

3. 第三类公约

第三类公约是针对某些经济活动部门，如建筑工业、商业和办公室及码头等提供保护。其主要包括如下几个公约：

《卫生（商业和办公室）公约》(1964，No. 120)，要求批准该公约的成员国采用并保持法律法规的强制性，按照本公约的要求确保在商业和办公室工作的人员的安全与健康。No. 120 建议书是对该公约的补充。

《职业安全卫生（码头工作）公约》(1979，No. 152)，覆盖了所有的船舶装卸工作及相关工作。No. 160 建议书是对该公约的补充。

《建筑安全卫生公约》(1988，No. 167)，要求批准该公约的成员国采用并保持法律法规的强制手段，按照本公约的要求确保在建筑行业工作的工人的安全与健康。No. 175 建议书是对该公约的补充。

《矿山安全卫生公约》(1995，No. 176)，要求批准该公约的成员国按照本公约的要求制定、履行并定期评审一个矿山的安全卫生公约。No. 183 建议书是对该公约的补充。

此外，国际劳工理事会还通过了 20 余个实施规程（code of practice），覆盖了不同的活动领域的职业安全卫生问题，对相关领域的职业安全卫生工作给予了更详细的指导。这些领域包括林业、公共工作和造船业以及特殊的风险如离子辐射、空气污染物和石棉。

截至目前，我国共批准了 25 个国际劳工公约，其中涉及职业安全卫生的有 3 个，分别是《建筑安全卫生公约》(1988，No. 167；1994 年批准)、《作业场所安全使用化学品公约》(1990，No. 170；2001 年批准)、《职业安全卫生公约》(1981，No. 155；2006 年批准)。

附录 《煤矿作业场所职业病危害防治规定》解读

第一章 总 则

第一条 为加强煤矿作业场所职业病危害的防治工作，强化煤矿企业职业病危害防治主体责任，预防、控制职业病危害，保护煤矿劳动者健康，依据《中华人民共和国职业病防治法》、《中华人民共和国安全生产法》、《煤矿安全监察条例》等法律、行政法规，制定本规定。

【解读】 本条是本规定的立法目的和依据。

《煤矿作业场所职业病危害防治规定》(以下简称《规定》）是在《煤矿作业场所职业危害防治规定（试行)》实施四年多的基础上制定的，主要是为了贯彻落实《职业病防治法》和适应当前煤矿职业病防治工作的新情况、新变化,进一步规范煤矿职业病防治工作,预防和控制职业病危害,保护劳动者健康。

《规定》有以下几个特点：一是体现了全面性。《规定》涵盖了煤矿企业职业病危害防治管理、建设项目职业卫生“三同时”管理、职业病危害项目申报、职业健康监护、粉尘防治等内容，既解决了与《职业病防治法》和国家安全监管总局《工作场所职业卫生监督管理规定》等五件部门规章的衔接问题，又突出了粉尘、噪声、热害、有毒有害物质等主要职业病危害因素防治。二是体现了先进性。《规定》在判定标准、测定方法上依据有关法律法规和国家职业卫生标准、行业标准，在措施要求上吸收了科研机构、煤矿企业在实际工作中形成的一些最新科研成果。三是体现了可操作性。《规定》明确了煤矿企业在职业病危害防治工作中做什么、怎么做的问题，明确了煤矿作业场所存在的粉尘、噪声、热害、有毒有害物质等主要职业病危害因素防治工作要求和具体措施。

第二条 本规定适用于中华人民共和国领域内各类煤矿及其所属为煤矿服务的矿井建设施工、洗煤厂、选煤厂等存在职业病危害的作业场所职业病危害预防和治理活动。

【解读】 本条是本规定适用的范围。

本规定适用于中华人民共和国领域。领域包括领土和领海。煤矿包括全民所有制煤矿企业、城镇和乡镇集体煤矿企业、中外合资（合作）经营煤矿企业、股份制煤矿企业等。为煤矿服务的矿井建设施工、洗煤厂、选煤厂是指煤矿企业附属的矿井建设施工企业、洗煤厂企业、选煤厂企业。

第三条 本规定所称煤矿作业场所职业病危害（以下简称职业病危害），是指由粉尘、噪声、热害、有毒有害物质等因素导致煤矿劳动者职业病的危害。

【解读】 本条是煤矿职业病危害的定义。

《职业病防治法》的职业病危害是指对从事职业活动的劳动者可能导致职业病的各种危害。职业病危害因素包括：职业活动中存在的各种有害的化学、物理、生物因素以及在作业过程中产生的其他职业有害因素。虽然煤矿作业场所存在大量的职业病危害因素，但根据我国煤矿职业病发病统计及生产实际情况，煤矿劳动者生产过程中主要受粉尘、噪声、热害、有毒有害物质等职业病危害因素影响，因此，本规定所称煤矿职业病危害是指由粉尘、噪声、热害、有毒有害物质等因素导致煤矿劳动者职业病的危害。

第四条 煤矿是本企业职业病危害防治的责任主体。

职业病危害防治坚持以人为本、预防为主、综合治理的方针，按照源头治理、科学防治、严格管理、依法监督的要求开展工作。

【解读】 本条是关于职业病危害防治责任主体、方针、原则的规定。

煤矿企业是生产经营活动的主体，也是职业病危害防治工作责任的直接承担主体。煤矿企业职业病危害防治主体责任，是指煤矿企业依照法律、法规，应当履行的职业病防治法定职责和义务。

煤矿企业在生产经营活动中，要做到以人为本，就要尊重劳动者，爱护劳动者，关心劳动者的人身安全和身体健康，不断改善劳动环境和工作条件。预防为主是职业病防治方针的核心，是预防职业病的根本途径，特别是尘肺病是一种不能完全治愈的职业病，因此，要采取有效的事前控制措施，千方百计预防职业病的发生，做到防患于未然。综合治理是贯彻落实科学发展观的具体体现。所谓综合治理，就是要综合运用法律、经济、行政等手段，从发展规划、安全投入、科技进步、教育培训以及责任追究等方面着手，建立职业病防治长效机制。

源头治理、科学防治、严格管理、依法监督是落实以人为本、预防为主、综合治理方针的具体措施。源头治理是把治理关口从事后处置向事前和事中延伸来转变。源头治理包括两重含义，第一层意思是煤矿新建、扩建、改建建设项目和技术改造、技术引进项目（以下统称建设项目）职业病防护设施必须与主体工程同时设计、同时施工、同时投入生产和使用，把好建设项目职业病危害源头治理关口；第二层意思是煤矿在申领、换发煤矿安全生产许可证时应当如实向驻地煤矿安全监察机构申报职业病危害项目，把好生产矿井职业病危害源头治理关口。科学防治是指煤矿企业要依靠科学技术保障劳动者安全健康，加强职业病危害防治科学技术研究和职业病防治先进技术装备的推广应用，把职业安全健康工作建立在先进的科学技术基础上。严格管理就是要按照制度和标准要求认真执行，严格落实各项要求。煤矿安全监察机构要通过对煤矿企业职业病防治工作严格执法，督促煤矿企业认真落实《规定》的各项内容，煤矿企业要通过对自身的严格管理提高煤矿职业病防治工作水平。依法监督是依法对现场或某一特定环节、过程进行监视、督促和管理，使其结果能达到预定的目标，包含煤矿安全监察机构依法履行职责，加强对煤矿企业单位的监督检查，也包含煤矿企业和劳动者对煤矿安全监察机构行使权力的监督。

第二章　职业病危害防治管理

第五条　煤矿主要负责人（法定代表人、实际控制人，下同）是本单位职业病危害防治工作的第一责任人，对本单位职业病危害防治工作全面负责。

【解读】本条是关于煤矿企业主要负责人在职业病防治方面责任的规定。

由于煤矿主要负责人是煤矿各项工作的决策者、指挥者、领导者、管理者，煤矿职业病防治工作能否做好，关键在于主要负责人。因此，将煤矿主要负责人（法定代表人、实际控制人）规定为职业病危害防治工作的第一责任人，对本单位职业病防治工作全面负责。

第六条　煤矿应当建立健全职业病危害防治领导机构，制定职业病危害防治规划，明确职责分工和落实工作经费，加强职业病危害防治工作。

【解读】本条是关于职业病危害防治领导机构建立及其责任的规定。

虽然近年来煤矿企业对职业病危害认识逐步提高，但是从调研和监察中发现，部分煤矿企业职业病危害防治法律意识比较淡薄，对职业病危害防治工作重视不够，缺乏统一领导和管理，职业健康工作被边缘化，资金、设施投入不足，重视生产发展、忽视劳动者职业健康，重视企业经济利益、忽视企业社会责任，职业病危害防治主体责任落实不到位现象普遍。为此，《规定》提出煤矿企业要建立职业病危害防治领导机构，负责制定职业病危害防治规划，明确职责分工和落实工作经费，进一步加强职业病危害防治工作。

第七条 煤矿应当设置或者指定职业病危害防治的管理机构，配备专职职业卫生管理人员，负责职业病危害防治日常管理工作。

【解读】本条是关于职业病危害防治管理机构设置及职责方面的规定。

职业病危害防治涉及劳动者安全健康和社会长治久安。近年来煤矿职业病危害形势严峻，因此，对煤矿企业职业病危害防治管理机构的设置和专职职业卫生管理人员的配备，政府及有关部门需要进行行政干预。对于职业病危害防治的管理机构这里提到的是设置或者指定，是给煤矿一定的自主决定权，可根据本单位职业卫生实际情况，设置专门的职业病防治管理机构，也可指定内部已成立的部门作为职业病危害防治管理机构，但无论是设置或指定职业病危害防治管理机构，煤矿都必须配备专职的职业卫生管理人员，专门负责职业卫生管理。

第八条 煤矿应当制定职业病危害防治年度计划和实施方案，并建立健全下列制度：

（一）职业病危害防治责任制度；

（二）职业病危害警示与告知制度；

（三）职业病危害项目申报制度；

（四）职业病防治宣传、教育和培训制度；

（五）职业病防护设施管理制度；

（六）职业病个体防护用品管理制度；

（七）职业病危害日常监测及检测、评价管理制度；

（八）建设项目职业病防护设施与主体工程同时设计、同时施工、同时投入生产和使用（以下简称建设项目职业卫生“三同时”）的制度；

（九）劳动者职业健康监护及其档案管理制度；

（十）职业病诊断、鉴定及报告制度；

（十一）职业病危害防治经费保障及使用管理制度；

（十二）职业卫生档案管理制度；

（十三）职业病危害事故应急管理制度；

（十四）法律、法规、规章规定的其他职业病危害防治制度。

【解读】本条是关于煤矿企业应建立职业病危害防治相关制度的规定。

煤矿职业病危害防治制度是以职业病防治责任制为核心，指引和约束煤矿企业及其劳动者在职业健康方面的行为，是职业病防治的行为准则。其作用是明确各岗位职业病防治职责，规范煤矿企业职业卫生基础工作，使职业病危害防治工作任务清楚、责任明确。因此，《规定》要求煤矿企业建立健全职业病危害防治责任制度等14项制度，要求煤矿制定职业病危害防治年度计划和实施方案。年度计划主要包括目标、指标、进度安排、保障措施、考核评价方法等。实施方案是落实年度计划所采取的具体手段和措施，针对性要强。

第九条　煤矿应当配备专职或者兼职的职业病危害因素监测人员，装备相应的监测仪器设备。监测人员应当经培训合格；未经培训合格的，不得上岗作业。

【解读】本条是关于煤矿职业病危害因素监测人员与设备方面的规定。

监测人员是指经过教育培训合格，掌握职业病危害因素监测技能的技术人员，严禁未经培训合格的人员上岗作业。煤矿可根据职业病危害防治工作情况配备监测人员和监测仪器数量，但必须满足职业病危害因素监测需要。

第十条　煤矿应当以矿井为单位开展职业病危害因素日常监测，并委托具有资质的职业卫生技术服务机构，每年进行一次作业场所职业病危害因素检测，每三年进行一次职业病危害现状评价。根据监测、检测、评价结果，落实整改措施，同时将日常监测、检测、评价、落实整改情况存入本单位职业卫生档案。检测、评价结果向所在地安全生产监督管理部门和驻地煤矿安全监察机构报告，并向劳动者公布。

【解读】本条是关于职业病危害因素日常监测和定期检测、评价管理的规定。

职业病危害因素日常监测是煤矿企业职业病防治管理义务之一，煤矿企业应开展粉尘、噪声、热害、有毒有害物质日常监测，及时了解、掌握作业场所职业病危害因素的浓度或强度，以便早期发现职业病危害，及时采取防护措施，消除或减少职业病危害因素对劳动者健康的影响。

委托具有资质的职业卫生技术服务机构，每年进行一次作业场所职业病危害因素检测，每三年进行一次职业病危害现状评价的依据是《职业病防治法》第二十六条第二款。定期对作业场所进行职业病危害因素检测、评价的目的是对作业场所职业病危害因素进行全面的检测，在对检测结果进行全面分析的基础上，对作业场所职业病危害因素的危害程度（浓度或强度）、防护措施及其效果进行评价，为职业病危害防治提供依据。定期检测、评价必须由取得煤炭采选业资质的职业卫生技术服务机构承担，其检测、评价结论应当保证客观、公正。

煤矿企业应根据监测、检测、评价结果制定整改措施，按照整改措施严格落实，将监测、检测、评价结果及落实整改措施情况存入本单位职业卫生档案，其中检测、评价结果还要向所在地安全生产监督管理部门和驻地煤矿安全监察机构报告，并向劳动者公布。

第十一条 煤矿不得使用国家明令禁止使用的可能产生职业病危害的技术、工艺、设备和材料，限制使用或者淘汰职业病危害严重的技术、工艺、设备和材料。

【解读】本条是关于国家明令禁止使用和限制使用或者淘汰职业病危害的技术、工艺、设备和材料的规定。

职业病防治的根本在于控制和消除职业病危害的源头。有些技术、工艺、设备和材料在使用过程中可能对劳动者健康造成严重损害，也可能对生产和生活环境造成严重的污染或破坏以及其他严重危害，而这些严重危害目前又缺乏有效的预防和控制措施。因此，国家为了保护劳动者健康和生活、生产环境，明令禁止使用可能产生职业病危害的技术、工艺、设备和材料，限制使用或者淘汰职业病危害严重的技术、工艺、设备和材料。这里所指的明令，是指经有关国家机关根据我国实际情况作出规定并正式向社会公布。

第十二条 煤矿应当优化生产布局和工艺流程，使有害作业和无害作业分开，减少接触职业病危害的人数和接触时间。

【解读】本条是关于生产布局和工艺流程的规定。

本条规定的目的是使劳动者尽可能减少接触职业病危害因素，要求生产流程、生产布局必须合理，有害作业和无害作业应分开，确保从事无害作业的劳动者避免接触职业病危害因素，减少职业病防护设施的配备量，使职业病防护设施更加有效，既有利于保障劳动者健康，又有利于降低生产成本。

第十三条 煤矿应当按照《煤矿职业安全卫生个体防护用品配备标准》（AQ 1051）规定，为接触职业病危害的劳动者提供符合标准的个体防护用品，并指导和督促其正确使用。

【解读】本条是关于个体防护用品配备及使用的规定。

煤矿企业应当根据作业场所存在的职业病危害因素的种类、对人体的影响途径等特点，为劳动者提供符合防治职业病的要求，能阻断、吸附、衰减职业病危害因素的个人职业病防护用品，达到消除和降低职业病危害因素对人体的健康造成损害或影响的目的。由于《煤矿职业安全卫生个体防护用品配备标准》（AQ 1051）具体规定了煤矿职业安全卫生个体防护用品的配备范围与使用期限，因此，煤矿应按照其要求为接触职业病危害的劳动者配备个体防护用品，并指导和督促其正确使用。

第十四条 煤矿应当履行职业病危害告知义务，与劳动者订立或者变更劳动合同时，应当将作业过程中可能产生的职业病危害及其后果、防护措施和相关待遇等如实告知劳动者，并在劳动合同中载明，不得隐瞒或者欺骗。

【解读】本条是关于职业病危害合同告知的规定。

劳动合同是劳动者与用人单位确立劳动关系、明确双方权利和义务的协议。订立和变更劳动合同，应当遵循平等自愿、协商一致的原则，不得违反法律、行政法规的规定。签订劳动合同应当体现诚实信用、公平合理原则，必须是双方真实的意思表示，任何一方不得隐瞒和欺骗。但是，实际上大部分的劳动者，特别是进入乡镇煤矿的农村流动劳动者，他们的文化水平较低，普遍缺乏职业卫生知识及自我保护意识和能力；有的煤矿故意隐瞒作业场所职业病危害的真实情况，不向劳动者告知危害真相，使得劳动者在不知情的情况下签订劳动合同。为了维护劳动者对职业病危害的知情权，保障劳动者健康，本条规定煤矿应当履行职业病危害告知义务，与劳动者订立或者变更劳动合同时，应当将作业过程中可能产生的职业病危害及其后果、防护措施和相关待遇等如实告知劳动者，并在劳动合同中载明，不得隐瞒或者欺骗。

第十五条 煤矿应当在醒目位置设置公告栏，公布有关职业病危害防治的规章制度、操作规程和作业场所职业病危害因素检测结果；对产生严重职业病危害的作业岗位，应当在醒目位置设置警示标识和中文警示说明。

【解读】本条是关于职业病危害告知与警示的规定。

煤矿履行职业病危害告知义务，是劳动者实现职业卫生知情权的前提条件，只有煤矿充分告知职业病危害，劳动者才有可能真正享有知情权。煤矿企业在醒目位置设置公告栏，这是煤矿履行职业病危害告知的形式之一。本条规定的醒目位置应当是劳动者经常活动必经之处、显眼、视线易及、没有任何遮拦的固定位置。公告的内容应当包括规章制度、操作规程和作业场所职业病危害因素检测结果，对于规章制度、操作规程难以将全文公告的，可将其主要内容进行公告。

对产生严重职业病危害的作业岗位，应当在其醒目位置设置警示标识和中文警示说明。警示告知是用人单位履行职业病危害告知义务的另一形式。警示标识是指国家规定的或国际通用的标志；警示说明应当标明职业病危害的种类、危害程度、可能产生的危害后果、职业病防护措施和注意事项、应急救援措施等内容，煤矿企业可参照《国家安全监管总局办公厅关于印发用人单位职业病危害告知与警示标识管理规范的通知》(安监总厅安健〔2014〕111 号）要求设置。

第十六条 煤矿主要负责人、职业卫生管理人员应当具备煤矿职业卫生知识和管理能力，接受职业病危害防治培训。培训内容应当包括职业卫生相关法律、法规、规章和标准，职业病危害预防和控制的基本知识，职业卫生管理相关知识等内容。

煤矿应当对劳动者进行上岗前、在岗期间的定期职业病危害防治知识培训，督促劳动者遵守职业病防治法律、法规、规章、标准和操作规程，指导劳动者正确使用职业病防护设备和个体防护用品。上岗前培训时间不少于 4 学时，在岗期间的定期培训时间每年不少于 2 学时。

【解读】本条是关于煤矿负责人、职业卫生管理人员和劳动者职业卫生培训的规定。

职业卫生培训对于提高煤矿企业负责人、职业卫生管理人员和劳动者的职业卫生知识水平、职业病防护意识和能力、预防和控制职业病危害的自觉性具有十分重要的作用。

随着煤矿企业用工制度的改变，煤矿工人流动性大，大量农民工进入采掘一线，成为煤炭生产的主要劳动力。这些劳动力大部分文化水平偏低，对职业病危害缺乏必要的了解，自我保护意识薄弱。部分煤矿企业没有建立职业卫生宣传培训教育制度，没有对劳动者进行职业卫生教育，职业卫生知识得不到普及，致使劳动者因不知情而遭受职业病危害。此外，很多煤矿负责人和管理人员自身也对职业卫生知识掌握不全面，从而导致其对职业病防治工作重视不足，缺乏对劳动者的职业健康采取保护措施的意识和自觉性，这同样是造成职业病危害严重的原因之一。因此，对煤矿企业主要负责人、职业卫生管理人员和劳动者进行职业卫生培训是很必要的。本条还规定了煤矿企业主要负责人、管理人员和劳动者的培训内容，其中对劳动者培训时间做了具体规定，上岗前培训时间不少于4学时，在岗期间的定期培训时间每年不少于2学时。煤矿企业主要负责人、管理人员的培训时间可参照劳动者在岗期间的定期培训时间。

第十七条 煤矿应当建立健全企业职业卫生档案。企业职业卫生档案应当包括下列内容：

（一）职业病防治责任制文件；

（二）职业卫生管理规章制度；

（三）作业场所职业病危害因素种类清单、岗位分布以及作业人员接触情况等资料；

（四）职业病防护设施、应急救援设施基本信息及其配置、使用、维护、检修与更换等记录；

（五）作业场所职业病危害因素检测、评价报告与记录；

（六）职业病个体防护用品配备、发放、维护与更换等记录；

（七）煤矿企业主要负责人、职业卫生管理人员和劳动者的职业卫生培训资料；

（八）职业病危害事故报告与应急处置记录；

（九）劳动者职业健康检查结果汇总资料，存在职业禁忌证、职业健康损害或者职业病的劳动者处理和安置情况记录；

（十）建设项目职业卫生“三同时”有关技术资料；

（十一）职业病危害项目申报情况记录；

（十二）其他有关职业卫生管理的资料或者文件。

【解读】本条是关于煤矿职业卫生档案的规定。

企业职业卫生档案是指煤矿在职业病危害防治和职业卫生管理活动中形成的，能够准确、完整反映本单位职业卫生工作全过程的文字、图纸、照片、报表、音像资料、电子文档等文件材料，是职业病危害预防、控制、治理、研究的重要依据，也是职业卫生监督检查的重要依据。本条规定了煤矿职业卫生档案应包括职业卫生责任制文件、规章制度等12项内容，每个煤矿应当按照要求建立，并按照有关法律法规的要求进行保存，不得擅自修改、伪造。

第十八条 煤矿应当保障职业病危害防治专项经费，经费在财政部、国家安全监管总局《关于印发〈企业安全生产费用提取和使用管理办法〉的通知》（财企〔2012〕16号）第十七条“（十）其他与安全生产直接相关的支出”中列支。

【解读】本条是关于煤矿职业病危害防治专项经费的规定。

煤矿从事生产经营活动必须具备有关法律、法规规定的职业病危害防治条件，煤矿企业要达到这一要求，必须要有一定的资金保证，用于职业病防护设施的建设、防护设备的购置、劳动防护用品、职业健康监护等。因此，本条规定煤矿应当保障职业病危害防治专项经费，并要求经费在财政部、国家安全监管总局《关于印发〈企业安全生产费用提取和使用管理办法〉的通知》（财企〔2012〕16号）第十七条“（十）其他与安全生产直接相关的支出”中列支，确保专款专用。

第十九条 煤矿发生职业病危害事故，应当及时向所在地安全生产监督管理部门和驻地煤矿安全监察机构报告，同时积极采取有效措施，减少或者消除职业病危害因素，防止事故扩大。对遭受或者可能遭受急性职业病危害的劳动者，应当及时组织救治，并承担所需费用。

煤矿不得迟报、漏报、谎报或者瞒报煤矿职业病危害事故。

【解读】本条是关于煤矿职业病危害事故处理的规定。

本条规定煤矿发生职业病危害事故，应当及时向所在地安全生产监督管理部门和驻地煤矿安全监察机构报告，同时积极采取有效措施，减少或者消除职业病危害因素，防止事故扩大。事故应按照《安全生产事故报告和调查处理条例》（国务院令第493号）要求报告，不得迟报、漏报、谎报或者瞒报，安全生产监督管理部门和煤矿安全监察机构接到报告后，应当按照相关规定向上级安全生产监督管理部门和煤矿安全监察机构报告，并及时会同有关部门组织调查处理。

发生职业病危害事故后，及时组织救治是煤矿义不容辞的职责。因此，本条还规定对遭受或者可能遭受急性职业病危害的劳动者，煤矿应当及时组织救治，并承担所需费用。

第三章 建设项目职业病防护设施“三同时”管理

第二十条 煤矿建设项目职业病防护设施必须与主体工程同时设计、同时施工、同时投入生产和使用。职业病防护设施所需费用应当纳入建设项目工程预算。

【解读】本条是关于建设项目职业病防护设施“三同时”和费用的规定。

建设项目设计施工阶段做好职业病危害预防工作，是一件事半功倍的大事，是职业病防治工作最有效、最经济的措施，是职业病防治工作的首要环节。在项目建设阶段，预防、控制可能产生的职业病危害不仅能够从源头上控制职业病的发生，而且能产生显著的经济效益。

职业病防护设施所需费用包括职业病防护设备、卫生设施、个人职业病防护用品、应急救援设施、职业病危害因素监测设备、职业病危害预评价、防护设施专篇设计、职业病危害控制效果评价等费用。职业病防护设施所需费用的落实是建设项目职业卫生“三同时”措施的重要保证。因此，本条还规定职业病防护设施所需费用必须纳入建设项目工程预算。

第二十一条 煤矿建设项目在可行性论证阶段，建设单位应当委托具有资质的职业卫生技术服务机构进行职业病危害预评价，编制预评价报告。

【解读】本条是关于建设项目职业病危害预评价的规定。

职业病危害预评价是对可能产生职业病危害的建设项目，在可行性论证阶段，对建设项目可能产生的职业病危害因素、危害程度、健康影响、防护措施等进行预测性评价，以了解建设项目在职业病防治方面是否可行。因此，建设项目在可行性论证阶段必须进行职业病危害预评价。为了保证职业病危害预评价工作的质量以及评价报告、评价结论的科学、客观和公正，要求委托具有煤炭采选业资质的职业卫生技术服务机构进行。职业病危害预评价在职业病防治工作中起着重要的作用，职业卫生技术服务机构作出的评价报告既是建设单位和煤矿企业落实职业病防护措施的重要依据，也是煤矿安全监察机构执法的客观依据。因此，职业卫生技术服务机构应当对其出具的评价报告负责，其评价结果和提供的数据资料应当客观、真实、科学、准确，符合客观实际，不得弄虚作假。

第二十二条 煤矿建设项目在初步设计阶段，应当委托具有资质的设计单位编制职业病防护设施设计专篇。

【解读】本条是关于建设项目职业病防护设施设计的规定。

建设项目的职业病防护设施是项目投入生产和使用后职业病防护的物质基础，其质量的好坏直接影响煤矿职业病防治效果。建设项目职业病防护设施设计的质量如何，对于职业病防护设施能否真正“防护”，具有决定性的影响。设计质量如何，又与设计人员、设计单位的设计能力和工作态度密切相关。因此，规定煤矿建设项目在初步设计阶段，应当委托具有资质的设计单位编制职业病防护设施设计专篇。这里的有资质的设计单位是指有具备相应工程设计资质等级，并且具有煤矿职业病危害防护设施设计经验的单位。

第二十三条 煤矿建设项目完工后，在试运行期内，应当委托具有资质的职业卫生技术服务机构进行职业病危害控制效果评价，编制控制效果评价报告。

【解读】本条是关于职业病危害控制效果评价的规定。

职业病危害控制效果评价是对作业场所职业病危害因素、职业病危害程度（浓度或强度）、职业病防护措施及其效果、健康影响等作出的综合评价。煤矿建设项目完工后，在试运行期内，应当委托具有资质的职业卫生技术服务机构进行职业病危害控制效果评价。

第四章 职业病危害项目申报

第二十四条 煤矿在申领、换发煤矿安全生产许可证时，应当如实向驻地煤矿安全监察机构申报职业病危害项目，同时抄报所在地安全生产监督管理部门。

【解读】本条是关于职业病危害项目申报时限的规定。

煤矿职业病危害项目申报是加强职业病危害前期预防，督促企业做好职业病防治工作，从源头上预防和控制职业病危害的重要手段。本条规定煤矿在申领、换发煤矿安全生产许可证时应当如实向驻地煤矿安全监察机构申报职业病危害项目，同时抄报所在地安全生产监督管理部门。

第二十五条 煤矿申报职业病危害项目时，应当提交下列文件、资料：

（一）煤矿的基本情况；

（二）煤矿职业病危害防治领导机构、管理机构情况；

（三）煤矿建立职业病危害防治制度情况；

（四）职业病危害因素名称、监测人员及仪器设备配备情况；

（五）职业病防护设施及个体防护用品配备情况；

（六）煤矿主要负责人、职业卫生管理人员及劳动者职业卫生培训情况证明材料；

（七）劳动者职业健康检查结果汇总资料，存在职业禁忌证、职业健康损害或者职业病的劳动者处理和安置情况记录；

（八）职业病危害警示标识设置与告知情况；

（九）煤矿职业卫生档案管理情况；

（十）法律、法规和规章规定的其他资料。

【解读】本条是关于职业病危害项目申报内容的规定。

为了全面了解煤矿企业职业病危害情况，要求煤矿在职业病危害项目申报时提供煤矿基本情况等10项材料。煤矿基本情况主要包括煤矿基本信息、安全生产信息、相关证照信息等。煤矿职业病危害防治领导机构、管理机构、职业病危害防治制度情况是指煤矿建立职业病防治机构、制度的具体文件。职业病危害因素名称、监测人员及仪器设备、防护设施、个体防护用品、培训、警示标识、健康监护、档案等情况应按照条文要求写明具体内容。

第二十六条 安全生产监督管理部门和煤矿安全监察机构及其工作人员应当对煤矿企业职业病危害项目申报材料中涉及的商业和技术等秘密保密。违反有关保密义务的，应当承担相应的法律责任。

【解读】本条是关于申报涉及秘密保密的规定。

这里所称的商业和技术秘密是指不为公众所熟知、能为权利人带来经济利益、具有实用性并经权利人采取保密措施的技术信息和经营信息。商业秘密一旦被泄露出去，将会给生产经营单位造成不利影响，所以安全生产监督管理部门和煤矿安全监察机构及其工作人员应当对煤矿企业职业病危害项目申报材料中涉及的商业和技术等秘密保密。违反有关保密义务的，应当承担相应的法律责任。

第五章 职业健康监护

第二十七条 对接触职业病危害的劳动者，煤矿应当按照国家有关规定组织上岗前、在岗期间和离岗时的职业健康检查，并将检查结果书面告知劳动者。职业健康检查费用由煤矿承担。职业健康检查由省级以上人民政府卫生行政部门批准的医疗卫生机构承担。

【解读】本条是关于职业健康监护的规定。

职业健康监护即为及时发现劳动者的职业性健康损害，根据劳动者的职业接触史，对劳动者进行有针对性的定期或不定期的健康检查和连续的、动态的医学观察，记录职业接触史及健康变化，评价劳动者健康变化与职业病危害因素的关系。

1. 对接触职业病危害的劳动者，煤矿应当按照国家有关规定组织上岗前、在岗期间和离岗时的职业健康检查，并将检查结果书面告知劳动者

（1）上岗前的职业健康检查。其目的是掌握劳动者的健康状况、发现职业禁忌、分清责任。其内容是新录用、变更工作岗位或工作内容的劳动者在上岗前，根据劳动者拟从事工种和工作岗位，分析该工种和岗位存在的职业病危害因素及其对人体健康的影响，即对靶器官、靶组织的危害性和生物敏感指标，确定特定的健康检查项目，根据检查结果评价劳动者是否适合从事该工种作业，为劳动者的岗位安排提供依据。

（2）在岗期间的定期职业健康检查。其主要目的是及时发现健康损害和健康影响，对劳动者进行动态健康观察。其内容是根据劳动者所在工种和工作岗位存在的职业病危害因素及其对人体健康的影响规律，对靶器官、靶组织的危害性和生物敏感指标等，确定特定的健康检查项目，对该工种或岗位的劳动者按规定的时间周期进行职业健康检查，记录其健康变化，评价劳动者的健康变化是否与职业病危害因素有关，判断劳动者是否适合继续从事该工种作业。

（3）离岗时的职业健康检查。其目的是了解劳动者离岗时的健康状况，分清健康损害责任。其内容是根据劳动者所从事工种和工作岗位存在的职业病危害因素及其对人体健康的影响规律，对靶器官、靶组织的危害性和生物敏感指标等，确定特定的健康检查项目，根据检查结果评价劳动者的健康状况、健康变化是否与职业病危害因素有关。另外，有些职业病危害因素的健康危害效应是远期的，这类职业病危害因素对人体的损害是缓慢的，人体的病理进程也是缓慢的，其健康损害后果出现较晚，甚至在劳动者离开该作业环境的 10 ~ 30 年以后才出现，如粉尘作业与尘肺。因此，还需要对接触这些危害因素的劳动者进行离岗后的医学观察。

（4）为充分保障劳动者的知情权，煤矿企业应当将职业健康检查结果告

知劳动者。

2. 职业健康检查费用由煤矿承担

为保障劳动者的合法权益，职业健康检查经费由煤矿企业承担，以保障职业健康监护措施的落实。

第二十八条 煤矿不得安排未经上岗前职业健康检查的人员从事接触职业病危害的作业；不得安排有职业禁忌的人员从事其所禁忌的作业；不得安排未成年工从事接触职业病危害的作业；不得安排孕期、哺乳期的女职工从事对本人和胎儿、婴儿有危害的作业。

【解读】 本条是关于特殊人群保护的规定。

（1）职业禁忌。有些劳动者，由于处在特殊生理状态或者病理状态，从事特定职业或者接触特定职业病危害因素时，比一般职业人群更易于遭受职业病危害和罹患职业病或者可能导致原有自身疾病病情加重，或者在从事作业过程中可能导致对他人生命健康构成危险，这种特殊的生理或者病理状态称为职业禁忌。煤矿企业不得安排有职业禁忌的劳动者从事其所禁忌的作业。由于职业禁忌必须通过健康检查来发现，因此，煤矿企业不得安排未经上岗前职业健康检查的劳动者从事接触职业病危害的作业。

（2）根据《中华人民共和国劳动法》第五十八条规定："未成年工是指年满十六周岁未满十八周岁的劳动者"。由于其生理发育尚未完全成熟，机体的防御功能、解毒功能、修复功能不如成年人，接触职业病危害因素后，其危害后果更严重、更难康复，因此需要予以特殊保护，煤矿企业不得安排未成年工从事接触职业病危害因素的作业。

孕期、哺乳期的妇女，由于处在特殊的生理状态，从事特定职业或者接触特定职业病危害因素时，比一般职业人群更易于遭受职业病危害，有些职业病危害因素甚至可能通过母体的血液、乳汁进入胎儿或婴儿体内，对胎儿或婴儿造成损害，导致流产、畸胎、先天缺陷和影响发育、成长等。因此，她们也需要予以特殊保护，煤矿企业不得安排孕期、哺乳期的女职工从事对本人和胎儿、婴儿有危害的作业。

孕期、哺乳期妇女不得从事的作业目录范围，按国务院卫生行政部门和其他有关部门的规定执行。

第二十九条 劳动者接受职业健康检查应当视同正常出勤，煤矿企业不得以常规健康检查代替职业健康检查。接触职业病危害作业的劳动者的职业健康检查周期按照表1执行。

表1 接触职业病危害作业的劳动者的职业健康检查周期

接触有害物质	体检对象	检查周期
煤尘（以煤尘为主）	在岗人员	2年1次
煤尘（以煤尘为主）	观察对象、Ⅰ期煤工尘肺患者	每年1次
岩尘（以岩尘为主）	在岗人员、观察对象、Ⅰ期矽肺患者	每年1次
噪声	在岗人员	每年1次
高温	在岗人员	每年1次
化学毒物	在岗人员	根据所接触的化学毒物确定检查周期
接触粉尘危害作业退休人员的职业健康检查周期按照有关规定执行		

【解读】本条是关于劳动者在岗期间接受职业健康检查的规定。

明确规定劳动者接受职业健康检查应当视同正常出勤，煤矿企业不得以常规健康检查代替职业健康检查。对在岗期间的职业健康检查，煤矿企业应当按照《职业健康监护技术规范》（GBZ 188）等国家职业卫生标准的规定和要求，确定接触职业病危害的劳动者的检查项目和检查周期。需要复查的，应当根据复查要求增加相应的检查项目。

第三十条 煤矿不得以劳动者上岗前职业健康检查代替在岗期间定期的职业健康检查，也不得以劳动者在岗期间职业健康检查代替离岗时职业健康检查，但最后一次在岗期间的职业健康检查在离岗前的90日内的，可以视为离岗时检查。对未进行离岗前职业健康检查的劳动者，煤矿不得解除或者终止与其订立的劳动合同。

【解读】本条是关于劳动者上岗前和离岗时职业健康检查的规定。

上岗前、在岗期间、离岗时的职业健康检查不能相互代替，但最后一次在岗期间的职业健康检查是在离岗前的90日内，可视为离岗时检查；对准备脱离所从事的职业病危害作业或者岗位的劳动者，煤矿应当在劳动者离岗前30日内组织劳动者进行离岗时的职业健康检查。为了保障劳动者获得离岗时健康检查的权益，避免煤矿企业逃避健康损害责任，本条规定，禁止煤矿企业解除或者终止离岗前未进行职业健康检查的劳动者的劳动合同。

第三十一条 煤矿应当根据职业健康检查报告，采取下列措施：

（一）对有职业禁忌的劳动者，调离或者暂时脱离原工作岗位；

（二）对健康损害可能与所从事的职业相关的劳动者，进行妥善安置；

（三）对需要复查的劳动者，按照职业健康检查机构要求的时间安排复查和医学观察；

（四）对疑似职业病病人，按照职业健康检查机构的建议安排其进行医学观察或者职业病诊断；

（五）对存在职业病危害的岗位，改善劳动条件，完善职业病防护设施。

【解读】本条是关于根据职业健康检查结果采取相应措施的规定。

许多职业病危害因素与劳动者的健康损害具有剂量效应关系，如发现劳动者出现与从事的职业相关的健康损害，首先必须调离原岗位，以避免加重健康损害。同时，应进行妥善安置，包括调换工种和岗位、医学观察、诊断等一系列措施。

第三十二条　煤矿应当为劳动者个人建立职业健康监护档案，并按照有关规定的期限妥善保存。

职业健康监护档案应当包括劳动者个人基本情况、劳动者职业史和职业病危害接触史，历次职业健康检查结果及处理情况，职业病诊疗等资料。

劳动者离开煤矿时，有权索取本人职业健康监护档案复印件，煤矿必须如实、无偿提供，并在所提供的复印件上签章。

【解读】本条是关于职业健康监护档案内容、保存和使用管理的规定。

职业健康监护档案是职业病诊断鉴定的重要依据之一，也是区分健康损害责任和进行职业病诊断鉴定的重要证据。因此，规范职业健康监护档案的内容、保存期限等意义十分重大。

一、煤矿企业应当为劳动者建立职业健康监护档案，并按照规定的期限妥善保存。这是对煤矿企业保存职业健康监护档案的义务的规定，煤矿企业应当按照有关规定的期限保存职业健康监护档案。

二、职业健康监护档案应当包括劳动者的职业史、职业病危害接触史、职业健康检查结果和职业病诊疗等有关个人健康资料。这是对职业健康监护档案内容的规定。职业史是指劳动者工作经历，记录劳动者既往工作过的企业的起始时间、企业名称及从事的工种、岗位；职业病危害接触史是指劳动者从事职业病危害作业的工种、岗位及其变动情况、接触工龄、接触职业病危害因素种类、强度或浓度等。

三、劳动者离开煤矿企业时，有权索取本人职业健康监护档案复印件，煤矿企业应当如实、无偿提供，并在所提供的复印件上签章。这是对煤矿企业提供职业健康监护档案的义务的规定。煤矿企业为劳动者提供职业健康监护档案复印件时，不得刁难，不得弄虚作假，不得向劳动者收取任何费用（包括成本费）等。这就为劳动者进行健康损害鉴定、追究健康损害责任提供了证据保证。

第三十三条 劳动者健康出现损害需要进行职业病诊断、鉴定的，煤矿企业应当如实提供职业病诊断、鉴定所需的劳动者职业史和职业病危害接触史、作业场所职业病危害因素检测结果等资料。

【解读】 本条是关于煤矿企业应当如实提供与职业病诊断、鉴定有关资料的义务的规定。

职业病诊断、鉴定事关煤矿企业和劳动者的责任、权利和义务，为了保证职业病诊断、鉴定的客观性和公正性，有效维护当事人的合法权益，煤矿企业应当如实提供与职业病诊断、鉴定有关的职业卫生和健康监护方面的资料。这是煤矿企业的法定义务，煤矿企业应当认真履行。

本条规定中职业病诊断、鉴定所需的资料包括作业场所定期检测资料、职业卫生防护设备及个人卫生防护用品配置情况，劳动者职业接触史、上岗前的职业健康检查结果，以及在岗期间的定期健康检查结果的资料，退休、离岗人员及换岗（调离原单位）人员还需提供离岗健康检查资料。鉴于作业场所的职业病危害因素检测结果、劳动者健康监护资料等大多掌握在煤矿企业手里，患职业病的劳动者申请诊断、鉴定时，靠自己提供诊断、鉴定所需资料，客观上存在很大困难。因此，煤矿企业对劳动者申请职业病诊断、鉴定负有提供有关资料的义务。

对于先后在一个以上的煤矿企业工作过的劳动者申请职业病诊断鉴定，其有关煤矿企业应当分别履行提供有关资料的义务；煤矿企业已分立、合并、解散、依法被撤销或宣告破产的，依照有关法律、法规的规定办理。

第六章　粉尘危害防治

第三十四条 煤矿应当在正常生产情况下对作业场所的粉尘浓度进行监测。粉尘浓度应当符合表 2 的要求；不符合要求的，应当采取有效措施。

表2 煤矿作业场所粉尘浓度要求

粉尘种类	游离 SiO_2 含量（%）	时间加权平均容许浓度（mg/m^3）	
		总粉尘	呼吸性粉尘
煤尘	<10	4	2.5
矽尘	10≤～≤50	1	0.7
	50<～≤80	0.7	0.3
	>80	0.5	0.2
水泥尘	<10	4	1.5

【解读】本条是对煤矿作业场所粉尘浓度限值的规定。

总粉尘是指可进入整个呼吸道（鼻、咽和喉、胸腔支气管、细支气管和肺泡）的粉尘。呼吸性粉尘是指作业场所空气中符合 BMRC 曲线透过率的粉尘颗粒，其空气动力学直径小于 7.07 μm，且空气动力学直径 5 μm 的粉尘颗粒的采集效率为50%。煤矿生产过程中会产生大量的粉尘，如采煤时产生煤尘，巷道掘进时产生矽（煤）尘，巷道支护时产生水泥尘。因此，本条规定了煤尘、矽尘和水泥尘的职业接触限值。粉尘浓度是指单位空气中所含粉尘的质量，它是衡量作业场所空气污染程度的重要指标，包括总粉尘浓度和呼吸性粉尘浓度两种。

职业接触限值可分为时间加权平均容许浓度、最高容许浓度和短时间接触容许浓度三种。

1. 时间加权平均容许浓度（PC－TWA）——以时间为权数规定的8 h工作日、40 h工作周的平均容许接触浓度。

时间加权平均容许浓度（PC－TWA）计算方法：

$$C_{TWA} = \frac{C_1T_1 + C_2T_2 + \cdots + C_nT_n}{8}$$

式中 C_{TWA}——8 h工作日接触化学有害因素的时间加权平均浓度，mg/m^3；

8——一个工作日的时间（h），工作不足8 h者，仍以8 h计；

$C_1, C_2, \cdots, C_n$——T_1，T_2，…，T_n 时间段接触的相应浓度；

$T_1, T_2, \cdots, T_n$——C_1，C_2，…，C_n 浓度下相应的持续接触时间。

2. 最高容许浓度（MAC）——工作地点、在一个工作日内、任何时间有毒化学物质均不应超过的浓度。

3. 短时间接触容许浓度（PC - STEL）——在遵守 PC - TWA 前提下容许短时间（15 min）接触的浓度。

根据国内外流行病学调查资料，尘肺病的发病率与粉尘在人体的累积量显著相关，与短时间呼吸性粉尘浓度相关性不显著。考虑到目前我国煤矿尘肺病处于高发期，应严格控制作业场所粉尘浓度。因此，本规定按照《工作场所有害因素职业接触限值　第 1 部分：化学有害因素》(GBZ 2.1—2007)，采用 8 h 时间加权平均容许浓度作为粉尘浓度限值要求。

第三十五条　煤矿进行粉尘监测时，其监测点的选择和布置应当符合表 3 的要求。

表 3　煤矿作业场所测尘点的选择和布置要求

类　别	生　产　工　艺	测 尘 点 布 置
采煤工作面	司机操作采煤机、打眼、人工落煤及攉煤	工人作业地点
	多工序同时作业	回风巷距工作面 10 ~ 15 m 处
掘进工作面	司机操作掘进机、打眼、装岩（煤）、锚喷支护	工人作业地点
	多工序同时作业（爆破作业除外）	距掘进头 10 ~ 15 m 回风侧
其他场所	翻罐笼作业、巷道维修、转载点	工人作业地点
露天煤矿	穿孔机作业、挖掘机作业	下风侧 3 ~ 5 m 处
	司机操作穿孔机、司机操作挖掘机、汽车运输	操作室内
地面作业场所	地面煤仓、储煤场、输送机运输等处生产作业	作业人员活动范围内

【解读】 本条是对煤矿粉尘监测点的选择和布置的规定。

煤矿粉尘监测点的选择和布置是在对井工煤矿和露天煤矿的尘源点进行综合分析基础上，依据《工作场所空气中有害物质监测的采样规范》(GBZ 159—2004）确定的。

采煤工作面司机操作采煤机、打眼、人工落煤及攉煤，掘进工作面司机操作掘进机、打眼、装岩（煤）、锚喷支护，巷道维修，宜采用个体方法，其他地点宜采用定点方法。

采掘工作面多工序同时作业，在回风巷（侧）距工作面 10 ~ 15 m 处采用定点方法，是由于在该处风流处于较稳定状态，粉尘分布比较均匀，能够真实反映采掘工作面的粉尘污染水平。

露天煤矿穿孔机作业、挖掘机作业，在下风侧 3 ~ 5 m 处采用定点方法；司机操作穿孔机、司机操作挖掘机、汽车运输等选择在操作室内，宜采用个体方法。

地面煤仓、储煤场、输送机运输等处生产作业，可采用定点或个体方法。

第三十六条 粉尘监测采用定点或者个体方法进行，推广实时在线监测系统。粉尘监测应当符合下列要求：

（一）总粉尘浓度，煤矿井下每月测定 2 次或者采用实时在线监测，地面及露天煤矿每月测定 1 次或者采用实时在线监测；

（二）呼吸性粉尘浓度每月测定 1 次；

（三）粉尘分散度每 6 个月监测 1 次；

（四）粉尘中游离 SiO_2 含量，每 6 个月测定 1 次，在变更工作面时也应当测定 1 次。

【解读】 本条是对作业场所粉尘浓度、分散度、游离 SiO_2 含量的监测方法和监测周期的规定。

定点粉尘监测方法是指将监测仪器放置在选定的地点、劳动者的呼吸带进行监测，可以监测总粉尘浓度和呼吸性粉尘浓度，一般用粉尘采样器、直读式粉尘浓度测定仪或粉尘浓度传感器监测。

个体粉尘监测方法是指用个体粉尘采样器采集粉尘，经实验室化验后，测量粉尘浓度的方法。

粉尘监测应执行下列标准：

总粉尘浓度测定方法执行《工作场所空气中粉尘测定 第 1 部分：总粉尘浓度》（GBZ/T 192.1—2007）；

呼吸性粉尘浓度测定方法执行《工作场所空气中粉尘测定 第 2 部分：呼吸性粉尘浓度》（GBZ/T 192.2—2007）；

工班个体呼吸性粉尘浓度测定方法执行《矿山个体呼吸性粉尘测定方法》（AQ 4205—2008）；

粉尘分散度测定方法执行《工作场所空气中粉尘测定 第 3 部分：粉尘分散度》（GBZ/T 192.3—2007）或《煤矿粉尘粒度分布测定方法》（GB/T 20966—2007）；

粉尘中游离 SiO_2 含量测定方法执行《工作场所空气中粉尘测定　第4部分：游离二氧化硅含量》(GBZ/T 192.4—2007)。

第三十七条　煤矿应当使用粉尘采样器、直读式粉尘浓度测定仪等仪器设备进行粉尘浓度的测定。井工煤矿的采煤工作面回风巷、掘进工作面回风侧应当设置粉尘浓度传感器，并接入安全监测监控系统。

【解读】本条是对作业场所粉尘浓度的测定仪器的规定。

为了保障所测定数据的科学性、准确性和可比性，本规定对粉尘浓度测定的仪器进行了规定。粉尘采样器、直读式粉尘浓度测定仪是粉尘浓度检测的常用仪器，其中粉尘采样器是基本测量仪器；直读式粉尘浓度测定仪是粉尘浓度快速测量仪器，多用于粉尘浓度日常监测、监督监测和除尘设施效果评价。

井工煤矿的采煤工作面回风巷、掘进工作面回风侧设置粉尘浓度传感器，接入安全生产监测监控系统，是为了实时掌握主要尘源点的粉尘浓度情况，评价生产作业场所空气中受粉尘污染的程度、除尘设施的效果，提高粉尘防治自动化、信息化水平。

第三十八条　井工煤矿必须建立防尘洒水系统。永久性防尘水池容量不得小于200 m^3，且贮水量不得小于井下连续2 h的用水量，备用水池贮水量不得小于永久性防尘水池的50%。

防尘管路应当敷设到所有能产生粉尘和沉积粉尘的地点，没有防尘供水管路的采掘工作面不得生产。静压供水管路管径应当满足矿井防尘用水量的要求，强度应当满足静压水压力的要求。

防尘用水水质悬浮物的含量不得超过30 mg/L，粒径不大于0.3 mm，水的pH值应当在6～9范围内，水的碳酸盐硬度不超过3 mmol/L。使用降尘剂时，降尘剂应当无毒、无腐蚀、不污染环境。

【解读】本条是关于矿井防尘供水系统的规定。

矿井防尘供水系统是煤矿粉尘治理的重要基础设施，矿井必须建立完善的防尘供水系统。防尘供水管路除了敷设到采掘工作面，还应当敷设到所有能产生粉尘和沉积粉尘的地点。如主要运输巷、带式输送机斜井与平巷、上山与下山、采区运输巷与回风巷、采煤工作面运输巷与回风巷、掘进巷道、煤仓放煤口、溜煤眼放煤口、卸载点等地点，每隔50～60 m都应安设支管和阀门，以供冲洗巷道等使用。

我国大多数煤矿粉尘属于疏水性粉尘，可使用降尘剂提高降尘效果。为避免二次污染，本规定要求降尘剂应当无毒、无腐蚀、不污染环境。

第三十九条 井工煤矿掘进井巷和硐室时，必须采用湿式钻眼，使用水炮泥，爆破前后冲洗井壁巷帮，爆破过程中采用高压喷雾（喷雾压力不低于8 MPa）或者压气喷雾降尘、装岩（煤）洒水和净化风流等综合防尘措施。

【解读】本条是掘进井巷和硐室防尘措施的规定。

水炮泥是用盛水的塑料袋代替或部分代替炮泥充填于炮眼内，爆破时被汽化结成雾滴，采用水炮泥比单纯用土炮泥时的粉尘浓度降低20%～50%；湿式打眼较干式打眼的产尘量降低94%～98%。因此，必须使用水炮泥和湿式打眼。

喷雾降尘过程是水雾粒与尘粒因凝结而沉降的过程。高压喷雾具有高效降尘等优点。研究表明，随着喷雾压力的提高，降尘效率也随之升高，当喷雾压力超过12.5 MPa时，降尘效果提高并不明显。现场调研结果表明，喷雾压力达到8 MPa以上时采掘工作面的喷雾降尘效率可达80%以上，综合考虑经济和降尘效果，将最低喷雾压力定为8 MPa。

第四十条 井工煤矿在煤、岩层中钻孔，应当采取湿式作业。煤（岩）与瓦斯突出煤层或者软煤层中难以采取湿式钻孔时，可以采取干式钻孔，但必须采取除尘器捕尘、除尘，除尘器的呼吸性粉尘除尘效率不得低于90%。

【解读】本条是关于井工煤矿钻孔施工过程时防尘措施的规定。

煤矿井下钻孔施工过程一般使用湿式钻孔，但有些区域受地质条件限制难以采取湿式钻孔，只能采用干式钻孔。干式钻孔粉尘产生量大，必须采取除尘器除尘，结合当前钻孔除尘技术的现状，本条规定除尘器的呼吸性粉尘除尘效率不得低于90%。

第四十一条 井工煤矿炮采工作面应当采取湿式钻眼，使用水炮泥，爆破前后应当冲洗煤壁，爆破时应当采用高压喷雾（喷雾压力不低于8 MPa）或者压气喷雾降尘，出煤时应当洒水降尘。

【解读】本条是关于煤矿炮采工作面实施综合防尘措施及技术参数的规定。

解读内容同第三十九条。

第四十二条 井工煤矿采煤机作业时，必须使用内、外喷雾装置。内喷雾压力不得低于2 MPa，外喷雾压力不得低于4 MPa。内喷雾装置不能正常使用时，外喷雾压力不得低于8 MPa，否则采煤机必须停机。液压支架必须安装自动喷雾降尘装置，实现降柱、移架同步喷雾。破碎机必须安装防尘罩，并加装喷雾装置或者除尘器。放顶煤采煤工作面的放煤口，必须安装高压喷雾装置（喷雾压力不低于 8 MPa）或者采取压气喷雾降尘。

【解读】 本条是关于机采工作面综合防尘的规定。

机采工作面是煤矿井下主要产尘点之一，产尘工序包括采煤机割煤、液压支架降柱移架、破碎机破煤及放顶煤等。为抑制采煤工作面产生的粉尘，改善劳动条件，要求采煤机必须安装内外喷雾装置，割煤时必须喷雾降尘，液压支架必须安装自动喷雾降尘装置，破碎机必须安装防尘罩，并加装喷雾装置或者除尘器等。由于目前国内采煤机内喷雾使用寿命短，降尘效果得不到保证，为了进一步提高采煤工作面降尘效果，《规定》还要求内喷雾装置不能正常使用时，外喷雾压力不得低于 8 MPa。放顶煤时煤尘随落煤逸出，产尘强度大，低压喷雾不能控制粉尘扩散，因此，规定放顶煤采煤工作面的放煤口必须安装高压喷雾装置（喷雾压力不低于 8 MPa）或者采取压气喷雾降尘。采煤工作面防尘措施的降尘效率必须符合《煤矿井下粉尘综合防治技术规范》(AQ 1020—2006) 的要求。

建议煤矿企业在采购采煤机时应充分考虑内喷雾防尘性能。

第四十三条 井工煤矿掘进机作业时，应当使用内、外喷雾装置和控尘装置、除尘器等构成的综合防尘系统。掘进机内喷雾压力不得低于 2 MPa，外喷雾压力不得低于 4 MPa。内喷雾装置不能正常使用时，外喷雾压力不得低于 8 MPa；除尘器的呼吸性粉尘除尘效率不得低于 90%。

【解读】 本条是关于机掘工作面综合防尘的规定。

机掘工作面是煤矿井下尘肺病患病率最高的作业点。由于掘进工作面为独头，污风（或称乏风）必会经过人员作业段，采用单一降尘措施难以将工作面粉尘浓度降低到规定要求。本条规定掘进机截割时应当使用内、外喷雾装置和控尘装置、除尘器等构成的综合防尘系统。但根据现场调研情况，目前国内掘进机内喷雾使用寿命短，降尘效果得不到保证，为了进一步提高机掘工作面的降尘效果，规定还要求内喷雾装置不能正常使用时，外喷雾压力不得低于 8 MPa。

目前国内在综掘工作面防尘系统以“注、控、抽、喷”为主要技术途径，形成了“快速注水、涡流控尘、抽尘净化、喷雾降尘”的综合防尘措施，可使机掘工作面呼吸性粉尘浓度降低 80% ~95% 。

第四十四条 井工煤矿的采煤工作面回风巷、掘进工作面回风侧应当分别安设至少2道自动控制风流净化水幕。

【解读】本条是关于采煤工作面回风巷、掘进工作面回风侧风流净化的规定。

为了防止采掘工作面产生的粉尘随风流向其他作业地点扩散，要求采煤工作面回风巷、掘进工作面回风侧应当分别安设风流净化水幕。目前，风流净化水幕分为手动控制和自动控制两种，手动控制容易造成管理人员疏忽而忘记开关水幕，不能有效净化风流。因此，《规定》要求必须采取自动控制水幕，为了提高风流净化效果，要求至少安设2道自动控制风流净化水幕。

第四十五条 煤矿井下煤仓放煤口、溜煤眼放煤口以及地面带式输送机走廊必须安设喷雾装置或者除尘器，作业时进行喷雾降尘或者用除尘器除尘。煤仓放煤口、溜煤眼放煤口采用喷雾降尘时，喷雾压力不得低于8 MPa。

【解读】本条是关于煤仓放煤口、溜煤眼放煤口及地面带式输送机走廊防尘措施的规定。

煤转运过程中在煤仓放煤口、溜煤眼放煤口及地面带式输送机走廊等地点会产生大量粉尘。为了防止粉尘扩散，宜对这些产尘点进行密闭，并安设喷雾装置或者除尘器。煤仓放煤口、溜煤眼放煤口因粉尘产生量较大，当采用喷雾降尘时，必须采用高压喷雾以提高降尘效率。

第四十六条 井工煤矿的所有煤层必须进行煤层注水可注性测试。对于可注水煤层必须进行煤层注水。煤层注水过程中应当对注水流量、注水量及压力等参数进行监测和控制，单孔注水总量应当使该钻孔预湿煤体的平均水分含量增量不得低于1.5%，封孔深度应当保证注水过程中煤壁及钻孔不漏水、不跑水。在厚煤层分层开采时，在确保安全前提下，应当采取在上一分层的采空区内灌水，对下一分层的煤体进行湿润。

【解读】本条是关于采掘工作面煤层注水主动抑尘措施的有关规定。

煤层注水是将压力水注入煤层裂隙和孔隙之中湿润煤体，使其强度和脆性减弱、塑性增加，开采时就能减少煤尘的产生量。同时，在开采过程中，存在于煤体孔隙和裂隙内的水还可以使5 μm以下的煤尘结团为较大的尘粒而失去悬浮能力，从而减少浮尘的产生量。这是减少煤尘产生量的根本措施，也是综合防尘的治本措施。据测定，由于煤层性质和注水条件不同，煤层注水可使粉尘产生量减少50%～90%。因此，本条规定要求井工煤矿的所有可注性煤层必须进行煤层注水。煤层注水可注性测试按照《煤层注水可注性鉴定方法》(MT/T 1023—2006）进行。

煤矿企业必须对每个煤层进行可注性测试，并有测试结果。

第四十七条 井工煤矿打锚杆眼应当实施湿式钻孔，喷射混凝土时应当采用潮喷或者湿喷工艺，喷射机、喷浆点应当配备捕尘、除尘装置，距离锚喷作业点下风向100 m内，应当设置2道以上自动控制风流净化水幕。

【解读】 本条是关于锚喷工作面综合防尘措施的有关规定。

锚喷工作面尘源点主要有钻孔、喷浆。湿式钻孔是将压力水送入孔底，使粉尘变成煤浆流出，抑制煤尘的生成与飞扬，较干式钻孔时的粉尘产生量可降低94% ~98% 。因此，井工煤矿打锚杆眼应当实施湿式钻孔。

喷浆工艺分为干喷、潮喷和湿喷。干喷粉尘产生量大，国家安全监管总局、国家煤矿安监局《关于发布禁止井工煤矿使用的设备及工艺目录（第三批）的通知》(安监总煤装〔2011〕17号）已将干式喷浆机列为禁止使用设备目录。湿喷可以从根本上解决锚喷作业的粉尘问题，但目前应用较少，国内仍以潮喷为主，潮喷过程中喷射机上料口、排气口和喷浆点产尘量较大。因此，本条规定喷射混凝土时应当采用潮喷或者湿喷工艺，采用潮喷工艺时喷射机、喷浆点应当配备捕尘、除尘装置。

为防止粉尘扩散，距离锚喷作业点下风向100 m内，应当设置2道以上自动控制风流净化水幕。

第四十八条 井工煤矿转载点应当采用自动喷雾降尘（喷雾压力应当大于0.7 MPa）或者密闭尘源除尘器抽尘净化等措施。转载点落差超过0.5 m，必须安装溜槽或者导向板。装煤点下风侧20 m内，必须设置一道自动控制风流净化水幕。运输巷道内应当设置自动控制风流净化水幕。

【解读】 本条是关于煤矿转载点、装煤点和运输巷道防尘措施的规定。

转载点是转运系统的主要产尘点，应当采用自动喷雾降尘或者密闭尘源除尘器抽尘净化等措施。当转载点落差过大时，物料下落冲击产生粉尘较大，且不易控制。因此，本条规定要求转载点落差超过0.5 m时要安装溜槽或者导向板。

装煤点处产生的粉尘会随风流扩散，对下风侧人员造成危害。因此，本条规定要求装煤点下风侧20 m内，必须至少设置一道自动控制风流净化水幕。

第四十九条 露天煤矿粉尘防治应当符合下列要求：

（一）设置有专门稳定可靠供水水源的加水站（池），加水能力满足洒水降尘所需的最大供给量；

（二）采取湿式钻孔；不能实现湿式钻孔时，设置有效的孔口捕尘装置；

（三）破碎作业时，密闭作业区域并采用喷雾降尘或者除尘器除尘；

（四）加强对穿孔机、挖掘机、汽车等司机操作室的防护；

（五）挖掘机装车前，对煤（岩）洒水，卸煤（岩）时喷雾降尘；

（六）对运输路面经常清理浮尘、洒水，加强维护，保持路面平整。

【解读】本条是关于露天煤矿各生产工序粉尘综合防治措施的规定。

露天煤矿在穿孔和钻眼、破碎、铲装、汽车运输、汽车卸载等生产过程中都会产生大量粉尘，因此，本条规定对露天煤矿防尘供水水源，钻孔、破碎、挖掘等作业场所提出了具体要求，如应设置有专门稳定可靠供水水源的加水站（池），加强对穿孔机、挖掘机、汽车等司机操作室的防护等。

第五十条　洗选煤厂原煤准备（给煤、破碎、筛分、转载）过程中宜密闭尘源，并采取喷雾降尘或者除尘器除尘。

【解读】本条是关于洗选煤厂原煤准备过程中各工序防尘措施的规定。

洗选煤厂的给煤、破碎、筛分、转载等是原煤准备过程主要产尘源，产尘点固定、产尘量大，宜密闭尘源，并采取喷雾降尘或者除尘器除尘。

第五十一条　储煤场厂区应当定期洒水抑尘，储煤场四周应当设抑尘网，装卸煤炭应当喷雾降尘或者洒水车降尘，煤炭外运时应当采取密闭措施。

【解读】本条是关于储煤场厂区粉尘综合防治措施的规定。

储煤场由于物料流动、现场装卸作业、风力扰动等原因，会产生大量粉尘，为了防止粉尘扩散，《规定》提出储煤场厂区应定期洒水抑尘、四周设抑尘网，装卸煤炭时应采取喷雾降尘等措施。

第七章　噪声危害防治

第五十二条　煤矿作业场所噪声危害依照下列标准判定：

（一）劳动者每天连续接触噪声时间达到或者超过 8 h 的，噪声声级限值为 85 dB(A)；

（二）劳动者每天接触噪声时间不足 8 h 的，可以根据实际接触噪声的时间，按照接触噪声时间减半、噪声声级限值增加 3 dB(A) 的原则确定其声级限值。

【解读】本条是关于煤矿劳动者接触噪声限值的规定。

为保护强噪声环境作业劳动者的听力，防止职业性耳聋，国家规定噪声职业接触限值是85 dB(A)，如果劳动者每个工作日实际接声时间减半，可提高3 dB(A) 的标准。如劳动者每个工作日实际接触噪声时间为4 h，噪声卫生标准可放宽到88 dB(A)。

第五十三条 煤矿应当配备2台以上噪声测定仪器，并对作业场所噪声每6个月监测1次。

【解读】本条是关于作业场所噪声测定仪器和监测周期的规定。

规定煤矿至少配备2台噪声测定仪器，1台使用、1台备用。由于采煤机、掘进机、风机、水泵等设备产生的噪声多属于稳态噪声，一般变化不大，但随着设备的老化，噪声会逐渐增大，因此规定作业场所噪声每6个月测定一次。

第五十四条 煤矿作业场所噪声的监测地点主要包括：

（一）井工煤矿的主要通风机、提升机、空气压缩机、局部通风机、采煤机、掘进机、风动凿岩机、风钻、乳化液泵、水泵等地点；

（二）露天煤矿的挖掘机、穿孔机、矿用汽车、输送机、排土机和爆破作业等地点；

（三）选煤厂破碎机、筛分机、空压机等地点。

煤矿进行监测时，应当在每个监测地点选择3个测点，监测结果以3个监测点的平均值为准。

【解读】本条是关于煤矿噪声监测地点的规定。

煤矿噪声产生地点很多，但有些地点的噪声不固定，且无工作人员，因此，煤矿噪声监测地点主要选择噪声相对稳定，且作业人员经常工作的地点。如井工煤矿的主要通风机、提升机、空气压缩机、局部通风机、采煤机、掘进机、风动凿岩机、风钻、乳化液泵、水泵等地点；露天煤矿的挖掘机、穿孔机、矿用汽车、输送机、排土机和爆破作业等地点；选煤厂破碎机、筛分机、空压机等地点。根据《工作场所物理因素测量　第8部分：噪声》(GBZ/T 189.8—2007)，对声场分布均匀的噪声，在每个监测地点选择3个测点，监测结果以3个监测点的平均值为准。

第五十五条 煤矿应当优先选用低噪声设备，通过隔声、消声、吸声、减振、减少接触时间、佩戴防护耳塞（罩）等措施降低噪声危害。

【解读】本条是关于煤矿噪声危害防治措施的规定。

噪声的控制措施包括工程防护、个体防护、选用低噪声设备以及合理的工作制度等方面。煤矿生产设备众多，且体积大、分布广，在设备购置时就要优先选用低噪声的设备，通过隔声、消声、吸声、减振、减少接触时间、佩戴防护耳塞（罩）等措施降低噪声危害。

第八章 热 害 防 治

第五十六条 井工煤矿采掘工作面的空气温度不得超过26 ℃，机电设备硐室的空气温度不得超过30 ℃。当空气温度超过上述要求时，煤矿必须缩短超温地点工作人员的工作时间，并给予劳动者高温保健待遇。采掘工作面的空气温度超过30 ℃、机电设备硐室的空气温度超过34 ℃时，必须停止作业。

【解读】本条是关于井工煤矿主要工作场所空气温度限值的有关规定。

本条款及解读中提到的温度均为干球温度。

第五十七条 井工煤矿采掘工作面和机电设备硐室应当设置温度传感器。

【解读】本条是关于井工煤矿工作场所空气温度监测的有关规定。

煤矿井下采掘工作面和机电设备硐室是劳动者作业的主要地点，热源种类多且散热量大，是煤矿井下热害防治的主要区域，应对其空气温度进行实时动态监测。

第五十八条 井工煤矿应当采取通风降温、采用分区式开拓方式缩短入风线路长度等措施，降低工作面的温度；当采用上述措施仍然无法达到作业环境标准温度的，应当采用制冷等降温措施。

【解读】本条是关于井工煤矿降温方式的规定。

通风降温是矿井降温的主要技术途径，也是最经济的降温手段之一。实践证明，在一定的条件下（如原风量较小），加大风量不仅可以排出热量、降低风温，而且还可以有效地改善人体的散热条件，增加人体舒适感。缩短入风线路长度也是通风降温常用手段，在井巷热环境条件和风量不变的情况下，井巷进风的温升随其流程加长而增大，风路越短，风流沿途吸收热量越小，温升也越小，可达到降温目的。因此，井工煤矿应当采取通风降温、采用分区式开拓方式缩短入风线路长度等措施，降低工作面的温度。当热害严重时，采用上述措施不能有效地解决采掘工作面等局部地点的高温问题时，就必须采用机械制冷设备强制制冷。目前机械制冷方法有地面集中制冷机制冷、井下集中制冷机制冷、井下移动冷冻机制冷三种，煤矿可根据矿井条件和热害严重程度选择相应的制冷措施。

第五十九条 井工煤矿地面辅助生产系统和露天煤矿应当合理安排劳动者工作时间，减少高温时段室外作业。

【解读】本条是关于井工煤矿地面辅助生产系统和露天煤矿高温条件下作业时间的规定。

由于井工煤矿地面辅助生产系统和露天煤矿高温条件下长时间工作，容易使人中暑甚至死亡，严重影响劳动者的身心健康和企业的安全生产。因此，本条规定应当合理安排劳动者的工作时间，减少高温时段室外作业。

第九章 职业中毒防治

第六十条 煤矿作业场所主要化学毒物浓度不得超过表4的要求。

表4 煤矿主要化学毒物最高允许浓度

化学毒物名称	最高允许浓度（%）	化学毒物名称	最高允许浓度（%）
CO	0.0024	NO（换算成 NO_2）	0.00025
H_2S	0.00066	SO_2	0.0005

【解读】本条是关于井下空气成分中主要化学毒物（有害气体）最高允许浓度的规定。

煤矿井下由于有机物的腐烂、煤炭氧化、爆破作业以及煤层不断释放各种气体等因素的影响，产生了 CO、H_2S、NO、CH_4、SO_2 等有毒有害气体。根据《职业病分类目录》，不是所有有害气体都会产生职业病，因此，本规定仅对可以产生职业病的、常见的 CO、H_2S、NO、SO_2 最高容许浓度进行了规定。

（1）一氧化碳（CO）。一氧化碳是一种有毒气体，对人体的危害极大。一氧化碳与人体血液中的红细胞的结合能力比氧大 250～300 倍，不但能阻止红细胞吸氧，而且还能挤掉氧，造成人体细胞组织缺氧现象，引起中枢系统损坏。空气中一氧化碳浓度达到 0.016% 时，轻微头痛；达到 0.128% 时，肌肉酸痛、无力、呕吐、感觉迟钝；达到 0.5% 时，丧失知觉、痉挛、呼吸停顿、死亡。

(2) 二氧化氮（NO_2）。二氧化氮对人的眼、鼻、呼吸道及肺部具有强烈的腐蚀破坏作用，能引起肺水肿。空气中二氧化氮浓度达到0.0034%时，呼吸困难；达到0.01%时，恶心、呕吐、神经系统麻木；达到0.025%时，短时间内死亡。

(3) 二氧化硫（SO_2）。二氧化硫有剧毒，会强烈刺激人的眼睛，能腐蚀呼吸器官，导致呼吸麻痹和支气管炎、肺水肿。空气中二氧化硫浓度为0.002%时，会引起流泪、咳嗽、头疼；达到0.05%时，会引起急性支气管炎、肺水肿，甚至短时间死亡。

(4) 硫化氢（H_2S）。硫化氢具有强烈毒性，能刺激人的眼、鼻、咽喉和上呼吸道的黏膜，干扰中枢神经系统，引起急性中毒。空气中硫化氢浓度达到0.0001%时，能闻到气味；达到0.001%时，轻度中毒，流鼻涕、头晕、呼吸困难；达到0.05%～0.1%时，严重中毒，痉挛、失去知觉，甚至死亡。

第六十一条 煤矿进行化学毒物监测时，应当选择有代表性的作业地点，其中包括空气中有害物质浓度最高、作业人员接触时间最长的作业地点。采样应当在正常生产状态下进行。

【解读】 本条是关于煤矿化学毒物监测时段、监测地点的规定。

化学毒物监测点选择是依据《工作场所空气中有害物质监测的采样规范》(GBZ 159—2004)，选择有代表性的作业地点，其中包括空气中有害物质浓度最高、作业人员接触时间最长的作业地点，并且采样应在正常生产状态下进行。对于评价监测，应执行国家职业卫生标准。对于煤矿企业日常监测可以使用一氧化碳传感器、二氧化氮传感器、二氧化硫传感器、硫化氢传感器等进行在线监测。

第六十二条 煤矿应当对NO（换算成NO_2）、CO、SO_2每3个月至少监测1次，对H_2S每月至少监测1次。煤层有自燃倾向的，应当根据需要随时监测。

【解读】 本条是关于煤矿井下化学毒物的日常监测周期的规定。

第六十三条 煤矿作业场所应当加强通风降低有害气体的浓度，在采用通风措施无法达到表4的规定时，应当采用净化、化学吸收等措施降低有害气体的浓度。

【解读】 本条是关于降低有害气体浓度的规定。

通风是防止化学毒物危害最常用的方法，因此，本条规定煤矿作业场所应当加强通风降低有害气体的浓度，在采用通风措施无法达到规定时，一般采用下列方法降低有害气体的浓度：①采用煤层注水，水中添加吸收液吸收化学毒物；②采用喷雾措施，水中添加吸收液吸收释放出的有害气体；③采用风流控制装置将含有有害气体的空气控制在无人区域，用风机将含有有害气体的空气抽出吸收净化等。

第十章 法 律 责 任

第六十四条 煤矿违反本规定，有下列行为之一的，给予警告，责令限期改正；逾期不改正的，处十万元以下的罚款：

（一）作业场所职业病危害因素检测、评价结果没有存档、上报、公布的；

（二）未设置职业病防治管理机构或者配备专职职业卫生管理人员的；

（三）未制定职业病防治计划或者实施方案的；

（四）未建立健全职业病危害防治制度的；

（五）未建立健全企业职业卫生档案或者劳动者职业健康监护档案的；

（六）未公布有关职业病防治的规章制度、操作规程、职业病危害事故应急救援措施的；

（七）未组织劳动者进行职业卫生培训，或者未对劳动者个人职业病防护采取指导、督促措施的。

【解读】本条是关于煤矿违反职业病危害防治规章制度等违法行为的法律责任的规定。

本条所列七种行为是违反了本规定第七条、第八条、第十条、第十五条、第十六条、第十七条、第三十二条的规定。行政部门可根据煤矿存在本条所列的违法行为，给予警告，限期整改；如果逾期不改，按违法事实轻重处十万元以下罚款。

第六十五条 煤矿违反本规定，有下列行为之一的，给予警告，可以并处五万元以上十万元以下的罚款：

（一）未如实申报产生职业病危害的项目的；

（二）未实施由专人负责的职业病危害因素日常监测，或者监测系统不能正常监测的；

（三）订立或者变更劳动合同时，未告知劳动者职业病危害真实情况的；

（四）未组织职业健康检查、建立职业健康监护档案，或者未将检查结果书面告知劳动者的；

（五）未在劳动者离开煤矿企业时提供职业健康监护档案复印件的。

【解读】本条是关于煤矿违反职业病危害项目申报、职业病危害因素监测、职业病危害告知、职业健康检查等行为的法律责任的规定。

本条所列五种行为是违反了本规定第九条、第十四条、第二十四条、第二十七条、第三十二条的规定。煤矿存在本条所列的违法行为，给予警告，可以并处五万元以上十万元以下的罚款。可以并处，是指在给予警告处罚时，可以同时给予罚款处罚，也可以只给予警告处罚而不给予罚款处罚。

第六十六条 煤矿违反本规定，有下列行为之一的，责令限期改正，逾期不改正的，处五万元以上二十万元以下的罚款；情节严重的，责令停止产生职业病危害的作业，或者提请有关人民政府按照国务院规定的权限责令关闭：

（一）作业场所职业病危害因素的强度或者浓度超过本规定要求的；

（二）未提供职业病防护设施和个人使用的职业病防护用品，或者提供的职业病防护设施和个人使用的职业病防护用品不符合本规定要求的；

（三）未对作业场所职业病危害因素进行检测、评价的；

（四）作业场所职业病危害因素经治理仍然达不到本规定要求时，未停止存在职业病危害因素的作业的；

（五）发生或者可能发生急性职业病危害事故时，未立即采取应急救援和控制措施，或者未按照规定及时报告的；

（六）未按照规定在产生严重职业病危害的作业岗位醒目位置设置警示标识和中文警示说明的。

【解读】本条是关于煤矿违反作业场所职业病危害因素浓度超标等六种违法行为的法律责任的规定。

本条所列六种行为是违反了本规定第十条、第十三条、第十五条、第十九条、第三十四条、第三十八条至第五十二条、第五十五条、五十六条、第五十八条、第六十条、第六十三条的规定，行政机关可根据违法情节轻重作出相应的行政处罚。

第六十七条 煤矿违反本规定，有下列情形之一的，责令限期治理，并处五万元以上三十万元以下的罚款；情节严重的，责令停止产生职业病危害的作业，或者暂扣、吊销煤矿安全生产许可证：

（一）隐瞒本单位职业卫生真实情况的；

（二）使用国家明令禁止使用的可能产生职业病危害的设备或者材料的；

（三）安排未经职业健康检查的劳动者、有职业禁忌的劳动者、未成年工或者孕期、哺乳期女职工从事接触职业病危害的作业或者禁忌作业的。

【解读】本条是关于煤矿违反职业病防治管理规定的三种违法行为的法律责任的规定。

本条所列三种行为是违反了本规定第十一条、第十四条、第二十八条的规定。

第六十八条　煤矿违反本规定，有下列行为之一的，给予警告，责令限期改正，逾期不改正的，处三万元以下的罚款：

（一）未投入职业病防治经费的；

（二）未建立职业病防治领导机构的；

（三）煤矿企业主要负责人、职业卫生管理人员和职业病危害因素监测人员未接受职业卫生培训的。

【解读】本条是关于煤矿企业违反职业病防治经费投入等三项违法行为的法律责任的规定。

本条所列三种行为是违反了本规定第六条、第十六条、第十八条的规定。

第六十九条　煤矿违反本规定，造成重大职业病危害事故或者其他严重后果，构成犯罪的，对直接负责的主管人员和其他直接责任人员，依法追究刑事责任。

【解读】本条是关于煤矿企业主管人员和其他直接责任人员法律责任的规定。

第七十条　煤矿违反本规定的其他违法行为，依照《中华人民共和国职业病防治法》和其他行政法规、规章的规定给予行政处罚。

【解读】本条是关于本规定未涉及的其他违法行为处罚依据的规定。

虽然本规定对煤矿职业病危害防治违法行为做了比较全面的规定，但不可能涵盖所有违法行为。因此，《规定》提出对于本规定中未提及的其他关于职业病防治方面的违法行为，可依照《职业病防治法》和其他行政法规、规章的规定给予行政处罚。

第七十一条 本规定设定的行政处罚，由煤矿安全监察机构实施。

【解读】本条是关于行政处罚主体的规定。

第十一章 附 则

第七十二条 本规定中未涉及的其他职业病危害因素，按照国家有关规定执行。

【解读】本条是对本规定中没有涉及的其他职业病危害因素应按有关规定执行的规定。

煤矿作业场所除了本规定中涉及的粉尘、噪声、热害及有毒有害物质等主要职业病危害因素以外，还可能存在其他职业病危害因素，对煤矿存在本规定中未涉及的其他职业病危害因素，按照国家有关规定执行。

第七十三条 本规定自 2015 年 4 月 1 日起施行。

【解读】本条是对本规定生效日期的规定。